Vorlesung über Naturphilosophie
Berlin 1823/24

HEGELIANA

Studien und Quellen zu Hegel
und zum Hegelianismus

Herausgegeben von Helmut Schneider

Band 12

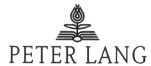

PETER LANG

Frankfurt am Main · Berlin · Bern · Bruxelles · New York · Oxford · Wien

G. W. F. Hegel

Vorlesung über Naturphilosophie Berlin 1823/24

Nachschrift von
K. G. J. v. Griesheim

Herausgegeben und eingeleitet
von Gilles Marmasse

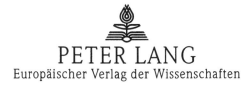

PETER LANG
Europäischer Verlag der Wissenschaften

Die Deutsche Bibliothek - CIP-Einheitsaufnahme

Hegel, Georg Wilhelm Friedrich:

Vorlesung über Naturphilosophie : Berlin 1823/24 / Georg
Wilhelm Friedrich Hegel. Nachschr. von K. G. J. v. Griesheim.
Hrsg. und eingeleitet von Gilles Marmasse. - Frankfurt am
Main ; Berlin ; Bern ; Bruxelles ; New York ; Oxford ; Wien :
Lang, 2000
   (Hegeliana ; Bd. 12)
   ISBN 3-631-36635-3

Gedruckt auf alterungsbeständigem,
säurefreiem Papier.

ISSN 0939-7779
ISBN 3-631-36635-3

© Peter Lang GmbH
Europäischer Verlag der Wissenschaften
Frankfurt am Main 2000
Alle Rechte vorbehalten.

Printed in Germany 1 2   4 5 6 7

INHALTSVERZEICHNIS

DIE NACHSCHRIFT

VORWORT

I. Was ist Naturphilosophie?

Beim heutigen Leser ruft die Hegelsche Naturphilosophie in ihrer enzyklopädischen Form Erstaunen hervor. Nimmt man an, sie stellte für Hegel selbst die Naturwissenschaft schlechthin dar, so unterscheidet sie sich doch durch etliche Merkmale von den uns vertrauten wissenschaftlichen Werken, wodurch nicht zuletzt Zweifel an ihrer Gültigkeit und an ihrer wissenschaftlichen Ernsthaftigkeit aufkommen. Während das Werk zu Lebzeiten des Verfassers und gewissermaßen im ganzen 19. Jahrhundert anscheinend eine bedeutende Auswirkung hatte[a], steht jedoch fest, daß es im 20. Jahrhundert berufene Leser höchstens zu Ironie veranlaßte[b]. Heute wird Hegels Naturphilosophie in den Standardwerken der Wissenschaftsgeschichte nicht einmal erwähnt, es sei denn als Kuriosität - genauso wie die „Wissenschaft der Logik" die Aufmerksamkeit von Logik-Historikern nicht zu wecken scheint. Zwar haben die Forschungen Dietrich von Engelhardts etwa Hegels Einfluß auf die Physiologen J.-E. Purkyně (1787-1869) und J. Müller (1801-1858)[c] nachgewiesen, aber es ist schwer zu leugnen, daß wir heutzutage den Verfasser der Enzyklopädie kaum als einen wirklichen Naturwissenschaftler anerkennen würden, der das wissenschaftliche Erkennen der Natur hätte fortschreiten lassen. Zwar wäre es möglich, daß dieses strenge Urteil und das mangelnde Interesse der Forscher für Hegels Werk eines Tages revidiert werden (dafür spricht das spannende Werk von Alain Lacroix[d]); im vorliegenden Beitrag geht es aber keineswegs darum, eine gelegentlich mögliche Rehabilitierung der Naturphilosophie der Enzyklopädie vorzunehmen, und noch nicht einmal darum, sie von dem Standpunkt der Experimentalwissenschaften aus zu beurteilen. Beabsichtigt wird vielmehr, deren spezifische Merkmale herauszuarbeiten. Wir hoffen, damit zeigen zu können, daß der zunächst verwirrende Charakter der Hegelschen Naturlehre auf einigen Entscheidungen philosophischer Natur beruht, die sowohl kohärent sind als auch unser Interesse verdienen.

---

a Vgl. etwa die Arbeiten von Augusto Vera (der die „Naturphilosophie" ins Französische übersetzte und kommentierte), von Karl Rosenkranz und zuletzt von Carl Ludwig Michelet selbst, der neben seiner Edition der Hegelschen „Naturphilosophie" im Jahre 1842 ein eigenes Werk mit dem Titel „Naturphilosophie auf dem Grund der Erfahrung" (Berlin 1876) veröffentlichte, in dem Hegels Einfluß unverkennbar ist.

b Harald Høffding (1843-1931) sprach vom „schändlichen Teil" des Hegelschen Systems.

c Vgl. seine Beiträge in: Jan Evangelista Purkyně in Science and Culture. Scientific conference Prague, August 1987, vol. 2, Praha 1988, und in: Michael Hagner/Bettina Wahrig-Schmidt (Hrsg.), Johannes Müller und die Philosophie. Berlin 1992.

d Alain Lacroix: Hegel, la philosophie de la nature. Paris 1997.

A. Das Befremdliche der Naturphilosophie

a) Ein Gegenstand aus der alltäglichen Erfahrung

Im Gegensatz zu heutigen naturwissenschaftlichen Analysen behandelt der zweite Teil der Enzyklopädie keine Gegenstände, die außerhalb alltäglicher Erfahrung liegen und nur durch komplexe experimentelle Techniken zugänglich sind, ja einen völlig theoretischen Status haben (wie z.b. das Bohr'sche Atommodell). Im Gegenteil erwähnt Hegel etwa Himmelskörper, die mit bloßem Auge zu sehen sind, oder hält sich bei unmittelbar wahrnehmbaren meteorologischen Phänomenen auf, bei Härte und Durchsichtigkeit von Stoffen oder bei jenen biologischen Phänomenen, die entweder unmittelbar oder durch einfache Experimente erfahrbar sind. Zwar unterscheidet der Autor der Enzyklopädie im Wirklichen, was „nur *Erscheinung*, vorübergehend und bedeutungslos ist, und was in sich wahrhaft den Namen der *Wirklichkeit* verdient"[a]. Die Wissenschaft soll sich auf letzteres Gebiet beschränken[b]. Dabei ist die Wirklichkeit „kein anderer [...] als der im Gebiete des lebendigen Geistes ursprünglich hervorgebrachte und sich hervorbringende, zur *Welt*, äußeren und inneren Welt, des Bewußtseins gemachte Gehalt"[c]. In einem Wort: Hegel zufolge liegt die Wirklichkeit also nicht *jenseits* dessen, was sich unmittelbar als Welt ausgibt - somit ist diese kein Schleier der Ignoranz.

Es liegt auf der Hand, daß die Einschränkung des wissenschaftlichen Forschens auf Gegenstände, die in der alltäglichen Erfahrung vorkommen, ein Merkmal der Epoche ist, in welche die Enzyklopädie sich einschreibt. Bachelard hat gezeigt, daß die historische Entwicklung der Naturwissenschaften einer Bewegung hin zur Abstraktion folgt. Als Gegenbeispiel zur heutigen wissenschaftlichen Praxis führt er Lavoisier an, der sich in dieser Hinsicht in der gleichen Situation befindet wie Hegel.

> „Lavoisiers Wissenschaft, welche den Positivismus auf den Gebrauch der Waage gründet, steht in ununterbrochener Verbindung mit der unmittelbaren alltäglichen Erfahrung. Dies ist nicht mehr der Fall, wenn der *Elektrizismus* zum *Materialismus* hinzukommt. Die elektrischen Phänomene der Atome sind *verborgen*. Man muß sie mit Geräten messen, die im Alltagsleben keine *direkte* Bedeutung haben. In Lavoisiers Chemie wiegt man das Natriumchlorid, so wie man im Alltagsleben das Salz in der Küche wiegt."[d]

---

a Hegel: „Enzyklopädie" von 1827-1830 § 6, in: Werke in zwanzig Bänden, hrsg. von E. Moldenhauer u. K.-M. Michel, Suhrkamp, Frankfurt a.M. 1969-1971 (im Folgenden zitiert als W.), 8, 47.
b Bernard Mabille hat aber auch gezeigt, daß die Philosophie — und merkwürdigerweise die „Wissenschaft der Logik" — in Hegels Augen die Aufgabe hat, das Akzidentelle zu erklären. Vgl. Bernard Mabille: Hegel, l'épreuve de la contingence. Paris 1999, S. 177-238.
c Hegel: Op. cit. § 6, W. 8, 47.
d Bachelard: Le Rationalisme appliqué. Paris 1949, S. 101-102.

Ein erster befremdlicher - manche mögen sagen: archaischer - Zug der Hegelschen Lehre liegt also in dem, was ihr zufolge den Gegenstand der Naturphilosophie ausmacht. Der Autor der Enzyklopädie versteht den Bruch zwischen der Wissenschaft und der unmittelbaren Erkenntnis zwar als einen wirklichen, mißt ihm aber keineswegs die Bedeutung bei, die ihm etwa bei Bachelard eingeräumt wird. Für diesen überbringt uns bekanntlich „die heutige Physik [...] Botschaften aus einer unbekannten Welt"[a]. Die Spekulation unterscheidet sich zwar bei Hegel von der unmittelbaren Erkenntnis, da jene im Begreifen nicht nur der *Tatsache* selbst, sondern auch des *Grundes* der Tatsache besteht: „Aber bei dem denkenden Betrachten gibt's sich bald kund, daß dasselbe die Forderung in sich schließt, die *Notwendigkeit* seines Inhalts zu zeigen, sowohl das Sein als die Bestimmungen seiner Gegenstände zu *beweisen*."[b] Jedoch betont Hegel gern die Verwandtschaft der philosophischen Vernunft mit dem gesunden Menschenverstand, womit er übrigens seine Zugehörigkeit zum aufklärerischen Rationalismus beweist. Vernunft ist nichts anderes als der zu seinem wahrhaften Ziel erhobene gesunde Menschenverstand:

> „Alle Menschen sind an sich vernünftig, der Mensch welcher Macht hat über die Anderen, appellirt an den Instinkt der Vernunft in ihnen und was er ihnen klar macht hat ein entsprechendes in den Menschen, so erscheint die Vernunft in den Völkern als widerstandslose Verbreitung, nur ein Schein, eine Rinde trennt beide und diese verschwindet."[c]

> „Es ist interessant, daß die Gesetze der Logik von der allgemeinen gesunden Vernunft zugegeben werden. Der Kampf der Philosophie ist nicht mit der Vernunft, er ist mit dem Verstande, mit der Metaphýsik die nicht mehr unbefangenes Denken, sondern verständiges Denken geworden ist und sich darin festgesetzt hat."[d]

b) Das Thema der Wirklichkeit

Ein anderer befremdlicher Zug liegt in Hegels Vertrauen in die Fähigkeit der Natur, sich selbst zu erklären. Charakteristisch dabei ist, daß er Goethe folgt und Newton vorwirft, dieser habe seine Optik auf Laborexperimente gegründet, die anhand von Instrumenten angestellt worden seien, und sich folglich auf künstlich hervorgebrachte Effekte gestützt[e]. Auch in dieser Hinsicht kann die

---

a Bachelard: Études. Paris 1970, S. 12.
b Op. cit. § 1, W. 8, 41.
c Nachschrift von Griesheim (im Folgenden zitiert als G.) 2, 264. Wir benutzen die Paginierung des Originals. Dieses erste Zitat aus der Vorlesung von 1823/24 verdeutlicht deren linkischen Stil. Ob dieses Ungeschick dem Verfasser oder Hegel selbst zuzuschreiben ist, wird weiter unten besprochen.
d G. 1, 19.
e Vgl. ebd. 1, 260-261. Vgl. auch R. Bubner: Hegel und Goethe. Heidelberg 1978, M.-J. Petry: Hegels Verteidigung von Goethes Farbenlehre gegenüber Newton, in M.-J. Petry (Hrsg.): Hegel

epistemologische Position Hegels einem heutigen Verständnis fremd erscheinen. Heute wird gewissermaßen der Wissenschaft die Funktion zugewiesen, über die tägliche Erfahrung hinaus jene Gesetze ans Licht zu bringen, welche die Natur regieren: Mit anderen Worten ist ihr Gegenstand also nicht unmittelbar zugänglich, sondern muß vielmehr entdeckt werden. Allerdings kommt für Hegel eine „verborgene" Dimension des Wirklichen gar nicht in Frage, und dementsprechend ist es für ihn sinnlos darüber hinauszugehen, was die Natur spontan enthüllt. Diese Position macht eine grundsätzliche metaphysische These aus, die in der Definition der Wirklichkeit - d.h. des Gegenstands der Philosophie - als einer Einheit von Wesen und Existenz ihren Ausdruck findet. Präziser wird die Wirklichkeit in der „Wissenschaft der Logik" so charakterisiert:

> „Die Äußerung des Wirklichen ist das Wirkliche selbst, so daß es in ihr ebenso Wesentliches bleibt und nur insofern Wesentliches ist, als es in unmittelbar äußerlicher Existenz ist."[a]

Hier nimmt Hegel in einem gewissen Sinne die Aristotelische Kritik der Hypothese wieder auf, nach der eine bestimmte Wirklichkeit neben derjenigen existiere, die wir in der Sinnenwelt wahrnehmen können[b]. Als Anmerkung zu § 140 der „Enzyklopädie" von 1827-1830 zitiert er aus einem Gedicht Goethes: „Natur hat weder Kern noch Schale / Alles ist sie mit einemmale."[c] Eigenartigerweise braucht also die Naturphilosophie gegenüber dem Wirklichen weder List anzuwenden, noch soll sie ihm gegenüber „in der Qualität ... eines bestallten Richters [auftreten], der die Zeugen nöthigt auf die Fragen zu antworten, die er ihnen vorlegt"[d]. Schließlich wird klar, daß der Autor der Enzyklopädie sich nicht auf die Widerlegung des Kantschen *Dings an sich* als einer unerkennbaren Wirklichkeit beschränkt, sondern viel weiter geht. Im krassen Gegensatz zu der transzendentalen Philosophie sagt er nicht nur, es gebe nichts Verborgenes, sondern fügt hinzu, daß das Wirkliche sich vollständig von selbst enthülle - und erkläre.

Dahingegen betrachten sich Naturwissenschaftler heute sozusagen als Taktiker, die Pläne einsetzen, um der Natur dasjenige zu entreißen, was diese ihnen zunächst verborgen hat - wie der oben zitierte Text von Bachelard deutlich

---

und die Naturwissenschaften. Stuttgart-Bad Cannstatt 1987, S. 323-340 und Karen Gloy: Goethes und Hegels Kritik an Newtons Farbentheorie, in: Karen Gloy/Paul Burger (Hrsg.): Die Naturphilosophie im deutschen Idealismus. Stuttgart-Bad Cannstatt 1993, S. 323-359.

a „Enzyklopädie" von 1827-1830, § 142, W. 8, 279.

b Vgl. Met. B 2, 997 b 5 ff.

c W. 8, 275. Der Auszug stammt aus „Zur Morphologie" (1820). Vgl. die Aussage des Dichters, „Man suche nichts hinter den Phänomenen" in: Maximen und Reflexionen, Nr. 488, in: Werke. Hamburger Ausgabe, Bd. 12, München 1988, S. 432. (zitiert in Thomas Kalenberg: Die Befreiung der Natur. Hamburg 1997, S. 25).

d Kant, Kritik der reinen Vernunft, Ak III, 10.

zeigt. Auch Cassirer unterstreicht, daß Forscher keine „metaphysischen" Qualitäten suchten, die nicht *de jure* zur Sinneserfahrung gehörten:

> „Was diese Welt mehr zu enthalten scheint, was in Begriffen, wie Atom oder Molekül, Äther oder Energie, hinzugebracht wird, das ist in Wahrheit kein prinzipiell neues Element, sondern nur eine eigentümliche Verkleidung, in welcher die Sinnesdaten auftreten."[a]

Wo liegt also im Vergleich mit dieser Auffassung Hegels Position? Er spricht den angeblich „verborgenen Qualitäten" jede Glaubwürdigkeit ab, glaubt aber auch nicht an Phänomene, die nicht unmittelbar zugänglich sind, obwohl sie mit vollem Recht zur Erfahrung gehören - im Unterschied zu den heutigen Naturwissenschaften. Und doch hat in seiner Sicht die Wissenschaft kein rein deskriptives, sondern ein explikatives Ziel. Wie ist eine solche Wissenschaft also möglich? Sie beruht auf der Eigenschaft der Wirklichkeit, sich selbst zu erklären. Dies scheint ein grundlegendes Axiom des Hegelschen Denkens zu sein. Es ist somit wichtig hervorzuheben, daß das Unbehagen, das wir seiner Naturphilosophie gegenüber empfinden, auf eine philosophische Entscheidung hinweist, die doch eine grundlegende Berechtigung unseres Interesses an Hegels Werk ausmacht - obwohl sie natürlich kritisierbar bleibt.

c) Die Frage der Erfahrung

Die These einer Wirklichkeit, die einem Verständnis ungetrübt zugänglich ist, stellt nun aber das völlige Gegenteil einer Hegel oft zugeschriebenen Idee dar, nach welcher der Gegenstand der Spekulation abstrakt deduzierbar ist. In der Naturphilosophie ist die Erfahrung notwendig und immer anwesend. Emmanuel Renault hat überzeugend nachgewiesen, daß Hegel - weit davon entfernt, das Experimentieren als solches geringzuschätzen - im zweiten Teil der Enzyklopädie ständig auf das empirische Wissen zurückgreift[b]. In der Tat zitiert er in seiner Vorlesung von 1823/24 mehrmals Experimente, die eine Hypothese bekräftigen bzw. entkräften sollen - wie etwa die Forschungen des Grafen Rumford über die Äquivalenz von Wärme und mechanischer Arbeit. Jedoch übt Hegel Zurückhaltung gegenüber einer Position, die dem Experimentieren das letzte Urteil über die Gültigkeit einer Theorie zuspricht.

> « Man kann zunächst sagen die Physik gehe von Erfahrung aus, die Naturphilosophie aber nicht, sie brauche die Erfahrung nicht; dieß ist einerseits wahr. Im philosophischen

---

a Ernst Cassirer: Substanzbegriff und Funktionsbegriff, Darmstadt 1910, S. 151.
b Emmanuel Renault: Philosophie de la nature et théorie des sciences chez Hegel. Dissertation, Université de Bourgogne, unter der Leitung von Prof. André Doz. Dijon 1997, S. 248-266. Vgl. auch T.-I. Oisermann: Hegel und der naturwissenschaftliche Empirismus, in: R.-P. Horstmann/M.-J. Petry (Hrsg.): Hegels Philosophie der Natur. Klett-Cotta, Stuttgart 1986, S. 389-400.

Sinn ist etwas nicht deshalb wahr weil es sich so findet, in der empirischen Phýsik ist freilich dieß das Letzte, weil es sich so findet, darum ist es so. Nach einer Seite also ist diese Ansicht richtig, man muß aber das Verhältniß der Philosophie zur Erfahrung nicht dahin ausdehnen, als bedürfe sie der Erfahrung nicht. Im Gegentheil Naturphilosophie geht von der Phýsik wesentlich aus, damit sie zur Exsistenz komme. Ein anderes aber ist es die Erfahrung zum Grunde [zu] legen, so daß sie ein Berechtigendes wird, ein Erstes und ein Anderes ist die Wissenschaft in ihrem Inhalte. Ohne Zweifel giebt es Kenntniß der Sätze der Geometrie, die durch Messen bekannt gewesen sein können, aber ihre Nothwendigkeit ist erst durch die Wissenschaft erkannt, und in dieser ist nicht mehr von Messen die Rede." [a]

Wie ist anhand dieses Zitats das Verhältnis der empirischen Physik zur Naturphilosophie zu verstehen? Die Physik bezieht sich auf das Experiment wie auf einen Prüfstein, d.h. dieses bildet ihr Gültigkeitskriterium. In der Naturphilosophie verhält es sich dagegen anders, indem hier nunmehr der Philosoph über die Wahrheit der Sinneserfahrung urteilt und deren Übereinstimmung mit dem Begriff ergründet[b]. Das Verhältnis der Spekulation zum Gegebenen der Erfahrung ist also ein durchaus spezifisches: Die Philosophie hat weder die Aufgabe, das empirisch Gegebene passiv aufzunehmen, noch das Allgemeine abstrakt zu deduzieren. Sie muß vielmehr im Wirklichen *den Begriff wiedererkennen* - so wie Goethe in einem Garten Palermos zum Gedanken der Urpflanze gelangte: „So leuchtete mir am letzten Ziel meiner Reise, in Sizilien, die *ursprüngliche Identität* aller Pflanzenteile vollkommen ein, und ich suchte diese nunmehr überall zu verfolgen und wieder gewahr zu werden"[c]. Genauso gelangt die Philosophie bei Hegel dazu, mitten in der reichen Vielfalt des äußeren Wirklichen das konkrete Allgemeine zu erfassen:

„Der Name *Philosophie* [ist] allem demjenigen Wissen gegeben worden, welches sich mit der Erkenntnis des festen Maßes und *Allgemeinen* in dem Meere der empirischen Einzelheiten und des *Notwendigen*, der *Gesetze* in der scheinbaren Unordnung der unendlichen Menge des Zufälligen beschäftigt und damit zugleich seinen *Inhalt* aus dem *eigenen* Anschauen und Wahrnehmen des Äußeren und Inneren, aus der *präsenten* Natur wie aus dem *präsenten* Geiste und der Brust des Menschen genommen hat."[d]

„Die Intelligenz ist *wiedererkennend*. [...] Nun aber ist für sie *ihr* Allgemeines in der gedoppelten Bedeutung des Allgemeinen als solchen und desselben als Unmittelbaren oder Seienden, somit als das wahrhafte Allgemeine, welches die übergreifende Einheit seiner selbst über sein Anderes, das Sein ist."[e]

a G. 1, 34-35.

b Vgl. auch Dieter Henrich: Hegel im Kontext. Suhrkamp, Frankfurt a.M. 1975, S. 167-168.

c Werke, HA Bd. 13, S. 164. Zu Hegels Urteil über Goethes Theorie des *Urphänomens* siehe den Brief an Goethe vom 24. Februar 1821 in: Hegel: Briefe, Bd. 2. Hamburg 1953, S. 250f.

d „Enzyklopädie" von 1827-1830, § 7, W. 8, 49.

e Ebd. § 465, W. 10, 283.

Während für Kant das Allgemeine anhand der Kategorien des Verstandes transzendental hervorgebracht wird, ist dieses für Hegel ursprünglich im Gegebenen der Erfahrung vorhanden. Die Aufgabe des Denkens ist dann keine andere als die, dieses Allgemeine „wiederzuerkennen". So ist letztlich die berühmte Stelle aus der Vorrede der „Grundlinien der Philosophie des Rechts" zu verstehen:

> „Die Vernunft als die Rose im Kreuze der Gegenwart zu erkennen und damit dieser sich zu erfreuen, diese vernünftige Einsicht ist die *Versöhnung* mit der Wirklichkeit, welche die Philosophie denen gewährt, an die einmal die innere Anforderung ergangen ist, *zu begreifen* und in dem, was substantiell ist, ebenso die subjektive Freiheit zu erhalten."[a]

In diesem Passus verweisen die Metaphern der Rose und des Kreuzes anscheinend sowohl auf den Begriff wie auf das empirisch Gegebene. Sich mit der Wirklichkeit zu versöhnen, d.h. sie spekulativ zu erkennen, heißt also, so Hegel, das konkrete Allgemeine zu erkennen, das den Grund der Existenz und der Verständlichkeit des Wirklichen ausmacht. Über die Hervorhebung des befreienden Charakters der Spekulation hinaus verdeutlicht der Text, daß das Spezifikum der Philosophie darin besteht, ein solches Verhältnis zur Erfahrung aufzustellen, daß die Philosophie in der Erfahrung das Wesentliche - nämlich die Vernunft - „wiedererkennt". Im allgemeinen besteht die Wissenschaft für Hegel wohl weder in der einfachen Beschreibung des Erfahrenen, noch in einer Deduktion a priori, sondern darin, das empirisch Gegebene in die Form des Begriffs zurückzubringen, wodurch jenes in seiner systematischen Einheit neu erfaßt wird. Insbesondere stellt die Naturphilosophie jenen Moment dar, in dem der Geist angesichts der reichen Vielfalt der äußeren Phänomene die Notwendigkeit des Begriffs wieder findet. Der philosophierende Geist findet sich durch seine spekulative Tätigkeit im eigenen Element wieder, im Element der Rationalität - in dem also, was ihm auf den ersten Blick am fremdesten ist, in der Natur.

d) Philosophie als Erkenntnis des *ti esti*

Betrachten wir beispielsweise, wie Hegel im ersten Abschnitt der Physik (Physik der allgemeinen Individualität) sein Augenmerk auf die atmosphärische Luft richtet:

> „Luft ist das Element der Allgemeinheit, ohne alle Individualisirung in sich; zur Materie gehört Repulsion, Fürsichsein, diese Bestimmung ist hier noch nicht zur Existenz gekommen, nur an sich [,] nicht in sich [,] hat die Luft das Moment der Individualität. Sie ist deshalb nicht finster an sich, sondern durchsichtig, läßt das Licht durch. Zweitens ist sie als Element die Allgemeinheit, die Identität in sich, ist wirksam als solche, ist wirksame Identität. [...] Die Luft ist, dieß Verzehrende, aber weil sie noch nicht

---

a W. 7, 26-27.

individuell ist, so tritt sie in diesem ihren Thun nicht als äußerliche Erscheinung, als Macht, Gewalt habender Körper an die Individualisirten die sie auflöst." [a]

Von vornherein fallen zugleich der qualitative Charakter dieser Studie[b] und die Tatsache auf, daß sie die Luft als Substanz begreift. Damit kommt ein nächster befremdlicher Zug des Hegelschen Unternehmens zum Vorschein: Die wissenschaftliche Erkenntnis deckt sich für den Autor der Enzyklopädie - in dieser Hinsicht ein Erbe der platonischaristotelischen Forderung, das *ti esti* heraus zu arbeiten - mit der Definition des Wesens des Objekts. Auch an dieser Stelle entspricht die Naturphilosophie dem heutigen Kanon der experimentellen Wissenschaften bei weitem nicht. Denn diese versuchen bekanntlich, die Gesetze des Phänomens zu erkunden. Man lese hierzu nur die treffenden Bemerkungen Ernst Cassirers:

„Der Logik des Gattungsbegriffs, die, wie wir sahen, unter dem Gesichtspunkt und der Herrschaft des Substanzbegriffs steht, tritt jetzt die Logik des mathematischen Funktionsbegriffs gegenüber. Das Anwendungsgebiet dieser Form der Logik aber kann nicht im Gebiet der Mathematik allein gesucht werden. Vielmehr greift hier das Problem sogleich auf das Gebiet der Naturkenntnis über: denn der Funktionsbegriff enthält in sich zugleich das allgemeine Schema und das Vorbild, nach welchem der moderne Naturbegriff in seiner fortschreitenden geschichtlichen Entwicklung sich gestaltet hat."[c]

„Das Ziel der theoretischen Physik sind und bleiben die allgemeinen Gesetze des Geschehens."[d]

Das Merkwürdige bei Hegel ist also die Gründlichkeit, mit der er die klassische Forderung nach der Erkenntnis des Objekts übernimmt. Diese Feststellung ist dem metaphysischen Konstrukt zugrunde zu legen, welches der Autor der Enzyklopädie aufstellt, um die Erfüllung dieser Forderung zu ermöglichen. Im Gegensatz zu einer solchen Haltung verfolgen Naturwissenschaften heute eine immer größere Abkopplung der unmittelbaren Erfahrung der Natur von deren adäquaten Erfassung. Bei Hegel, dem „Aristoteles der Moderne" (nach Alains treffendem Ausdruck[e]), haben wir es wohl mit der zugleich allerletzten und konsequentesten Bemühung zu tun, die wissenschaftliche Erkenntnis des unmittelbar Erfahrenen zu ermöglichen.

---

a G. 1, 281-282.
b Hegel schenkt der Sinneserfahrung ein volles Vertrauen und lehnt die Idee ab, nach der die Luft aus einer bestimmten Zusammensetzung unsichtbarer Moleküle resultiert. „Man sagt Wasser bestehe aus Sauerstoffgas und Wasserstoffgas, Luft aus Sauerstoffgas und Stickstoffgas. Das Richtige ist daß es nur Formen sind in die Wasser und Luft gesetzt werden." (Ebd. 2, 142)
c Ernst Cassirer: Substanzbegriff und Funktionsbegriff, Darmstadt 1910, S. 27.
d Ebd., S. 293.
e Alain: Idées. P. Hartmann, Paris 1939, S. 7, zitiert in: Bernard Bourgeois: Présentation de la Philosophie de l'esprit de l'„Encyclopédie". Vrin, Paris 1988, S. 89.

e) Eine Wissenschaft ohne Beweisführung?

Die Wissenschaftsgeschichte hat uns bis zu Hegels Zeit bestimmte große Auseinandersetzungen gezeigt: Geozentrismus gegen Heliozentrismus, Epigenese gegen Präformation, Frage des Vakuums, des Animismus, Mechanismus gegen Organizismus usw. Nun ist der Leser des zweiten Teils der Enzyklopädie - gemeint ist hier das Werk, wie es Hegel selbst veröffentlicht hat, also mit Ausnahme der „Zusätze" - überrascht, daß der Philosoph solche Probleme nie ausdrücklich wieder aufnimmt, weder um eigene Lösungen noch um das Problem selbst neu zu formulieren. Hegel bemüht sich anscheinend niemals, in einer bestimmten Debatte Stellung zu beziehen, es sei denn beiläufig. Charakteristisch dabei ist, daß sich die Hinweise auf die anderen philosophischen Doktrinen in der Naturphilosophie in der Regel auf die „Anmerkungen" beschränken, während die „Paragraphen" selbst - der eigentliche Text also - sich meisterhaft der Auseinandersetzung enthalten. Zwar wird den traditionellen Streitgegenständen der Wissenschaft jeweils eine Stelle in der enzyklopädischen Entwicklung zuteil, doch geschieht dieses sozusagen nie anläßlich einer zu entscheidenden *Debatte.*

Ein erstes erklärendes Element ist wohl folgendes. Für Hegel bildet die Kontroverse, sofern sie in der Gegenüberstellung von mehreren möglichen Lösungen besteht und auf die Bestätigung einer einzigen abzielt, einen seinem Wesen nach illegitimen geistigen Vorgang. In Hegels Sicht ist gewissermaßen *alles* wahr, denn das Wirkliche besteht ja in der stufenweisen Verwirklichung des Möglichen. Beispielsweise ist die Natur sowohl mechanisch als auch organisch. Hegel stimmt ohne Zögern dem Heliozentrismus bei und unterstreicht zugleich, die Erde sei im Sonnensystem „das Vortrefflichste"[a]. Nimmt er auch eine Seele im tierischen Organismus an, so unterscheidet er sie doch sorgfältig von der menschlichen Seele.

Wie ist aber auf einer tieferen Ebene der von Hegel offensichtlich an den Tag gelegte Interessenmangel an der *Debatte* zu verstehen ? Für ihn besteht die Philosophie eigentlich nicht in der subjektiven Erkenntnis eines gegenüber dieser Erkenntnis sonst gleichgültigen Gegenstandes; Experiment und Kontroverse weisen vielmehr als solche auf die Annahme hin, daß nicht die Sache selbst, sondern das ausschlaggebende Experiment, ja sogar die subjektive Überzeugung eines jeden einzelnen letzten Endes einer Hypothese ihre Gültigkeit verleiht. Nun lautet aber die schon erwähnte Hegelsche These, die Sache manifestiere sich adäquat von selbst ...

Kennzeichnend ist in dieser Hinsicht die verschiedene Deutung des Begriffs ‚Dialektik' bei Aristoteles und Hegel. Für den Stagiriten besteht die Dialektik in einer Diskussion über ein vorher schon definiertes Problem[b]. Zum Beispiel: Welches sind die Formen der Kausalität? Kann man eine Existenz des

---

a G. 1, 272.
b Vgl. etwa Top. I 1, 100 a 18-21.

Zufalls, des Vakuums annehmen usw.? Für Hegel hingegen bezeichnet der Begriff ‚Dialektik' den Prozeß des Wirklichen selbst. Folglich besteht die Philosophie keineswegs in der Debatte, sondern bloß in der Betrachtung der Sache in ihrer systematischen Entwicklung. Jean-Luc Marions bedeutungsschwere Formel dazu ist bekannt: „Die Aporie verhindert die Philosophie nicht, sondern ermöglicht sie, und nur dadurch, daß sie dies vergißt, geht die Philosophie zugrunde"[a]. Nun könnte man sagen, daß Hegel sich eine genau entgegengesetzte Auffassung zu eigen macht. Für ihn gibt es insofern kein wirkliches Problem, als ihm nur die Betrachtung des Verwirklichungsprozesses des Absoluten von Belang ist.

Vergleichen wir zum Beispiel, wie Descartes und Hegel die physiologischen Phänomene darlegen. Im Gegensatz zum ersten existiert für den letzten eine natürliche Seele. Eben diese Frage nach einer eventuellen Seele der Tiere stellt hingegen für Descartes ein echtes Problem dar. Um auf die Frage der Debatte zurückzukommen, so ist es in seinen Augen nun notwendig, zum einen die eigene Position zu rechtfertigen, zum anderen die entgegengesetzten zurückzuweisen[b]. Bei Hegel freilich läßt sich nichts dergleichen finden. Die Bestimmung der einzelnen tierischen Seele zum Beispiel wird in § 353 der Enzyklopädie-Ausgabe von 1827-1830 dargelegt, ohne jedoch, daß die Möglichkeit einer Kritik an deren Existenz bzw. an deren Wesen zu bestehen schiene. Wie läßt sich eine solche Selbstsicherheit deuten? Wohl dadurch, daß die natürliche Seele in seinen Augen einfach für sich selbst Zeugnis ablegt.

Nichtsdestoweniger sollte man zu Hegels Überzeugung Distanz bewahren, es sei ausreichend, das Wirkliche so zu buchstabieren, wie es sich zeigt. Im Falle der natürlichen Seele ist es klar, daß der Philosoph sich nicht allein auf die Sache selbst beschränken kann, sondern notwendigerweise auf Voraussetzungen zurückgreifen muß. In der Tat ist er mehreren ineinander verflochtenen theoretischen Einflüssen ausgesetzt. In Korrelation damit ist Hegels Bestimmung der natürlichen Seele übrigens nichts weniger als unstrittig.

Wichtig scheint jedoch zu betonen, daß es die Philosophie für den Autor der Enzyklopädie nicht mit Problemen zu tun hat, deren Lösung bis zu einem gewissen Punkt unsicher bleibt, sondern einfach mit Objekten, die sich von vornherein adäquat der Vernunft präsentieren. Dabei handelt es sich abermals um eine im ersten Augenblick zutiefst verwirrende Haltung. Ist nicht die Schrittfolge Hypothese - Experiment die Triebfeder des wissenschaftlichen Fortschritts, so wie wir ihn heute auffassen? Das Experiment dient in dieser Sicht dazu, die Hypothese entweder zu verifizieren oder zu falsifizieren und kann im zweiten Fall dazu führen, eine neue Hypothese aufzustellen. Die Naturwissenschaft speist sich in unseren Augen aus Problemen und gründet sich auf demonstrative Vorgänge. Für Hegel hingegen kennt die Wissenschaft als rationale Ontologie keine

---

a Vorwort zur Reihe „Épiméthée" beim Verlag PUF (Paris).
b Vgl. zum Beispiel Descartes: L'Homme, AT XI, 119-120 und La Description du corps humain, AT XI, 224-225.

kontroverse Annäherung an Problemlösungen und bedarf somit keineswegs des „reflexiven" Eingriffs des Denkers.

Zwar läßt sich Hegel in manchen Anmerkungen und besonders in den „Zusätzen" - d.h. den Vorlesungen - zuweilen auf eine Debatte ein. Bekannt ist beispielsweise seine Kritik an Newton, aus welcher der Autor der Naturphilosophie im übrigen nicht gestärkt hervorgegangen sein dürfte. Auf der anderen Seite läßt sich aber auch nicht verhehlen, daß es der Hegelschen Auffassung des Reellen an Pointierung fehlt. Zudem ist es bedenklich, Hegels Denken - und besonders seine Naturphilosophie - anhand einzelner herausgegriffener Äußerungen zu bestimmten Themen zusammenzufassen, obwohl dies für die meisten Denker möglich ist. Das System will nichts enthalten, das nicht in der Erfahrung zu finden ist und sich folglich dem mit gesundem Menschenverstand begabten Bewußtsein entzieht. In der „Enzyklopädie" von 1827-1830 legt beispielsweise die zweite Abteilung der „Mechanik" die drei möglichen Bestimmungstypen des endlichen mechanischen Körpers fest: die träge Materie zunächst, dann der Stoß, schließlich der Fall. Es handelt sich also nicht um eine „Hammerphilosophie" ! Bei allem Hochmut maßt sich Hegel im strengen Sinne keine prophetische Sendung an, denn der Prophet ist ja der Seher, der *allein* die Wahrheit unmittelbar erkennt. Die Denunzierung eines jeden Anspruchs auf Genialität in der Philosophie bildet übrigens einen der Gründe der Hegelschen Kritik an Schellings Philosophie:

> „Indem die Voraussetzung der Philosophie ist, daß die Individuen die unmittelbare Anschauung von dieser Identität des Subjektiven und Objektiven haben, so erscheint die Philosophie in Individuen als ein Kunsttalent, Genie, als ob nur Sonntagskinder sie hätten. Philosophie aber ist ihrer Natur nach fähig, allgemein zu sein; denn sein Boden ist das Denken, und eben dadurch ist der Mensch Mensch."[a]

Der gleiche Philosoph, welcher der Geschichte der Philosophie ein Ende setzen will, legt somit eine Bescheidenheit an den Tag, die kein Genie beanspruchen würde: Er beschränkt sich als einfacher „Sekretär des Wahren" darauf, das sich selbst Manifestierende aufzuschreiben.

B. *Eine spekulative Erkenntnis der Natur*

c) Philosophie im Verhältnis zu anderen möglichen Ansätzen der Erkenntnis der Natur

In der Einleitung der „Vorlesung" von 1823/24 unterscheidet Hegel drei Typen der Erkenntnis des Objekts: das praktische Verhalten, das theoretische

---

a W. 20, 428

19

Verhalten und das philosophische Verhalten, welches die ersten zwei in sich vereint.[a]

> „Wir können uns theils praktisch, theils theoretisch zur Natur verhalten. Bei dem theoretischen Verhalten wird sich ein Widerspruch zeigen, der uns unserem Zwecke näher bringt und die Auflösung dieses Widerspruchs ist nur, indem es sich mit dem ver- eint was das Unterscheidende des praktischen Verhaltens ausmacht.“[b]

> „Wenn die Naturphilosophie nicht eine leere Einbildung sein soll, so müssen wir beweisen, daß dieser Widerspruch sich auflöst.nach dem Gesagten, scheint dieß unmö- glich, es ist jedoch hier nicht der Ort, sich in die vollständige Auflösung einzulassen. Die Natur der Erkenntniß gehört in die Logik und wir müssen voraussetzen, daß hier jener Widerspruch gelöst sei, so daß es möglich ist die Natur zu erkennen.“[c]

Nach § 246 der „Enzyklopädie" von 1827-1830:

> „Indem die Naturphilosophie *begreifende* Betrachtung ist, hat sie dasselbe *Allgemeine*, aber *für sich* zum Gegenstand und betrachtet es in seiner *eigenen, immanenten Notwendigkeit* nach der Selbstbestimmung des Begriffs.“[d]

Den Gegenstand der Philosophie machte also hier weder das einzelne Objekt (praktisches Verhalten) noch das Allgemeingültige aus, das man durch Abstraktion der einzelnen Bestimmungen ableitet (theoretisches Verhalten). Zum ersten befaßt sich die Philosophie nicht mit diesem Tier oder jenem Kunstwerk, noch mit Herrn Krugs Schreibfeder, sondern vielmehr mit dem Tier im allgemeinen usw. Zum zweiten ist Hegels Position nicht so leicht zu begreifen, da sich das theoretische bzw. „reflexive" Verhalten ebenfalls des Allgemeinen als Gegenstand annimmt. Wohl deshalb entwickelt Hegel in der „Vorlesung" von 1823/24 den Gegensatz zwischen theoretischem Verhalten und Philosophie - d.h. in diesem Falle zwischen „Physik"[e] und „Naturphilosophie" - so ausführlich.

Das Hauptproblem in diesem Zusammenhang betrifft den Status des Allgemeinen, welches zugleich den Gegenstand sowohl der theoretischen Reflexion als auch der philosophischen Spekulation bildet. Die Physik löst, so Hegel, die Einheit des Gegenstands auf und zerstreut ihn in eine Vielfalt von differenzierten Qualitäten:

---

a Eine solche Typologie kommt in Hegels Werk öfter vor. Man vergleiche diese Stelle z.B. mit § 2 bis 9 der „Enzyklopädie" von 1827-1830 (W. 8, 41-53), sowie mit dem ersten Teil der Einleitung der „Vorlesungen über die Philosophie der Geschichte" (W. 12, 11-29) und mit dem zweiten Teil der Einleitung der „Vorlesungen über die Ästhetik" (W. 13, 29-40).
b G. 1, 9.
c Ebd., 1, 17-18.
d W. 9, 15.
e Die Physik, auf die sich Hegel hier bezieht, bezeichnet die reflexive Analyse der Natur und darf also nicht mit der Physik als zweitem Moment der Naturphilosophie verwechselt werden.

„Wenn wir eine Blume zerlegen, so bemerkt die Reflexion, der Verstand die Qualitäten [,] Einzelnheiten, ihre Farbe, Gestalt, ihren Geruch [,] Geschmack, ihren Farbestoff, ihre Bestandtheile. Wir sagen die Blume besteht aus diesem und diesem. Die Reflexion hat die Einheit zerstört." [a]

Außerdem zeichnet sich der Gegenstand der Physik durch seine Unbestimmtheit aus. Er kommt nämlich nicht in der Erfahrung vor, denn er enthüllt sich nicht von selbst. Vielmehr ist er Resultat einer Konstruktion des Geistes und bildet als solche eine bloß subjektive Kategorie:

„Das Ungenügende in der physikalischen Weise tritt sogleich in zwei Punkten hervor. Erstens erkennt die Physik das Allgemeine, Gattung, Gesetz, Kraft pp [,] der Mangel hierbei ist, daß es abstrakt oder formell ist, es hat seine Bestimmung nicht an sich selber, bestimmt sich nicht durch seine Besonderheit. Zweitens, das Allgemeine bedarf eines Inhalts. [...] Dieser Inhalt nicht durch das Allgemeine selber gesetzt, ist frei, zersplittert, vereinzelt, abgesondert, unendlich mannigfaltiger Stoff neben einander, ohne Zusammenhang in sich selbst. Die eine Seite des Mangels ist also die abstrakte Allgemeinheit, die 2te Seite das Losgebundensein des Inhalts." [b]

In der reflexiven Wissenschaft wird zum Beispiel eine Gattung durch Abstraktion von spezifischen Unterschieden konstruiert. Keinesfalls aber gehört nun diese Gattung zur Erfahrung. Das mangelnde Vertrauen der betrachteten Wissenschaft in die Fähigkeit der Sache, sich selbst zu offenbaren, wird also paradoxerweise dadurch gerechtfertigt, daß die Erkenntnis sich in einer solchen wissenschaftlichen Praxis auf ein abstraktes Allgemeines bezieht. Man muß jedoch hinzufügen, daß Hegel weit davon entfernt ist, den Gegenständen der „Physik" jede theoretische Relevanz abzusprechen. Nur kann in seiner Perspektive das abstrakte Allgemeine den Erfordernissen der Erkenntnis nicht wirklich genügen: Es ist „ungenügend". Dies ist auch der Fall für das praktische Verhalten: Für Hegel ist es vollkommen legitim, sich nur mit den akzidentellen Bestimmtheiten des Dings zu befassen, wie etwa seiner Farbe, seinem Gewicht usw. Dies bedeutet nun, abermals darauf zu verzichten, dasjenige zu begreifen, was das Objekt sein läßt, was es ist.

b) Das konkrete Allgemeine

Der Gegensatz von praktischem und theoretischem Verhalten weist auf die Aporie hin, die sich aus der aristotelischen Auffassung von Wissenschaft (deren Gegenstand das Allgemeingültige ist) und seiner Auffassung des Wirklichen (das

---

a G. 1, 40.
b Ebd., 1, 39.

nur einzeln existiert) ergibt[a]. Daraus folgt in dieser Perspektive notwendig zweierlei: Zum einen ist es unmöglich, den Gegenstand der Erfahrung wirklich zu erkennen. Zum zweiten erreicht die sogenannte „Wissenschaft" nur etwas Subjektives, das der einzelne Geist selbst hervorgebracht hat.

Für Hegel nun bedeutet Philosophie die Auflösung dieses Widerspruchs. Die spekulative Erkenntnis hat nämlich als Gegenstand das konkrete Allgemeine, den *Begriff*. Was ist unter diesem Terminus zu verstehen? Nehmen wir den Fall des tierischen Organismus, so wie er in der Naturphilosophie eingeführt wird. Der Begriff ‚Organismus' ist ein Allgemeines, da er eine von einer gewissen Menge an Individuen geteilte Struktur bezeichnet. Aber es handelt sich dabei nicht um eine oberflächliche gemeinsame Eigenschaft, um ein bloßes Erkennungszeichen - wie etwa ein Eskimohund und ein Eisbär beide ein weißes Fell haben. Vielmehr macht der Organismus als theoretischer Gegenstand, so wie er im dritten Teil der Naturphilosophie thematisiert wird, das *Wesen* der besagten Individuen aus. Der Begriff des Allgemeinen nimmt hier also eine kausale Bedeutung an. Er beschreibt die grundlegendsten Bestimmungen der natürlichen Lebewesen. Somit begreifen wir den Unterschied zwischen abstraktem und konkretem Allgemeinen. Das erste beschreibt die Sache nicht und entzieht sich somit der Erfahrung, da es nicht einzeln existiert. Das zweite wiederum macht den Grund der Wirklichkeit aus und damit den der Verständlichkeit des Objekts. Außerdem manifestiert das konkrete Allgemeine sich tatsächlich von selbst: Denn ein Eisbär aus Fleisch und Blut beispielsweise ist nichts anderes als die wahrnehmbare Existenz des philosophisch thematisierten Organismus - obgleich zahlreiche akzidentelle Bestimmtheiten im Falle jedes einzelnen Individuums der Gattung zum allgemeinen Begriff hinzukommen. Letzten Endes bezeichnet der Begriff also das, was am Objekt vom Geist erfaßt werden kann und es das sein läßt, was es ist. Es handelt sich geradezu um ihren ontologischen „Schwerpunkt". In der Bestimmung des Gegenstands der Philosophie besteht somit eine auffallende Verwandtschaft zwischen Aristoteles und Hegel:

a) Nach Aristoteles definiert sich Wissenschaft als die wahre, unstreitige Erkenntnis. Sie kann nichts anderes zum Gegenstand haben als das, was nicht aufhören kann zu sein, und was nicht anders sein kann[b]. Eine ebensolche Forderung unterscheidet in Hegels Augen die Philosophie vom praktischen Verhalten, welches sich nicht mit dem Wesentlichen, sondern mit dem Akzidentellen eines Dinges befaßt. Ein Pferd kann zum Beispiel fuchsrot, braun oder grau sein, aber diese durch unmittelbare Erfahrung erkannten Attribute sind rein zufällig.

b) Andererseits finden wir in Hegels Kritik am theoretischen Verhalten die

---

a Diese Aporie wurde mehrmals hervorgehoben. Vgl. u.a. E. Zeller: Philosophie der Griechen, II, 2: Aristoteles und die alten Peripatetiker. Leipzig 1921, S. 309.
b Vgl. Anal. Post. I 33, 88 b 30-89 a 10.

antiplatonische Polemik wieder, wie sie vom Autor der „Metaphysik" ständig geführt wurde. Wenn die Wissenschaft keinen anderen Gegenstand haben kann als das Allgemeine, so ist es aber auch nicht notwendig, daß sich das Allgemeine getrennt (*chóriston*), d.h. außerhalb des Objekts selbst, verwirklicht findet[a]. Mit anderen Worten: Der Grund des Objekts kann nicht außerhalb der Erfahrung liegen, sondern er steckt mitten im Wirklichen.

c) Die Wissenschaft besteht, so Aristoteles, in der Erkenntnis des Allgemeinen. Aus dieser These scheint hervorzugehen, daß das Allgemeine nicht nur seinem Umfang nach zu verstehen ist. Es ist nicht nur das allen Individuen einer Klasse Gemeinsame, sondern das ihnen wesensmäßig Eigene. Hier findet also eine Gleichsetzung des Allgemeinen und des Wesentlichen statt. Ebenso bei Hegel: Dasjenige, was aus diesem oder jenem Organismus das macht, was er ist, ist der ihm immanente allgemeine Begriff ‚Organismus'.

d) Schließlich heißt Erkenntnis bei Aristoteles die Erkenntnis der *Ursache*[b]. Die Wissenschaft unterscheidet sich dadurch von der „Doxa", daß sie sich nicht auf das Feststellen beschränkt, sondern auch erklärt. Ebenso läßt sich durch den Begriff eine Sache adäquat und vollkommen beschreiben.

c) Philosophie als Erforschung des rationalen Wesens der Sache

Philosophie ist für Hegel nämlich nicht nur eine Phänomenologie im Husserlschen Sinne, d.h. eine Beschreibung der Wesenheiten. Wie schon gezeigt, handelt es sich darum, eine Sache zu erklären. Nun läßt sich beispielsweise fragen, inwieweit die oben zitierte Bestimmung der atmosphärischen Luft sich in der Nachfolge des platonischaristotelischen *logon didonai* bewegt. Dabei sind zwei Erklärungsebenen zu unterscheiden: die Frage nach dem Ursprung der Luft und die nach deren eigenen Bestimmungen.

Um den ersten Punkt zu verstehen („Warum existiert die Luft eher als etwas anderes oder eher als nichts?") muß auf den ganzen enzyklopädischen Prozeß hingewiesen werden. Hegel zielt darauf ab, die systematische Bedeutung einer jeden Sache, z.B. der Luft, darzulegen, und bemüht dabei allgemeine Kategorien (wie etwa Allgemeinheit, Totalität usw.), deren genaue Bedeutung eben mit dem *Ort* zusammenhängt, den die Sache im System einnimmt. Wir haben alle eine unmittelbare, aus der Wahrnehmung entstehende Kenntnis der Atmosphäre. Aber die spezifische Aufgabe des Philosophen ist, so Hegel, zu zeigen, was die Luft wirklich ist - *ontós*, ließe sich sagen, als Echo auf die griechische Tradition des Rationalismus. Die Luft ist aber nur ein bestimmtes Moment in der Verwirklichung des Absoluten. In diesem Zusammenhang läßt sich nun die Hegelsche Sicht verstehen, nach der auf die wirkliche Natur, d.h. auf

---

a Vgl. Met. A 9, 990 b 11-17, 22-31.
b Vgl. Anal. Post. I 2, 71 b 9-12.

die systematischen Bestimmungen einer Sache, hinzuweisen die Notwendigkeit ihrer Existenz nachzuweisen heißt.

Dennoch besitzt jedes Moment eine Dimension der Selbsterklärung. Damit kommen wir zu einem zweiten Punkt, der wohl einen der hervorragendsten Aspekte der Hegelschen Metaphysik darstellt. Wir haben gesehen, daß die Luft als transparent und als eine verzehrende Kraft charakterisiert wurde. Was ist daran so rational? Man könnte meinen, es mit einem bloß faktisch Gegebenen zu tun zu haben. Das Gegenteil ist allerdings der Fall, da die Eigenschaften des betrachteten Objekts auf einen Prozeß der Verwandlung des Reellen hinweisen, der teleologisch orientiert ist. Die Luft führt - allerdings auf einer abstrakten Ebene, d.h. in dem Fall nicht wahrnehmbar - die Objektivierung ihrer selbst als einer allgemeinen Eigenschaft, und ebenso die Verallgemeinerung der äußeren Objektivität durch.

Eben dadurch konstituiert sie sich so, wie sie sein *muß*, und konstituiert die Außenwelt, wie diese sein *muß*. Letzten Endes erklärt die Luft nicht den eigenen Ursprung und darf somit keineswegs ohne weiteres mit einer *causa sui* gleichgesetzt werden. Dabei ist sie so beschaffen, daß sie danach strebt, die eigenen Bestimmungen und die ihrer Umwelt zu entschlüsseln. In eben diesem Sinne zeugt sie von unbestreitbarer Rationalität.

Um abzuschließen läßt sich noch bemerken, daß sich die Rationalität der verschiedenen Momente des enzyklopädischen Systems allmählich ausdehnt. Man geht von dem aus, was am wenigsten rational ist - dem rein qualitativen Sein in der „Wissenschaft der Logik" - und gelangt mit der Philosophie in der dritten Sphäre der „Philosophie des Geistes" zu einer maximalen Rationalität. Je weiter man in der systematischen Entwicklung vorangeht, desto weniger vorausgesetzt und somit immer selbstgegründeter werden die Bestimmungen der Objekte.

II. Was ist Natur ?

A. Natur als „Außersichsein"

Wie definiert Hegel die Natur ? Im Gegensatz zur Logik als der reinen Form der Wahrheit und zum Geist als der Sphäre der Vorstellungen scheint die Natur bei Hegel in erster Hinsicht auf das Materielle zu verweisen. Darf man sie aber ohne weiteres der „Materie" gleichsetzen, die beispielsweise bei Aristoteles metaphysisch charakterisiert wird, der Materie also als an sich unbestimmtem Substrat aller Bestimmungen[a] ? Wohl nicht, insofern als bei Hegel die Natur selbst mit einer Form versehen wird: Eben darum ist es übrigens möglich, sie zu

---

a Vgl. Met. Z 3, 1029 a 1-5.

erkennen. Zudem erscheint die Materie nicht unmittelbar in der Entwicklung der Natur, sondern ihr gehen rein formelle Momente voraus: Raum, Zeit, Ort und Bewegung. Demnach besteht bei Hegel der essentielle Charakter der Natur in der *Äußerlichkeit*. Die Natur ist nicht nur dem Geist, sondern auch sich selbst äußerlich:

> „Die Natur hat sich als die Idee in der Form des *Andersseins* ergeben. Da die Idee so als das Negative ihrer selbst oder sich *äußerlich* ist, so... die *Äußerlichkeit* macht die Bestimmung aus, in welcher sie als Natur ist."[a]

Schwierig ist aber zu präzisieren, was Hegel unter einer solchen Äußerlichkeit versteht. Die natürliche Wirklichkeit ist im Gegensatz zur Logik und zum Geist *wahrnehmbar*. Es ist jedoch in einer Hegelschen Perspektive unmöglich, einen Begriff in bezug auf die unmittelbare Erkenntnisform der Wahrnehmung adäquat zu charakterisieren. Wir müssen also einer anderen Spur folgen. In Hegels Auffassung der Natur spiegelt sich zum Teil das Erbe Descartes' wider, dem sich der Raum als „partes extra partes"[b] dargestellt hatte. Für ihn bildete die Ausdehnung (res extensa) das Attribut aller Körper, so daß jede natürliche Bestimmung nichts anderes ist als eine Änderung des Raums[c]. Bei Hegel ist jedoch der Raum nur ein Moment der Natur - wenn auch das erste. Letzten Endes scheint es möglich zu sein, die Äußerlichkeit metaphysisch als ein unwiderrufliches Zerstreutsein, als eine Existenz unter der Form der Vielfalt zu definieren. Die Natur erscheint also zusammengesetzt aus sowohl miteinander unverbundenen als auch in sich selbst zusammenhangslosen Dingen. Das essentielle Attribut der Natur ist also nicht die Ausdehnung, sondern die fehlende Einheit. Das Motto „partes extra partes" gilt bei Hegel somit nicht nur der Charakterisierung des Raumes, sondern der Natur im Allgemeinen.

In diesem Zusammenhang läßt sich auch eine Verbindung zwischen Leibniz und Hegel herstellen. Der Autor der Monadenlehre thematisierte bekanntlich zweierlei: einerseits, daß „dasjenige, was nicht wirklich *ein* Wesen ist, auch kein *Wesen* ist"[d], und andererseits, daß dasjenige, was wirklich einheitlich ist, nicht in Teile zerfällt[e]. Diese Thematik greift Hegel offensichtlich

---

a § 247, W. 9, 24.
b Brief an Morus vom 5. Februar 1649, AT V, 270.
c „La nature de la matière, ou du corps pris en général, ne consiste point en ce qu'il est une chose dure, ou pesante..., mais seulement en ce qu'il est une substance étendue en longueur, largeur et profondeur." (Principes de la philosophie, AT IX-2, II-4, 65). („Das Wesen der Materie bzw. des allgemein begriffenen Körpers besteht nicht darin, ein hartes oder schweres Ding zu sein, sondern bloß darin, daß es eine in Länge, Breite und Tiefe ausgedehnte Substanz ist.")
d „Ce qui n'est pas véritablement *un* être n'est pas non plus un *être*" (Brief an Arnauld vom 30. April 1687, in C.-I. Gerhardt: Die philosophischen Schriften von Gottfried Wilhelm Leibniz, Berlin, 1875-1890, II, 97.)
e Vgl. La Monadologie § 1.

wieder auf, zieht aber daraus den genau entgegengesetzten Schluß. Für ihn gibt es tatsächlich Wesen, die ohne Einheit sind, da sie Teile aufweisen - und zwar eben die natürlichen:

> « Die Idee ist konkret in sich, bei sich selbst, ist frei. In sofern sie aber in der Form des Außersichseins ist, hat die Idee konkreten Inhalt, fällt in das Wesen herunter auseinander zu sein, die Theile vereinzeln sich gegeneinander, es wird ein unendliches Nebeneinander. Alle Bestimmungen der Idee haben dann hier die Form daß jede für sich ist. »[a]

Eine solche Interpretation stößt aber auf zwei Schwierigkeiten: Einerseits scheint es in der Natur doch wahrhafte Einheiten zu geben: die „Körper" ; andererseits scheint sich auch der Geist in gewisser Hinsicht durch das Fehlen einer Einheit auszuzeichnen. Versuchen wir, auf beides eine Antwort zu suchen.

1. Eigentlich kann ein natürlicher Körper als ein Ganzes aus Teilen keine wirkliche Einheit, sondern nur eine Einheit „an sich" bilden. In der Natur wird die Einigung der verschiedenen Bestimmungen nämlich jedesmal nach dem Schema der schlechten Unendlichkeit durch eine unendliche Reihe wiederholter Vorgänge bewirkt. Ein Körper vereinigt sich ununterbrochen mit sich selbst und bildet nie im eigentlichen Sinne eine einzelne Totalität. Am besten läßt sich dies am Beispiel des tierischen Körpers als höchstentwickelte Äußerung der Natur zeigen, d.h. an derjenigen Struktur, die auf den ersten Blick die größte Einheit aufweist. Etwas merkwürdiges fällt hierbei auf: Weit davon entfernt, dem politischen Modell der gegenseitigen Anerkennung zu folgen, beschreibt Hegel die funktionale Zusammenarbeit der Gliedmaßen als einen Zustand des Kriegs aller gegen alle:

> „Das lebendige Thier bringt sich in sich selbst hervor und macht sich zum Mittel, durch das es sich produzirt. Es macht sich zum Objekt [,] hebt seine Glieder wieder auf, idealisirt diese Realität und produzirt sich so wieder. Jedes Glied ist feindlich gegen das Andere, jedes nährt sich vom Anderen, indem es sich selbst aufgibt. [...] Bei verhungerten Hunden hat man den Magen angefressen und theilweise verzehrt gefunden, so daß der Organismus sich selbst aufzehrt. Kein materieller Theil des Organischen ist beharrend, sie verzehren sich alle und werden nur ersetzt, nur die lebendige Form bleibt, das Materielle wird verzehrt. Nach 10 oder 15 Jahren haben wir selbst keinen Theil unseres jetzigen Materials mehr an uns."[b]

Kaum anders könnte ein Befund über das Verhältnis der Spezies innerhalb einer Gattung oder über das natürliche Verhältnis der Geschlechter oder über die

---

a G. 1, 82-83.
b Ebd., 2, 247.

Beziehung des Individuums zu sich selbst in der Krankheit oder im Phänomen des „Todes aus sich selbst" ausfallen. An die Stelle des Einklangs und des friedlichen Zusammenlebens tritt die Gewalt. Daß der Naturzustand als „bellum omnium contra omnes" für den Autor des „Naturrechts" einen irrelevanten Begriff in der Rechtssphäre darstellt[a], mag daran liegen, daß der Ort dieses Begriffs nur die Natursphäre sein kann.

2. Zweiter Einwand: Läßt sich ein solches Zerstreutsein nicht auch innerhalb des Geistes erkennen ? Man denke etwa an den „Kampf um die Anerkennung" oder an den akuten Widerspruch, der sich innerhalb der bürgerlichen Gesellschaft offenbart... Was spricht für die These einer grundsätzlichen Einheit des Geistes ? Zunächst ist offensichtlich, daß sich jene Gewalt, die unbestreitbar innerhalb des Geistes herrscht[b], keineswegs durch ein Fehlen jeglicher Regeln bzw. durch den *Krieg aller gegen alle* kennzeichnen läßt. Die Dialektik von Herr und Knecht ist beispielsweise kein „tierischer" Kampf, da sie den Regeln des Zweikampfs unterworfen ist. Ebenso wird die bürgerliche Gesellschaft *per definitionem* vom Recht regiert. Im selben Sinn gibt es bei Hegel anscheinend keine Denunzierung des potentiell „Unmenschlichen" am Menschen. Obwohl der Autor der „Philosophie des Geistes" keinesfalls der Verteidiger des Krieges ist, als den man ihn gerne hätte sehen wollen, sind die Formen des Konflikts im dritten Teil der Enzyklopädie von einer gewissen Harmonie geprägt.

Auf einer allgemeinen Ebene wird somit deutlich, daß jedes Moment des Geistes seinem Wesen nach streng einheitlich ist: „Diese Identität ist *absolute Negativität*, weil in der Natur der Begriff seine vollkommene äußerliche Objektivität hat, diese seine Entäußerung aber aufgehoben und er in dieser identisch mit sich geworden ist."[c] Eine bestimmte Figur des Geistes enthält zwar eine Reihe besonderer Bestimmungen, aber dabei handelt es sich, so Hegel, keineswegs um Teile, die als solche von außen verändert, ja dem Subjekt entrissen werden könnten. Nicht, daß der Geist - ähnlich wie Leibniz' Monade - „weder Tür noch Fenster" hätte. Aber in seinem Verhältnis zum Außen idealisiert der Geist den äußeren Einfluß und erklärt sich folglich faktisch aus sich selbst heraus:

„Würde z.B in das Gold eine andere spezifische Schwere gesetzt, als er hat, so müßte es als Gold untergehen. Der Geist aber hat die Kraft, sich im Widerspruche, folglich im Schmerz [...] zu erhalten."[d]

---

a Vgl. „Das Naturrecht" von 1801, W. 2, 444, wo Hegel den Naturzustand als „Phantasie" bezeichnet.

b Zum Thema der Gewalt bei Hegel vgl. Jean-François Kervégan: Politique, violence, philosophie, in: Lignes, Éditions Hazan, Paris, Nr. 25, Mai 1995, S. 57-69.

c „Enzyklopädie" von 1827, § 381, W. 10, 17.

d Ebd. § 382 Z., W. 10, 26-27.

Diese Bestimmung des Geistes läßt sich nun mit Descartes' Äußerung, es gebe in uns nur *eine* Seele, und diese Seele habe in sich keine Vielfalt von Teilen, sie sei zugleich wahrnehmend und vernünftig[a], vergleichen. Folgt man unserer Argumentation, lassen sich beide oben erwähnten Einwände aufheben. Während der Geist als ein Akt definiert werden kann, sich einheitlich zu erhalten, indem er ständig an besonderen Bestimmungen reicher wird, erscheint die Natur als diskrete Serie von einzelnen zusammenhanglosen Dingen. Eben darin besteht ihre Äußerlichkeit.

B. *Natur zwischen Logik und Geist*

In der Hegelschen Philosophie kann der grundsätzliche Aufbau jedes Prozesses vielleicht folgendermaßen zusammengefaßt werden. In einem ersten Moment erscheint etwas, was als Unmittelbares bloß formell ist. In einem zweiten Moment geht es um den Widerspruch von Vermittlung und Unmittelbarkeit, indem ein formelles Prinzip sich hier bemüht, das reell Gegebene zu unterwerfen, welches sich ursprünglich einer solchen Form entzogen hat. Das Prinzip strebt nach eigener Verwirklichung, das Reelle wiederum strebt nach Einklang mit seiner Bestimmung bzw. mit seinem Zweck - und zwar nach dem Schema der schlechten Unendlichkeit. In einem dritten Moment vollzieht sich schließlich die wahrhafte Einheit der Form und des Reellen, insofern als die erste das letzte gänzlich erklärt. Das Reelle ist in diesem Moment vollkommen vernünftig und somit wirklich. Bemerkenswert ist, daß Hegel gewissermaßen das Kantsche Motto der Kopernikanischen Wende übernimmt, insofern als jeder Prozeß im Übergang vom Primat der Objektivität - d.h. dem Realismus - zum Primat der Subjektivität - d.h. dem Idealismus - seine Entsprechung hat.

Nimmt man an, daß dieses Schema jeden Hegelschen Zyklus kennzeichnet, gilt dieses insbesondere für den Hauptzyklus Logik-Natur-Geist:

1. Im globalen Zusammenhang des enzyklopädischen Systems verweist die Logik auf die formelle Unmittelbarkeit, das heißt auf die von jeder Realisierung unabhängige Notwendigkeit in sich[b]. Wichtig ist hervorzuheben, daß sich nach Hegel der Inhalt der Logik nicht aus einer Abstraktion ergibt, die der

---

a „Il n'y a en nous qu'une seule âme, et cette âme n'a en soi aucune diversité de parties: la même qui est sensitive est raisonnable et tous ses appétits sont des volontés" (Les Passions de l'âme, Art. 47. AT 11, 364)

b Vgl. etwa den Zusatz zu § 24 der „Enzyklopädie", W. 8, 84: „In der Logik haben wir es mit dem reinen Gedanken oder den reinen Denkbestimmungen zu tun. Beim Gedanken im gewöhnlichen Sinn stellen wir uns immer etwas vor, was nicht bloß reiner Gedanke ist, denn man meint ein Gedachtes damit, dessen Inhalt ein Empirisches ist. In der Logik werden die Gedanken so gefaßt, daß sie keinen anderen Inhalt haben als einen dem Denken selbst angehörigen und durch dasselbe hervorgebrachten. So sind die Gedanken *reine* Gedanken."

Philosoph aufgrund seiner Beobachtung der Wirklichkeit vollzieht. Vielmehr existiert die Logik an und für sich. Sie ist allerdings keine Hinterwelt, kein „Himmel der Ideen", sondern ein *Moment*, das heißt ein selbständiges Ganzes[a]. 2. Natur verweist wiederum auf die nach dem Schema der schlechten Unendlichkeit durch eine formelle Vermittlung bestimmte Äußerlichkeit. Kurz gesagt, besteht sie aus dem Widerspruch von Innerlichkeit und Äußerlichkeit. Nehmen wir aus der Physik das Beispiel der spezifischen Schwere (Verhältnis von Masse zu Volumen):

> „Die specifische Dichtigkeit ist die einfache Grundbestimmung der Individualität, des Insichseins, der abstrakte Erweis des Insichseins gegen [den] des Außersichseins, eine Centralität der Körper in sich selbst, verschieden von der des Raums, der Schwere überhaupt."[b]

Der Widerspruch liegt hier darin, daß strenggenommen die spezifische Schwere nicht das Wesen der betrachteten Materie ausmacht, auch wenn sie dessen Individuationsprinzip ist. Dazu müßte das formale Element, nämlich die spezifische Schwere, alle Bestimmtheiten des Dings entschlüsseln können, was, so Hegel, im Falle eines aus einander äußerlichen Teilen zusammengesetzten Objekts nicht stattfinden könne:

> „Dieß ist der Widerspruch der Natur, dieß Außereinandersein der Idee und der Realität. Der Begriff ist frei in dem was er begriffen, in der Realität der Natur ist er ein anderes, unfreies, unverdautes. In der Natur ist der Begriff nur ein Inneres. Der Begriff soll selbst die Realität sein, in der Natur ist er aber nur eine Seite, die andere ist die Seite des Äußerlichen und daher ist er endlich."[c]

> „Alle Existenz, Sonnensystem pp ist Leib in dem die Seele wohnt, aber in einer Realität, die ihr einerseits angemessen, andererseits unangemessen ist, denn der Begriff manifestirt sich darin nicht als er selbst, nicht wie er ist. Diese Unangemessenheit ist die Ursache daß Alles auseinanderfällt, was in der Wahrheit des Begriffs zusammenhängt, dieserhalb hat die Natur keine Freiheit, sondern nur Zufälligkeit."[d]

3. Schließlich ist der Geist das adäquate Verhältnis von Innerlichkeit und Äußerlichkeit. Eben dadurch wird er zur Manifestation seiner selbst, da die

---

a Dagegen haben wir es hier mit einem der (seltenen) Motive der Kritik an der aristotelischen Lehre zu tun. Nach Hegel hat bei Aritoteles „die Weise dieses Erkennens [die Logik] ... bloß eine subjektive Bedeutung; das Urteil, der Schluß ist nicht Urteil, nicht Schluß der Dinge selbst." (W. 19, 238)
b G. 2, 5-6.
c Ebd. 1, 92-93.
d Ebd. 1, 93-94.

Äußerlichkeit nichts anderes ist als die Äußerung der Sache selbst[a]. Während sich die Logik auf eine abstrakte Innerlichkeit beschränkt, da jene mit einem nur formellen Inhalt versehen ist, besteht der Geist in einem Prozeß der Idealisierung von Äußerlichkeit. In anderen Worten wird jene Äußerlichkeit von der Allgemeinheit der Form völlig eingenommen:

> „In dem Geiste ist der Begriff sich selber Gegenstand. Ich weiß von mir, ich ist der Begriff, ich hat einen Gegenstand, der bin aber ich selber. Was ich innerlich bin, bin ich hier auch äußerlich in der Weise der Existenz. Dieß ist so in jeder Anschauung, indem ich mir einen Gegenstand vorstelle ist er auch in mir und so ist dieß in mir Qualität, ich habe mich in jeder Anschauung, ich bin meine Realität, bin für mich, so ist der Begriff für sich. In der Natur ist er auch, er ist das Centrum, aber Centrum und Peripherie, Realität des Begriffs sind verschieden."[b]

Zwei Elemente müssen also zusammen gedacht werden: Einerseits birgt der Geist ein Moment der Äußerlichkeit in sich, andererseits wird dieses Moment vollkommen aufgehoben. Dies unterstreicht Hegel im besonderen Fall der empfindenden Seele:

> „Sowenig die *Mannigfaltigkeit* der vielen *Vorstellungen* ein Außereinander und reale Vielheit in dem Ich begründet, so wenig hat das reale Auseinander der Leiblichkeit eine Wahrheit für die fühlende Seele. Empfindend ist sie *unmittelbar* bestimmt, also natürlich und leiblich, aber das Außereinander und die sinnliche Mannigfaltigkeit dieses Leiblichen gilt der Seele ebensowenig als dem Begriffe als etwas Reales und darum nicht für eine Schranke."[c]

Man kann also den Prozeß des Geistes als immer gründlichere Aufhebung der gegebenen Äußerlichkeit verstehen. Dieser Punkt wird überzeugend von Jean-François Kervégan hervorgehoben: Eben im geistigen Aufhebungsprozeß der Natur bleibt die Natürlichkeit immer noch vorhanden; dennoch ist dieses Vorhandensein nicht als Wiederholung der Natur, sondern als Neuschöpfung zu deuten[d].

---

a Dabei folgen wir der Interpretation Bernard Bourgeois'. Vgl. inbes. die Einleitung seiner Übersetzung der „Philosophie des Geistes", Op. cit. S. 27-28. § 411 der „Enzyklopädie"-Ausgabe von 1827-1830 ist in dieser Hinsicht charakteristisch: „Diese Äußerlichkeit stellt nicht sich vor, sondern die Seele, und ist deren *Zeichen*. Die Seele ist als diese Identität des Inneren mit dem Äußeren, das jenem unterworfen ist, *wirklich*; sie hat an ihrer Leiblichkeit ihre freie Gestalt, in der sie *sich* fühlt und *sich* zu fühlen gibt." (W. 10, 192)

b G. 1, 91-92.

c „Enzyklopädie" von 1827-1830, § 403 A., W. 10, 123.

d „L'esprit au sens hégélien est constitué par la médiation de son autre. C'est pourquoi les principaux moments du procès de l'esprit, du moins de l'esprit subjectif et objectif fini, attestent la présence de la naturalité au sein du mouvement qui en assure la relève. Mais cette présence est une recréation, et non la répétition de ce que la nature est dans son opposition unilatérale à la sphère spirituelle." Aus: Toute vraie philosophie est un idéalisme, in: Futur antérieur, Paris 1996, S. 18.

Letztendlich ist die Sequenz Logik-Natur-Geist verstehbar als eine Folge von 1. Bedeutung, 2. widersprüchlichem Verhältnis von Bedeutung und Äußerlichkeit und schließlich 3. Äußerung der Bedeutung.

C. *Natur als Rätsel und Problem*

Die Schwierigkeit des Vorstehenden ist, die Natur zu denken als unaufgelösten Widerspruch, der jedoch eine Bedeutung - bzw. genauer: eine erkennbare Essenz - besitzt.

1. „Die Natur ist *an sich*, in der Idee göttlich, aber wie sie *ist*, entspricht ihr Sein ihrem Begriffe nicht; sie ist vielmehr der *unaufgelöste Widerspruch.*"[a] Hegels abfällige Bemerkungen über die Natur sind bekannt, insbesondere daß er sich die herkömmlichen Bezeichnungen der Natur als non-ens oder als „Abfall der Idee"[b] zu eigen macht. Wir schlagen hier eine Interpretation dieses „ontologischen Katastrophismus" vor.

Der Widerspruch der Natur liegt nach Hegel darin, daß diese ihrem Begriff inadäquat ist. Wie schon gezeigt, verwirklicht jedes besondere Moment im *Geist* das Allgemeine - d.h. seinen Begriff - im Einzelnen. Dagegen sind die natürlichen Individuen nicht konkret einzeln, sondern ihrer *abstrakten Eigenart* überlassen, denn sie stellen die erste, nicht die unendliche Negation des Begriffs dar. Um ein oben angeführtes Beispiel wieder aufzunehmen: Der Krieger im „Kampf um Anerkennung", was sein Schicksal auch immer sein sollte, Herr oder Knecht, ist sich seiner selbst bewußt. Ebenso offenbart jede historische Kultur in sich selbst den Weltgeist. Im Gegensatz dazu repräsentiert in der Sphäre der Natur der Augenblick als ein Zeit*atom* das genaue Gegenteil der Zeit als Ewigkeit. Gleichermaßen besitzen physische Körper, wie etwa Luft oder Feuer, nicht jene Allgemeingültigkeit, die sie als die konkreten Vertreter des physischen Körpers *im allgemeinen* erscheinen ließen. Sie sind im Gegenteil exklusiv. Führen wir ein drittes Beispiel an. Jede Tierart wird auf einen spezifischen Unterschied zurückgeführt und bedeutet somit ein Verbergen der Gattung, die wiederum nichts anderes ist als die Integration aller möglichen Unterschiede. Was also für jedes Moment der Natur gilt, gilt auch für die Natur im allgemeinen. Der grundsätzliche Widerspruch, welcher der zweiten Sphäre der Enzyklopädie zugrunde liegt, besteht darin, daß die Natur *nicht als wirkliches Ganzes existiert.* Sie ist in abstrakte Momente unwiderruflich zerstreut, von denen jedes durch eine „Besonderheit", durch einen gespalteten Charakter gekennzeichnet wird.

In den Fußnoten fügt der Autor hinzu: « La naturalité n'est pas absente de l'esprit absolu, qui ne serait pas conforme à son concept s'il comportait et excluait de soi une altérité."
a W. 9, 27-28.
b Ebd.

2. Heißt das nun, Natur ist ein Chaos ? Oder entspricht sie einer Essenz ? Genaugenommen trifft das zweite zu. Ein Augenblick bildet zum Beispiel zwar eine inadäquate, nichtsdestoweniger aber auch reelle Vereinzelung des Begriffs Zeit. Deshalb ist es möglich, die zwei folgenden Aussagen zusammen zu denken: Einerseits gibt es eine Essenz der Natur, andererseits ist die Natur ihrer Essenz aber inadäquat. Wenn der erste Satz übrigens nicht verifiziert wäre, würde der zweite jede Bedeutung einbüßen.

Bekanntlich bezeichnet die Wahrheit in Hegels Augen die Übereinstimmung einer Sache mit dem ihr eigenen Begriff. In der Natur haben wir es also durch und durch mit einer Ontologie des Falschen zu tun. Nun kann es in Hegels Perspektive Falschheit nur im Verhältnis zu einer vorausgesetzten Wahrheit geben. Eben dieses Verhältnis zum eigenen Begriff unterscheidet das Falsche vom bloß Irrationalen. Letzten Endes ist die Natur deshalb ein unaufgelöster Widerspruch, weil sie ihrer Essenz nicht entspricht, diese jedoch gewissermaßen ihre „regulative Idee" ausmacht.

Nehmen wir als entgegengesetztes Beispiel die Art und Weise vor, mit der Hegel im ersten Abschnitt des subjektiven Geistes den „Rassenunterschied" und die „Verrücktheit" einführt. In seinen Augen ist der Rassenunterschied zweifellos eine Wirklichkeit, die aber keineswegs die Tatsache entkräften kann, daß jedes menschliche Individuum *absolut* Mensch ist, welcher „Rasse" es auch sei. Ebenso empfiehlt er eine „menschliche, d.i. ebenso wohlwollende als vernünftige Behandlung"[a] der Wahnsinnigen. Allerdings stützt sich diese Forderung nicht nur auf eine eventuelle Philanthropie des Philosophen, sondern vor allem auf das metaphysische Postulat, der „Verrückte" als solcher büße sein Mensch-Sein keineswegs ein[b].

In dieser Hinsicht scheint es interessant, die äußere Natur mit jener „zweiten Natur" zu vergleichen, die der objektive Geist darstellt. Im ersten Falle handelt es sich um sich selbst äußerliche Individuen. Im zweiten verwirklicht sich der Wille in Institutionen, welche die Objektivierung der Freiheit verfolgen. Dabei ist auffällig, daß wir es in beiden Fällen mit einer Struktur der schlechten Unendlichkeit zu tun haben. Zum Beispiel verwirklicht keine menschliche Tat allein das Gute. Oder: Es gibt keine „totale" historische Kultur, sondern notwendigerweise eine diskrete Serie besonderer Staaten. Es fällt also auf, daß die Natur bloß einen besonderen Fall des Widerspruchs von Vermittlung und Un-

---

a W. 10, 163.
b Zur Frage eines eventuellen Rassismus bei Hegel siehe Bernard Bourgeois: Études hégéliennes. PUF, Paris 1992, S. 262-265.

mittelbarkeit darstellt - eines Widerspruchs, der jedes reflexive bzw. „dialektische" Moment des Systems charakterisiert.

Während aber die Natur auf die inadäquate Selbstverwirklichung des Begriffs verweist, besteht der objektive Geist hingegen in dessen „wahrer" Selbstverwirklichung. Zum Beispiel ist das Eigentum bei Hegel, ob es auf Ergreifung, Vertrag oder auf gerichtlicher Entscheidung beruht, *per se* legitim. Ebenso gelten die Rechte und Pflichten, die innerhalb der Familie bestehen, an und für sich. Nur die Natur bleibt unaufgelöster Widerspruch. Die zweite Sphäre des enzyklopädischen Systems zeichnet sich also dadurch aus, daß sie nicht nur das wiederholte Erscheinen einer unbestimmten Reihe begrenzter Momente darstellt, sondern auch und auf spezifische Weise die Nicht-Übereinstimmung des Reellen mit seinem Begriff.

D. Gibt es einen „Fortschritt" innerhalb der Natur ?

Im § 249 der „Enzyklopädie" von 1827-1830 charakterisiert Hegel die Natur als ein System von Stufen. Es läßt sich feststellen, daß die betrachteten Momente allmählich an ontologischem Gewicht gewinnen. Um sich davon zu überzeugen, braucht man nur die mechanischen Körper bzw. Systeme mit den organischen Körpern bzw. Systemen zu vergleichen. Auf einer ersten Ebene tritt eine Anreicherung an Bestimmungen auf, da die mechanischen Momente in der identischen Wiederholung der Raum- und Zeitpunkte bestehen oder durch eine immer gleich bleibende Materie gekennzeichnet werden, während sich die organischen Körper wiederum in Glieder zerteilen, die eine unterschiedliche Beschaffenheit und unterschiedliche Funktionen aufweisen. Dennoch geht diese Bewegung der inneren Differenzierung mit der Bewegung einer Vereinigung mit sich selbst einher. Während sich die mechanische Sphäre durch Diskontinuität - der Raum- und Zeitpunkte oder der Himmelskörper des Sonnensystems - auszeichnet, stellt sich der Organismus als ein kontinuierliches Ganzes dar. Widersprechen sich diese beiden Bewegungen ? Im Gegenteil, sie wirken zusammen, indem man von einer durch Wiederholung und Diskontinuität gekennzeichneten *formalen* Identität und Differenzierung zu einer durch funktionale Einheit und Zumessung der Funktionen gekennzeichneten *konkreten* Identität und Differenzierung übergeht. Die Differenzierung ist in der Mechanik bloß äußerlich und somit quantitativ, während sie in der organischen Physik verinnerlicht und folglich qualitativ ist. Ebenso bedeutet die Identität ursprünglich nur die einfache Gleichheit und wird erst in der organischen Physik zum Individuationsprinzip.

In einem der „Zusätze" zur „Philosophie des Geistes" kommentiert Hegel den Fortschritt in der Natur folgendermaßen:

„Die Naturphilosophie lehrt uns, wie die Natur ihre Äußerlichkeit stufenweise aufhebt, wie die Materie schon durch die *Schwere* die Selbständigkeit des Einzelnen, Vielen widerlegt und wie diese durch die Schwere und noch mehr durch das untrennbare, einfache *Licht* begonnene Widerlegung durch das tierische Leben, durch das Empfindende vollendet wird, da dieses uns die Allgegenwart der einen Seele in allen Punkten ihrer Leiblichkeit, somit das Aufgehobensein des Außereinander der Materie offenbart. Indem so alles Materielle durch den in der Natur wirkenden an sich seienden Geist aufgehoben wird und diese Aufhebung in der Substanz der *Seele* sich vollendet, tritt die Seele als die Idealität *alles* Materiellen, als *alle* Immaterialität hervor, so daß alles, was Materie heißt, sosehr es der Vorstellung Selbständigkeit vorgespielt, als ein gegen den Geist Unselbständiges erkannt wird.[a]

Vielleicht sollten wir darauf etwas näher eingehen. In Hegels Augen legt der Organismus eine größere Rationalität an den Tag als jedes mechanische System:

„Im Leben ist Wahrheit, ist höhere Wahrheit als in der Natur, in der Sonne und den Sternen, es ist Idee, Einheit der Existenz und des Begriffs. Daß der Begriff selbst Existenz hat, das ist das Wahre, das Leben.“[b]

Dies ist ein erstaunlicher Standpunkt, wenn man bedenkt, daß vom 17. Jahrhundert an dem mathematischen Denken die Funktion eines rationalen Modells zugewiesen wurde, und daß die Mathematik zu Hegels Zeit hauptsächlich als Mechanik und nur in einem geringeren Maße als Physik und Chemie betrieben wurde. Was ist Hegels Argument? Sind die mechanischen Phänomene auch ein unbestreitbarer Anlaß zum Rechnen und also zur Prognose, so entschlüsseln sie sich doch keineswegs selbst: Sie sind nicht selbsterklärend. Wie wir es in der Übersicht über die Naturphilosophie noch näher darlegen werden, ist die Mechanik die Sphäre der Voraussetzung. Im Gegensatz dazu bildet die organische Physik in einem in der Natur höchst möglichen Grad die Sphäre der Selbsterklärung, da sie die Gründe der eigenen Bestimmungen in sich birgt.

Vom Anfang bis zum Ende des zweiten Teils der Enzyklopädie bleibt das Element des Widerspruchs zwischen Innerlichkeit und Äußerlichkeit bestehen. Die Natur hebt sich nicht in sich selbst als Natur auf, sondern ihr eigener Widerspruch spitzt sich vielmehr im gleichen Maße zu, wie die dem eigenen Begriff inadäquaten Elemente an Substantialität und an Subjektivität gewinnen. Die Natur geht nämlich von einem bloß formellen Widerspruch - der Äußerlichkeit des Raums - zu einem absoluten Widerspruch über: dem „Tod des Individuums aus sich selbst". Eben dieses Absolutwerden des Widerspruchs macht den Übergang zur dritten Sphäre der Enzyklopädie aus - der des Geistes. Wir finden hier das von

---

a Zusatz zu § 389, W. 10, 47.
b G. 2, 169-170.

Hegel so oft Geäußerte wieder: Erst dann, wenn das größtmöglich Schlechte erreicht sei, könne der Übergang zum Guten stattfinden[a].

Hegel charakterisiert die Natur aber auch als *unmittelbar*. Dies bedeutet, daß sie nicht im Werden des Gleichen bzw. in der Entwicklung einer einzigen Entität bestehen kann, sondern daß sie sich aus einer diskreten Serie aller gleichzeitig erscheinenden, differenzierten Momente zusammensetzt. Die Natur ist ahistorisch. So lautet ein Hauptaxiom der Hegelschen Naturphilosophie, das insbesondere in den Polemiken gegen jeden evolutionären Gedanken entwickelt wird[b]. So ist anscheinend auch die Aussage zu verstehen, die verschiedenen Stufen der Natur erzeugten sich innerhalb dieser nicht „natürlich"[c]. Wäre dem nicht so, würde sich daraus ergeben, daß die Natur gewissermaßen identisch mechanisch, physisch und organisch ist. Nach Hegel ist aber die Natur wesensmäßig mannigfaltig.

E. Natur verwirklicht sich, indem sie ihre Eigenschaft aufopfert

Die Natur strebt danach, sich zu verallgemeinern. Dies jedoch auf negative Weise, das heißt indem sie ihre Eigenart abstrakt beseitigt. Ein solches Schema ist in der Naturphilosophie mit der Wiederaufnahme des aristotelischen Gedankens, die Spezies und nicht das Individuum verwirkliche die Essenz des Tieres[d], hervorragend zu beobachten. Bei Hegel besteht die Wirklichkeit des tierischen Organismus, als Prozeß der Gattung, darin, jedes einzelne Individuum sukzessive aufzuopfern. Während der Stagirit sich gewissermaßen darauf beschränkte, die Unfähigkeit des einzelnen Individuums festzustellen, seine spezifische Form vollkommen zu aktualisieren, dramatisiert der Autor der Enzyklopädie das Thema. Für ihn besteht der Prozeß der Verwirklichung des Begriffs in nichts anderem als im Töten eines jeden einzelnen seiner Vertreter.

Wie ist dies zu verstehen ? Indem das Besondere diejenige Instanz ist, die, weit davon entfernt, das Allgemeine zu manifestieren, es vielmehr verschleiert, kann der Sieg des Allgemeinen nur in der Zerstörung des Besonderen bestehen. Es läßt sich somit verstehen, daß das Verhältnis der Planeten zur Sonne die ewige Suche des Planeten nach seinem natürlichen Ort beinhaltet; daß die chemischen Körper in den Reaktionen, an denen sie teilhaben, zerstört werden; und daß die Mitglieder jeder Tiergattung ununterbrochen aufgeopfert werden. Die letzten

---

a Vgl. etwa „Die Phänomenologie des Geistes" W. 3, 257: „Erst das ganz Schlechte hat die unmittelbare Notwendigkeit an sich, sich zu verkehren."

b Vgl. G. 1, 104-117. Dazu auch Wolfgang Bonsiepen: Hegels kritische Auseinandersetzung mit der zeitgenössischen Evolutionstheorie, in: Hegels Philosophie der Natur, Op. cit., S. 151-176.

c W 9, 31.

d Vgl. Aristoteles: De An. II, 4, 415 b.

Momente der Natur (die Krankheit und der „Tod des Individuums aus sich selbst") bilden tatsächlich - da sie der Logik des Scheiterns entsprechen, welche die zweite Sphäre der Enzyklopädie durchzieht, und darüber hinaus dieses Schema zuspitzen - die wahrhafteste Vollendung der Natur.

III. Inhaltsübersicht

Wie ist der Übergang von einer Natursphäre zur anderen zu verstehen ? Die Strukturentwicklung scheint folgende zu sein: 1. In der Mechanik wird das Objekt nicht durch innere Eigenschaften, sondern bloß durch oberflächliche Charakteristika gekennzeichnet, die darüber hinaus variabel sind: räumliche und zeitliche Lokalisation, Bewegung, Masse... 2. In der Physik hingegen ist das Objekt individualisiert: Es besitzt wesensmäßige Attribute, die es von jedem anderen unterscheiden. Jedoch bleibt diese Individuation eine einfache. Zum Beispiel unterscheidet sich zwar das Gold vom Silber, aber weder das eine noch das andere sind aus differenzierten Teilen zusammengesetzt. Außerdem ist der physische Körper hier ein besonderer. Ein Metall ist entweder Gold oder Silber oder Kupfer usw., aber es gibt keinen „totalen" physischen Körper, der die Eigenschaften aller existierenden Metalle integriert. 3. In der organischen Physik wird schließlich ein Ding systematisch innerlich gegliedert. Der tierische Körper setzt sich so aus einer Reihe von Gliedern zusammen, die, nach Hegel, auf alle möglichen organischen Funktionen hinweisen. Deshalb bleibt sich ein solcher Körper sogar in seiner Evolution selbst gleich. Z.B. wird die Säure, ein physischer Körper, dagegen neutral, so wie das Wasser verdunstet. Das Tier wiederum ist zum Wachstum und zur Änderung fähig, ohne dabei seine ursprüngliche Einheit zu verlieren. Im Kampf mit einem *aliud* kann es dieses vielmehr verschlingen und sein eigenes Sein aus dieser fremden Materie beziehen. Typischerweise besteht die Ernährung bei Pflanze wie Tier in einer Verwandlung des Anorganischen in Organisches.

Man kann den Strukturwandel der Natur bei Hegel auch aus einer präziseren Perspektive betrachten. 1. Für Hegel ist das *mechanische* Objekt vorausgesetzt. Gewissermaßen war es immer schon so, wie es ist: Seine Bestimmungen bleiben unerklärt. 2. Der *physische* Körper hingegen ist gesetzt, da er den Grund für seine Bestimmungen nach außen trägt. Die Verwirklichung seines Wesens wird gleichwohl immer von einem *aliud* bedingt. 3. Beim *organischen* Körper haben wir es schließlich mit einer selbständigen Instanz innerhalb der Natur zu tun, welche die eigenen Bestimmungen erklärt. Der Schlüsselbegriff der organischen Physik ist deshalb auch die Fortpflanzung, sei es nun auf der Ebene des Individuums oder der Art. Das Phänomen der Pfropfung bestätigt beispielsweise *a contrario* die Selbständigkeit des Organismus[a]. Nach Hegel erklärt sich seine Bestimmung von selbst, so daß der Grund z.B. für die verschiedenen Charakteristika einer Pflanze in ihr selbst und nicht in ihrer Umwelt liegt.

Letztlich stellt man fest, daß der Prozeß der Natur in der Erscheinung immer selbstbestimmterer und selbsterklärenderer, d.h. vernünftigerer, Objekte besteht, die ihrer Umwelt gegenüber folglich eine immer größere Selbständigkeit und Macht besitzen. Jedoch vermögen sie nie, den sie definierenden Widerspruch zu überwinden: die Inadäquation ihrer Form als Einheitsprinzip und ihrer Materie als Äußerlichkeitsprinzip.

A. Die Mechanik[b]

Die Bestimmungen des mechanischen Objekts, also seine räumlichzeitlichen Koordinaten, seine Bewegung, seine Masse usw., sind *unmittelbar* in dem Sinne, daß sie weder der Verwirklichung eines Wesens (Physik) noch eines inneren Zieles (organische Physik) entsprechen. Wie haben es aber wohlgemerkt keineswegs mit einer unbestimmten Materie zu tun. In diesem Zusammenhang folgt Hegel der aristotelischen Lehre[c]. Weiterhin befaßt sich das erste Moment der Mechanik mit reiner Idealität, mit Raum und Zeit, mit Ort und Bewegung. Zwar handelt es sich dabei nicht um subjektive Bestimmungen: Hegel verwirft ohne Zögern Kants Auffassung von Raum und Zeit als Formen a priori der Anschauung[d]. Bemerkenswert ist aber, daß die Natur bei Hegel nicht mit der Realität, sondern mit der Idealität[e] beginnt - einer Idealität, das jedoch im Gegensatz zu demjenigen, welches die reine Logik charakterisiert, sich selbst äußerlich ist.

a) Raum und Zeit

Hegels Leistung ist es, die Bestimmungen zur Würde von Momenten zu erheben und jede als ein selbständiges Ganzes zu setzen. Zwar genießen die Bestandteile der ersten Sphäre der Mechanik keineswegs den Status einer

---

a G. 2, 203: „Hier ist dann der Stamm blos der Boden für die fremde Knospe, die ihrer Art, Partikularität nach, selbstständig bleibt und ihre eigenthümlichen Früchte trägt. Zwiebelgewächse vervielfältigen sich so, daß sie sich in sich theilen oder kleine Zwiebeln treiben."

b Zum Kommentar des gesamten Moments vgl. Antonio Moretto: La dottrina dello spazio e del tempo e la meccanica nella Filosofia della natura, in: Filosofia e scienze filosofiche nell'"Enciclopedia" hegeliana del 1817, a cura di F. Chiereghin, Quaderni di Verifiche, 6, Trento, 1995, p. 249-336.

c Vgl. De Gen. et Corr., II, 1, 329 a 5 f.

d Vgl. G. 1, 136-137.

e W. 9, 57: „Es ist nur die Gedankenlosigkeit der Vorstellung und des Verstandes daran schuld, wenn für sie aus dieser Vertauschbarkeit beider [der Idealität und der Realität] ihre Identität nicht hervorgeht."

Substanz, da sie bloß abstrakte Formen sind. Dabei haben bei Hegel Raum, Zeit usw. auch keinen bloß prädikativen Status, in dem Sinne etwa, daß es nur in die Zeit eingeschriebene Dinge gäbe. Vielmehr existieren diese ursprünglichen Bestimmungen unabhängig von den Körpern, die in den folgenden Momenten der Mechanik thematisiert werden. Einmal ist keinmal: Hegel scheint sich hier an die Seite Newtons zu schlagen, für den es bekanntlich sowohl einen absoluten Raum wie auch eine absolute Zeit gibt[a].

Das erste Moment der Mechanik behandelt *per definitionem* unmittelbare Gegenstände, d.h. solche, die jedesmal aus atomisierten Elementen bestehen: Raum- und Zeitpunkte, raumzeitliche Stelle des Körpers. Präziser gesagt haben wir es zunächst mit einer statischen Serie von Raumpunkten, dann mit einer prozeßhaften Serie von Zeitpunkten[b] und schließlich mit dem Prozeß einer gleich bleibenden Unmittelbarkeit zu tun: dem Ort in Bewegung.

b) Endliche Mechanik

Sind die Elemente der ersten Sphäre der Mechanik gegen sich selbst und jedes andere Element gleichgültig, so definieren sich die endlichen mechanischen Körper hingegen, so Hegel, durch ihre Reflexion in sich und durch ihr negatives Verhältnis zum Anderen: „Materie ist das erste Reale, Realität. Realität heißt das daseiende Fürsichsein, sie ist nicht nur abstraktes Sein, sondern sie ist für sich mit Ausschluß der Anderen."[c] Die Beziehung der Materie zu sich entspricht der Anziehung, während sich ihre Beziehung zum Anderen als Abstoßung äußert. Der Autor der Enzyklopädie feiert Kant, in den „Metaphysischen Anfangsgründen der Naturwissenschaft"[d] diesen Gegensatz erkannt und dadurch das Verständnis der Materie erneuert zu haben. Es ist jedoch wichtig zu betonen, daß die Verbindung dieser zwei Momente für den endlichen mechanischen Körper einen Widerspruch darstellt, der als solcher von den Effekten der endlichen Mechanik zeugt. Zum Beispiel bedeutet Trägheit vor allem, daß der Körper nur von einer äußeren Ursache in Bewegung gesetzt werden kann: „Hier gehen wir davon aus, daß die Materie träge ist, daß sie sich bewegt, daß die Bewegung aber ihr von außen

---

a Vgl. Newton: Philosophiae Naturalis Principia Mathematica. London 1687. Wir machen darauf aufmerksam, daß die Begriffe, die im ersten Scholion vorkommen: Zeit, Raum, Ort und Bewegung, den ersten Abschnitt der Hegelschen Naturphilosophie entsprechen.

b Vgl. dazu die hervorragende Analyse von Christophe Bouton: Temps et Négativité, in: Temps et Esprit dans la philosophie de Hegel, Dissertation an der Université de Poitiers unter der Leitung von Prof. Jean-Louis Vieillard-Baron, S. 398-414.

c G, 1, 164.

d Vgl. Kant: Metaphysische Anfangsgründe der Naturwissenschaft. Riga 1786, Ak IV, 496 f. Zur Kantschen „Dynamik" vgl. Wolfgang Bonsiepens Kommentar in: Die Begründung einer Naturphilosophie bei Kant, Schelling, Fries und Hegel. Vittorio Klostermann, Frankfurt a.M. 1997, S. 80-85.

kommt, durch andere Materie die sich ebenfalls bewegt."[a] Um ein anderes Beispiel zu nennen: In der Fallbewegung haben wir es mit einer spontanen, weil von der eigenen Schwere des Körpers verursachten, Bewegung zu tun, die aber auch auf das äußere Zentrum des Objekts gerichtet ist. Der freie Fall ist also eine nur relativ freie Bewegung. In der endlichen Mechanik vollzieht sich ein Prozeß, in dessen Verlauf der materielle Körper danach strebt, die Ursache seiner Bewegung zu integrieren; ein Prozeß, der jedoch niemals zur Vollendung kommt.

c) **Absolute Mechanik**

Während es in den vorangehenden zwei Momenten um eine Reihe atomisierter Idealitäten bzw. um materielle Körper ohne wahrhafte Interaktionsgesetze ging, kommt nun mit dem Sonnensystem ein System zum Vorschein, das als solches eine einzige Totalität bildet. Bleiben sich die Bestandteile dieses Ganzen - Sonne, Planeten und deren Trabanten - auch gegenseitig äußerlich, so verbindet sie dennoch ein Interaktionsgesetz. Dieses ist die allgemeine Gravitation, nach der die Körper frei zu ihrem Zentrum streben. Dadurch beziehen sie sich nicht mehr auf ein *aliud*, sondern auf sich selbst.

Ein vernünftiges System bezeichnet bei Hegel strenggenommen ein in sich differenziertes Objekt, das darüber hinaus noch von den eigenen Bestimmungen zeugt. Im ersten Moment der Mechanik waren die Bestimmungen unmittelbar und somit ungegründet. Im zweiten Moment waren sie zwar verständlich, aber jedesmal von einem *aliud* bedingt. Im dritten Moment schließlich ist das Sonnensystem einerseits selbständig, insofern als kein äußerer Faktor Einfluß auf es hat, andererseits ist nach Hegel der Grund für die Bewegung der Himmelskörper an sich verständlich. Für ihn reicht es nämlich, diese Bewegung zu beobachten, um sie zu verstehen. Keplers Verdienst beschränkte sich paradoxerweise darauf, „daß er für die empirischen Data ihren *allgemeinen* Ausdruck gefunden hat"[b]. Dies ist übrigens eines der Argumente in der anti-newtonschen Kritik, die Hegel zugunsten Keplers führt. In den Augen des Philosophen habe sich der deutsche Astronom damit begnügt, seine Beobachtungen über einen an sich verständlichen Gegenstand aufzuschreiben. Der Verfasser der „Principia" dagegen habe etwas, was er als nicht an sich verständlich voraussetzte, mit dem Werkzeug der Mathematik erklären wollen. Damit erwies er sich, so Hegel, als jemand, der von der „schlechtesten Metaphysik"[c] angesteckt war.

Dem heutigen Leser erscheint eine solche epistemologische Position merkwürdig, denn je umfangreicher unsere wissenschaftliche Bildung ist, desto größer wird unser Gefühl der Unwissenheit gegenüber der Natur. Für Hegel aber muß kein Schleier gelüftet werden, um zum Verständnis der Wirklichkeit zu gelangen:

---

a G. 1, 169.
b W. 9, 89.
c G. 1, 256.

„Das Gesetz der Bewegung ist vernünftig. Die anderen Unterschiede sind dadurch bestimmt, welche Stelle [sie] im Begriff einnehmen, und da ist dann der stehende, ruhende Körper der absolute Centralkörper, die zweiten, die das Centrum in sich aber auch außer sich haben, bewegen sich ihrem Begriffe nach, denn ihr Ort ist nicht absolut bestimmt."[a]

Diesem Zitat nach liegt die Unbeweglichkeit der Sonne daran, daß sie ihr Zentrum in sich selbst hat, während die Bewegung der anderen Himmelskörper auf die Äußerlichkeit ihres jeweiligen Zentrums zurückzuführen ist - ob dies nun im Falle der Planeten die Sonne oder im Falle der Trabanten und Kometen einer der Planeten ist. Da ein Himmelskörper nämlich sein Zentrum nicht in sich selbst hat, ist sein „Ort" zufällig und folglich in Bewegung[b]. Was die Umlaufbahn der Himmelskörper betrifft, so entspricht es der Vernunft, daß „die Bewegung im allgemeinen eine *in sich zurückkehrende*"[c] ist. Dadurch wird in Hegels Augen die Tatsache gerechtfertigt, daß sich Planeten und Trabanten auf zirkulären bzw. elliptischen Laufbahnen und *ad infinitum* bewegen.

Wir können nun die Bilanz des ersten Abschnitts der Naturphilosophie ziehen. Vom ersten bis zum dritten Moment bleibt die spezifische Eigenschaft der Mechanik eine gleiche, nämlich die Unmittelbarkeit und Oberflächlichkeit der Bestimmungen. Dennoch begegnen uns im ersten Moment („Raum und Zeit") einerseits bloß formale Elemente, andererseits ist deren Bestimmung (die räumliche Ordnung etc.) nur vorausgesetzt. Im dritten Moment (der „Absoluten Mechanik") hingegen sind einerseits die mechanischen Objekte als Himmelskörper nunmehr substantiell, andererseits werden ihre Bestimmungen, d.h. ihre Bewegungen, nicht mehr vorausgesetzt, sondern rational erklärt. Das Objekt gewinnt dabei sowohl an ontologischem Gehalt wie an Rationalität. Im Zusammenhang damit ist im ersten Moment die Begriffsform als Ordnung nicht separat vom Reellen denkbar, während im dritten das formale Prinzip (die Sonne als absoluter, zentraler Körper) zugleich substantiell und selbständig erscheint. Das dritte Moment erweist sich somit als dasjenige der Wirklichkeit, d.h. als die Verwirklichung der Mechanik an und für sich, die ursprünglich einen nur formalen und vorausgesetzten Status genoß.

B. Die Physik

Die Bestimmung des physischen Körpers ist nicht mehr äußerlich, sondern innerlich - dieser wird nicht mehr nur akzidentell, sondern durch eine Essenz

---

a Ebd., 1, 217.
b Vgl. Zusatz zu § 392 der „Enzyklopädie" von 1827-1830: „Die Gesetze der Bewegung der Planeten sind allein durch den Begriff des Raumes und Zeit bestimmt ; in den Planeten hat daher die absolut freie Bewegung ihre Wirklichkeit." (W. 10, 53)
c „Enzyklopädie" von 1827-1830, § 270, Anmerkung, W. 9, 89.

charakterisiert. Deshalb wird der Körper individualisiert, indem er sich von jedem anderen an sich unterscheidet. In der Sphäre der Physik erfolgt der Prozeß der Individualisierung allerdings nur in bezug auf ein Anderes: So zeichnet sich ein Körper durch wahrnehmbare Aspekte aus, seine Sichtbarkeit u.a. für etwas Anderes oder seine Härte (also seine Widerstandsfähigkeit gegen etwas Anderes) oder durch seine magnetischen oder elektrischen Eigenschaften... Ist die Bestimmung des Objekts im Gegensatz zur Mechanik nicht mehr nur formal, kann sie im Gegensatz zur organischen Physik auch nicht auf ein reines Verhältnis zu sich selbst verweisen.

Gleichermaßen ist die Bestimmung des physischen Körpers endlich, da sie eine besondere ist und sich jeder anderen möglichen Bestimmung verschließt. Was Wasser ist, ist nicht Luft, was sauer ist, ist nicht basisch usw. Eine solche Endlichkeit bedeutet, daß das Objekt sich nicht zu verändern vermag, ohne seine Essenz zu verlieren, ohne als solches zu verschwinden.

„Gold ist Gold, hat eine gewisse Schwere pp [,] diese Eigenschaften sind ausschließend, werden sie dem Gold genommen, so ist es nicht mehr. [...] Die Individualität ist gebunden an einzelne specifische Eigenschaften. Hier ist die qualitative Bestimmtheit noch identisch mit dem Fürsichsein, dieß ist noch nicht frei, der Körper ist deshalb wesentlich endlich. Es ist konkret, aber das Fürsichsein ist noch formell, indem es an ausschließende Eigenschaften gebunden ist."[a]

a) Physik der universellen Individualität

Ähnlich wie im ersten Moment der Mechanik betrachtet das erste Moment der Physik Serien abstrakter einzelner Bestimmungen: Licht und Dunkel, die Elemente (im aristotelischen Sinne) und die Wetterphänomene (etwa Regen, Wind). Ihre Individualität - denn darum geht es in der Physik - wird hier bloß vorausgesetzt, da sie unmittelbar angenommen wird und nicht das Ergebnis eines Prozesses ist. Folglich haben wir es mit nicht-substanziellen Gegenständen zu tun. Mit anderen Worten handelt es sich nicht um Objekte, sondern um Effekte: Erleuchten, Lüften, Verbrennen... Parallel dazu ist die Wirklichkeit dieser Gegenstände eine allgemeine: Das Licht etwa erleuchtet den ganzen Weltraum, die ursprünglichen „Elemente" üben überall ihren Effekt aus, das Wetter erstreckt sich über die ganze Erde. Hervorzuheben ist dabei, daß eine solche Allgemeinheit in Hegels Perspektive gleichbedeutend ist mit der Abstraktion, also mit einer entstehenden Wirklichkeit. Dagegen handelt es sich in den nächsten Momenten der Physik um Objekte, die ein begrenztes Wirkungsfeld besitzen (Physik der besonderen Individualität) und um solche, die danach streben, sich nur auf sich selbst zu beziehen (Physik der totalen Individualität).

Betrachten wir den Aufbau der „Physik der universellen Individualität" etwas näher. 1. Es handelt sich bei den Lichteffekten zunächst um die reine Mani-

---

a G. 1, 125-126.

festation des *aliud*. Das Problem ist hier ein nur theoretisches, da der Lichteffekt keine Änderung des *aliud* nach sich zieht. 2. Die Elemente wiederum haben einen praktischen, *reellen* Effekt. Wir haben oben gesehen, wie Hegel beispielsweise die Wirkung der Luft charakterisiert. 3. Für Hegel gibt es mehrere Licht- und Dunkel-quellen (Sterne, Planeten…) und jedes Element existiert in zerstreuter Form. Die atmosphärischen Phänomene dagegen sind Folgen eines einzigen Wetterzyklus, der sich auf die Erde bezieht: „Die [meteorologischen] Elemente sind unselbstständig [, sie] haben nur Sinn im Prozeß, ihr Sinn ist [,] erzeugt und wie-der reduzirt zu werden."[a]. Wenn auch der Wetterzyklus noch kein Objekt ist, so ist doch das Konkretwerden, der systematische Fortschritt, in der Physik der universellen Individualität unleugbar.

b) Physik der besonderen Individualität

Von der bloßen Erzeugung von Effekten geht Hegel nun zu den reellen Objekten über. Diesen aber ist wie in der endlichen Mechanik ein Widerspruch eigen, den sie zu überwinden versuchen. Es handelt sich um den Gegensatz zwischen ihrem formalen Prinzip, welches ihre Individualität definiert, und ihrer Materialität. In der endlichen Mechanik lag der Widerspruch der Materie darin, daß sie ihr Zentrum, also ihren natürlichen Ort, nicht in sich hatte. Das Objekt bemüht sich von diesem Moment an, gegen die Materie eine eigene Individualität zu behaupten.

> „Hier ist der Kampf der Individualität mit der Schwere, Specifikation der Schwere und dann Auflösung derselben, Meisterwerden der Materie über die Schwere. Das Letzte in dieser Sphäre ist dann die Individualität zur Existenz kommend, zwar nur zur abstrakten Existenz. Die zur Freiheit kommende Individualität hat die Schwere überwunden, Wärme, Licht pp."[b]

Strukturell ist der Unterschied zwischen dem ersten und zweiten Moment der Physik folgender: Was einst nur vorausgesetzt war, wird nun das Ergebnis eines Prozesses. Jedoch gelangt das besondere physische Objekt nie zu einer wahrhaften Individualität, in der die Form ihre Herrschaft über die Materie völlig behauptet.

Wie läßt sich die Entwicklung der „Physik der besonderen Individualität" präziser verstehen ?
1. Eine erste Etappe betrifft die spezifische Schwere, das Verhältnis also von Masse zu Volumen. Dieses Verhältnis ist das ideelle Element, es ist die innerhalb der Materie vorhandene individualisierende Form. Hegel führt hier das Beispiel

---

a Ebd., 1, 295.
b Ebd., 1, 232.

eines Pfundes Gold an, dessen Volumen neunzehnmal kleiner ist als das eines Pfundes Wasser. Und er ergänzt: „Nach der Schwere als solcher ist die Materie einander gleich, und nur als Masse verschieden, jetzt wird bei der specifischen Schwere der Unterschied qualitativ, Insichsein."[a]

2. Ein zweites Moment nennt Hegel „Kohäsion" und bezeichnet damit die Fähigkeit eines Dinges, gegen einen äußeren Stoß seine Form beizubehalten (Härte, Elastizität usw.).

3. Ein drittes Moment besteht in der klanglichen Enthüllung der Individualität des Objekts anläßlich eines äußeren Stoßes: „Das specifische Insichsein, verschieden von der Schwere erhält sich und thut sich kund im Klang."[b] In den Momenten 2 und 3 handelt es sich um die aktive Beziehung des Objekts zur äußeren Materie. Bemerkenswert ist ansonsten der Bedeutungsunterschied zwischen Licht (Physik der universellen Individualität) und Klang (Physik der besonderen Individualität). Für Hegel hat das Licht keinen eigenen Inhalt: Es ist reine Sichtbarkeit, es enthüllt nicht sich, sondern ein *aliud*. Dahingegen ist der Klang notwendig partikulär - zwischen dem Klang einer Orgel und dem einer Geige besteht wenig Gemeinsames, um Hegels Beispiele wieder aufzugreifen. Der Klang stellt die Individualität eines bestimmten Objekts dar, eine Individualität, die von Natur aus Selbstäußerung ist.

1) In einem letzten Moment schließlich, dem der Wärme, geht es um das aktive Verhältnis der individuellen Form zur eigenen Materie. Folgt man Hegel, so schadet die innere Wärme der materiellen Widerstandsfähigkeit des Objekts; als Flamme kann sie diese sogar zerstören:

„Die Wärme, Erhitzung ist Aufheben des specifischen Bestehens der Theile gegen einander, dieß geht fort bis zum Schmelzen, endlich bis zur einfachen Idealität dem Ausschlagen des Lichts."[c]

Die Wärme ist typisch für Prozesse, die an reflexiven Momenten des Systems stattfinden: Es handelt sich um eine abstrakte und somit zerstörerische oder zumindest auflösende Negation - auch wenn die Wärme des Objekts tatsächlich eine individualisierende Form ist. Dieses der Fallbewegung (in der endlichen Mechanik) strukturell verwandte Moment unterscheidet sich in gleicher Weise von der Himmelsmechanik. Der Fall bewirkt tendenziell die Beseitigung aller Unterschiede zwischen physikalischen Massen, indem diese gegeneinander prallen. Die absolute Mechanik hingegen organisiert durch die für sie charakteristischen Bewegungen systematisch die Unterschiede und einigt sie somit.

---

a Ebd., 2, 5.
b Ebd., 2, 17-18.
c Ebd., 2, 25-26.

c) Physik der totalen Individualität

Im dritten Moment erweitert das formale Prinzip seine Herrschaft auf den ganzen materiellen Körper. Wir haben es also mit der Aufhebung des Materiellen durch das Ideelle zu tun. Im Gegensatz zum vorigen Moment handelt es sich nicht mehr um den fruchtlosen Kampf zwischen einer relativ machtlosen Form und einer recht widersetzlichen Materie, sondern um eine systematische Totalität. Die „Physik der totalen Individualität" ist in der Natur das Strukturäquivalent von „absoluter Mechanik" und „tierischem Organismus". Eine solche systematische Einheit heißt einerseits, daß die Form selbständig ist und sich als solche offenbart, andererseits, daß sich die Materie der organisierenden Wirkung der Form fügt. In Hegels Worten:

> „Die Materie wird hier durch den Begriff dahin bestimmt als im[m]anente Form gegen die Schwere, die Materie ist unmittelbar so beschaffen daß sie die Form gewähren läßt. Wir haben nun freie Form und flüssige, durchdringbare Materie für sich, dieß ist die Totalität der Körperlichkeit. Der Uebergang zur Gestalt liegt nun darin, daß diese für sich existirende Form die sich auf sich beziehende Identität ist, das Andere ist die Materie welche auflösbar ist, diese existirt nur als das Allgemeine in sich nicht mehr Widerstrebende und daß so beides diese Identität ist, dieß macht die Einheit derselben aus."[a]

Besonders interessant erscheint hier die Allmacht des formalen Elements, das ein immanentes Moment des betrachteten Systems bildet - ähnlich wie die Sonne in der Mechanik der Sphären oder die tierische Seele im lebendigen Körper. Um ein entgegengesetztes Beispiel heranzuziehen: Das Individuationsprinzip ist in der Physik der besonderen Individualität paradoxerweise ein *aliud*. Und der von einem beliebigen Material hervorgebrachte Klang hängt zum Großteil von der Art und Weise ab, wie jenes beansprucht wurde. Ganz im Gegensatz dazu ist nun das formale Prinzip in der „Physik der totalen Individualität" ein inneres, es enthüllt sich adäquat von selbst. Dies ist der Fall für die Form eines Kristalls, für den Geschmack einer Substanz oder für die Eigenschaften eines chemischen Körpers.

Nicht übergangen werden kann dabei jedoch die Distanz zwischen dem letzten Moment der Physik und der organischen Physik. Letztere zeichnet sich, wie wir später sehen werden, durch die unendliche Abschließung des natürlichen Körpers auf sich selbst aus. Der Organismus zeugt von sich selbst und wird also in nichts von einem *aliud* bedingt. Wenngleich das Individuationsprinzip der „Physik der totalen Individualität" auch immanent und aktiv ist, bestätigen doch die betrachteten physischen Körper immer noch die für die zweite Natursphäre charakteristische Abstraktion, die Abhängigkeit also vom Anderen. Die Gestalt

---

a Ebd., 2, 37-38.

verweist auf die räumliche Form des Objekts und definiert sich sowohl von selbst als auch in bezug auf den Raum im allgemeinen. Ebenso resultiert das Moment der Besonderung des individuellen Körpers aus einem bestimmten Verhältnis des an sich bestimmten physischen Körpers zum Licht, zu den Urelementen oder zu anderen physischen Körpern. Schließlich erfordert die Chemie, welche die virtuellen Eigenschaften ihrer Bestandteile aktualisiert, eine Umgebung (Wasser oder Luft) als Bedingung aller Reaktionen.

1. Die Gestalt bezeichnet das immanente Prinzip der räumlichen Organisation einer Sache. Dieses Prinzip führt Hegel zum Phänomen des Magnetismus[a]. „Der Magnetismus ist besonders in neuerer Zeit sehr hervorgehoben worden, er ist jedoch nur die gestaltende Form als Trieb."[b] Die magnetische Gestaltgewalt erklärt beispielsweise die Form des Kristalls. Bekanntlich hatte schon Kant in der „Kritik der Urteilskraft" die Organisation der Kristalle erwähnt, die ihn auf eine Zweckmäßigkeit hinweist, der er wiederum den Status eines nur reflektierenden und nicht bestimmenden Urteils zuweist[c]. Hegel macht sich diese zurückhaltende Auffassung Kants, die Wirkung der Form anzunehmen, keineswegs zu eigen: er nimmt sie vielmehr als Prinzip.

2. Die Besonderung des individuellen Körpers deutet nicht mehr auf die Bestimmung des Objekts als solche, sondern auf ihr *aktives* Verhältnis zum Äußeren. Hegel behandelt hier sukzessive das Verhältnis der Dinge zum Licht (Gesetze der Optik), zur Luft (Geruch), zum Wasser (Geschmack) oder zu anderen Körpern (Elektrizität). Was ist beispielsweise Elektrizität für Hegel? „Es ist der eigene Zorn, das eigene Aufbrausen, des Körpers in der Selbsterhaltung, sein jugendlicher Muth schlägt aus, nur er ist dabei, weiter niemand. Die phisische Natur rafft sich gegen Anderes zusammen, und zwar als abstrakte Idealität des Lichts."[d] Die Elektrizität ist also die Bestimmung des Körpers, wenn dieser sich als feindliche Macht gegenüber Anderem konstituiert.

3. Der chemische Prozeß[e] als „Vereinung" oder „Scheidung" wird schließlich von Hegel gedacht als etwas, was innerhalb eines Ganzen stattfindet, in welchem jeder Körper nur noch ein Moment ist. Das *aliud* - Luft oder Wasser - ermöglicht einen Zustand der Einheit oder Trennung, der ursprünglich nur an sich, das heißt potentiell gewesen ist.

> „Wenn Verschiedenheiten in eins gesetzt werden, so ist hier die Bedingung, die ansichseiende Einheit, nur in sofern sie an sich eins sind, werden sie eins, sie sind es aber nur dem Begriff nach, die Einheit ist noch nicht existirend gesetzt."[f]

---

a Hegel spricht unseres Wissens nie von magnetischer „Kraft".
b G. 2, 50.
c Vgl. Kritik der Urteilskraft § 58, Ak V, 348-350.
d G. 2, 101.
e Zur Chemie vgl. die Darstellung von Emmanuel Renault: Op. cit., insbes. S. 604-718.
f G. 2, 121.

Jedoch findet sich hier abermals die charakteristische Endlichkeit der Physik im allgemeinen, da der chemische Prozeß sich nicht unendlich wiederholt. Es gibt *entweder* „Vereinung" *oder* „Scheidung", dagegen keinen spontanen Wechsel beider Typen des Prozesses.

C. Die organische Physik[a]

Ist der physische Körper auch individualisiert, definiert er sich doch immer noch durch sein Verhältnis zum Äußeren. Der organische Körper hingegen ist hinsichtlich seiner Bestimmungen vollkommen selbständig. Gemäß der Lehre des Aristoteles[b] macht Hegel aus der Ernährung ein wesentliches Moment des Tieres, so daß das Lebendige zwar äußere, anorganische wie organische, Elemente verbraucht. Für ihn bedingen aber die verzehrten Elemente mit nichts die eigenen Bestimmungen des verzehrenden Lebendigen. Die Assimilation besteht nur in der Unterwerfung des Äußeren durch den Organismus, in dessen Sieg über sein Anderes. Dagegen würde man heute wohl sagen, daß die Ernährung zwar dem lebendigen Körper Energie und Aufbaustoffe liefert, die zur Fortführung der physiologischen Tätigkeit nötig sind, daß Ernährungsgewohnheiten aber auch die Bestimmungen des Körpers beeinflussen. Dieser Einfluß erfolgt allerdings nur in eine Richtung (vom Organismus zur Außenwelt). Somit werden dessen Bestimmungen von selbst gegründet oder anders gesagt: Der Organismus ist selbsterklärend.

In der Entwicklung der Naturphilosophie sind wir schon auf selbsterklärende Momente gestoßen: die absolute Mechanik und die „Physik der totalen Individualität". In diesen Fällen hatten wir es aber mit einer Vielfalt an interagierenden Elementen zu tun. Das Neuartige am Organismus ist, daß die systematische Gliederung nicht mehr äußerlich, sondern innerlich ist. Die organische Physik bezeichnet also ein Moment der Vereinzelung, da sie keine Reihe von mehr oder weniger individualisierten Objekten, sondern jedesmal einen einzigen Körper inszeniert. Nun ist dies in einer Hegelschen Perspektive ein beträchtlicher Fortschritt, denn mit der Vereinzelung des Organismus erscheint die Selbständigkeit in der Natur. Darin bestätigt sich, wie es oft betont wurde[c],

---

a Zum Organismus im allgemeinen vgl. John Findlay, The Hegelian Treatment of Biology and Life, in: Hegel and the science, edited by R.-S. Cohen & M.-W. Wartofsky, D. Reidel Publishing Company, Dordrecht 1984, S. 87-100, und Luca Illetterati, Vita e organismo nella Filosofia della natura, in: Filosofia e scienze filosofiche nell'"Enciclopedia" hegeliana del 1817, Op. cit., S. 337-428.

b Vgl. De An. II, 2, 413 a 20-25.

c Vgl. beispielsweise die äußerst aufschlußreiche Bemerkung von Bernard Mabille, der in bezug auf Hegel von einer „unter dem Zeichen der Freiheit stehenden praktischen Philosophie" spricht (Op. cit., S. 123). Ausschlaggebend dabei ist, daß Hegel der Kantschen Inspiration treu bleibt, nach der die Freiheit den „Schlußstein" des Systems bildet.

daß die systematische Entwicklung des Absoluten bei Hegel nach der Verwirklichung der Freiheit strebt.

Nun kann es sich dabei allerdings nur um eine noch abstrakte Freiheit handeln, denn in der Natur bleibt das substantielle Element dem subjektiven Prinzip inadäquat, da die Äußerlichkeit der Innerlichkeit nicht ganz unterworfen wird. Dennoch wird das anfangs nur Vorausgesetzte nunmehr aktiv produziert. Im ersten Moment der Natur war der Raum als Äußerlichkeit gegeben. Der Organismus präsentiert sich dagegen als solcher. Auf einer allgemeineren Ebene entspricht er der Selbstpräsentation der Natur gemäß deren eigenem Wesen. Wir haben es also hier mit der *Idee* der Natur im emphatischen Sinne zu tun, d.h. mit der Selbstverwirklichung des Begriffs.

Inwiefern läßt sich dabei präzisieren, daß die organische Physik im Gegensatz zu den vorhergehenden Momenten den Begriff der Natur bestätigt ? Dieser Begriff besteht bekanntlich in der Äußerlichkeit zu sich selbst. Nun bliebe die Äußerlichkeit in der Mechanik und der Physik nur „äußerlich" in dem Sinne, daß die Interaktion nur zwischen verschiedenen Körpern stattfindet. Anders gesagt, hätten wir es jedesmal nur mit Objekten zu tun, die einem *aliud* äußerlich sind. Von nun an gibt es eine systematische Interaktion *innerhalb eines gleichen Körpers*, der sich aus Gliedern zusammensetzt, die funktional zusammenarbeiten. Klar ist also, daß sich die wahrhafte Vereinigung von Naturbegriff und von dessen Existenz erst mit dem Organischen vollzieht.

a) Die geologische Natur

Das erste Moment der organischen Physik handelt strenggenommen nicht von der Erde im allgemeinen. Diese ist nämlich ein Planet und gehört als solcher in die absolute Mechanik. Die geologische Natur beschränkt sich auf jene Eigenschaften der Erde, die in Hegels Augen spezifisch organisch sind. Dies bestätigt eine Hypothese, die wir bei der Auseinandersetzung mit Raum und Zeit und der „Physik der allgemeinen Individualität" aufgestellt haben: Das erste Moment jeder der drei Hauptsphären der Natur befaßt sich nicht mit Substanzen, d.h. in sich reflektierten Bestimmungen, sondern mit Effekten oder Akzidenten, also mit unmittelbaren Bestimmungen.

Was läßt sich in bezug auf die Erde als geologisch betrachten ?

1. Zunächst räumliche Bestimmungen (ihre Stellung im Sonnensystem, die Neigung der Erdachse auf der Umlaufbahn, die Anordnung der Kontinente mit ihren jeweiligen Charakteristika usw.). Es liegt auf der Hand, daß diese Elemente nicht in die absolute Mechanik gehören, die nur Massen und raumzeitliche Koordinaten der Himmelskörper in Betracht zieht. Sie gehören auch nicht in die Physik, denn die Erde bezieht sich hier nur auf sich selbst. Vor allem haben wir es, so Hegel, mit einem *System* zu tun, da all diese Eigenschaften sich gegenseitig bestimmen: die « Existenz [der Erde] ist aber nur in diesem fortdauernden

Zusammenhang begründet, wenn eins fehlt so hört sie auf das zu sein was sie ist. »[a]. Heftig wendet sich Hegel gegen die These, diese Bestimmungen seien akzidentell:

> „Die Vertheilung des Landes und Meeres erscheint zunächst zufällig, die Zufälligkeit aber ist der Feind des Begriffs, und die Thätigkeit des Begriffs besteht darin das dem sinnlichen Bewußtsein als zufällig erscheinende zu fassen als nothwendig bestimmt. Die Zufälligkeit hat ihre Sphäre, aber im Unwesentlichen."[b]

2. Ein zweites Moment betrifft die geologischen Formationen (etwa Gesteine, Metalle) und betrachtet sie sowohl synchronisch als auch diachronisch. Hegel verteidigt hier die Idee, daß die Erde eine Geschichte erfahren hat, wenngleich auch dieser Entwicklungsprozeß nun vollendet ist. Allerdings ist die Geschichte der Natur nicht mit der Geschichte des Geistes zu verwechseln, da sich der *Begriff* nur im zweiten Fall entwickelt. Seiner *Bildung* nach verändert sich der Geist *wesensmäßig* und bleibt doch dabei immer der gleiche Geist. In der Natur hingegen gibt es zwar Verwandlungen, jedoch keine *wesensmäßige* Änderung. Der geologische Begriff der Erde ist also ein unmittelbarer und die verschiedenen Änderungen, die sie betreffen, sind an sich belanglos: Sie führen sozusagen nur von Gleichem zu Gleichem.

> „Der Unterschied in Ansehung der Zeit hat nichts Interessantes noch Wesentliches. Das Wesentliche ist der Zusammenhang der Massen, welche Verhältnisse sie in Ansehung der Bildung zu einander haben. Das Nacheinander thut hier nichts, es ist der Inhalt, die Beschaffenheit, die Formation, die in ihrem Zusammenhang gefaßt werden müssen. Der Grund muß nicht geschichtlich aufgefaßt werden, sondern als Zusammenhang ihres Inhalts."[c]

3. Letztlich bildet die Erde das Substrat der Prozesse einer Urzeugung, die für Hegel ein unbestreitbares Phänomen darstellt. Allerdings unterscheidet der Philosoph sorgfältig zwischen einer *generatio æquivoca* und den pflanzlichen und tierischen Organismen. Bei ersteren handelt es sich noch um einen unmittelbaren Prozeß und nicht um ein Objekt. Hier besteht noch jedes *Objekt* in der Reflexion eines ideellen Wesens in einer realen Existenz. Die Urzeugung verweist dagegen auf die reine Lebendigkeit, die Hegel vom lebendigen Individuum sorgfältig unterscheidet.

---

a G. 2, 177-178.
b Ebd., 2, 178.
c Ebd., 2, 182.

b) Die vegetabilische Natur

Besteht das Geologische in einer Reihe unmittelbarer Eigenschaften, so bildet jede Pflanze einen Körper, etwas also, was sich in sich reflektiert. Dennoch besitzt sie im Unterschied zum Tier, das eine Seele als allgemeine Vermittlungsinstanz besitzt, keine immanente Einheit. Die Pflanze ist nichts anderes als das Substrat wesensmäßig identischer Teile. Ihr Totalitätsprinzip ist ihr nicht innerlich, sondern äußerlich. Die Subjektivität des Pflanzlichen nämlich ist nichts anderes als das Licht:

> „So ist in der Pflanze die Form des selbststischen Eins als selbstständiges Eins noch außer ihr. Diese einfache Identität im Selbstgefühl ist außer ihr und dieß ist die höchste Macht der Pflanze, es ist das Licht, dieß ist ihr All, ihre reine Einheit, ihr Gott, ihre ganze Natur in einfache Einheit zusammengenommen. Ihr Selbst ist so phÿsisch zur unorganischen Natur gehörig, ihr höchstes Verhältniß ist das zum Lichte."[a]

Wonach strebt also die Pflanze? Danach, sich als Subjektivität zu zeigen und eine immanente Seele zu erringen. So wie jeder reflexive Prozeß zum Scheitern verurteilt ist, so ist es auch dieser: Er vollzieht sich nur nach dem unbefriedigenden Schema der schlechten Unendlichkeit. Da die Pflanzen nämlich ihrem Wesen nach sich selbst äußerlich sind, kann ihre Verallgemeinerung auch nur in einem unbestimmten Wachstum bestehen, in welchem Teile immer wieder hinzukommen: einem Wachstum *per appositionem* also. „Ihre Selbsterhaltung ist Wachsthum, [die Pflanzen] assimiliren das Andere, aber diese Assimilation ist zugleich Vervielfältigung und Außersichkommen, Vervielfältigung seiner Individualität, so daß sie zwar eins ist, aber diese Einheit nur einen lockeren Zusammenhang hat."[b] Ein Ganzes zu bilden, heißt für eine Pflanze nichts anderes, als ihre Bestandteile linear und identisch zu vervielfältigen.

Die Pflanze existiert zunächst unmittelbar als für das Äußere empfänglich (sie richtet sich nach dem Licht und schlägt ihre Wurzeln in die Erde). Dann behauptet sie sich gegen das Äußere, indem sie neue Glieder erzeugt und sich durch Farbe und Geruch manifestiert. Schließlich strebt sie im Blühen und in der Fruchtbildung danach, sich einzeln auf sich selbst zu beziehen. Diesen Prozeß deutet Hegel nicht mehr als eine Selbsterzeugung durch Hinzufügen von Teilen, sondern als Selbsterzeugung durch Produktion eines ipseischen Samens. Das Scheitern bleibt aber erhalten, da das erzeugte Selbst paradoxerweise nicht Selbst ist, sondern nur ein *anderes* Selbst, nur ein neues Individuum.

---

a Ebd., 2, 201.
b Ebd., 2, 198.

c) Der tierische Organismus

Dieser bildet den Gipfelpunkt der Natur. Er konstituiert eine vollendete Subjektivität, indem das Tierische einem unendlichen Prozeß folgt, in welchem das Tier seine Glieder in einem ununterbrochenen Zyklus weiterbildet, und der Organismus eine immanente Seele besitzt, die seine sämtlichen Körperfunktionen bestimmt.

Wie man es in jedem wirklichen Moment der Natur beobachten kann - die Momente, die eine dem tierischen Organismus verwandte Struktur aufweisen, sind in dieser Hinsicht die absolute Mechanik und die Physik der totalen Individualität -, erreicht das formale Prinzip den Status eines Sich-selbst-Erhaltenden. So stellt Hegel das Tier der Pflanze gegenüber:

> „Bei der Pflanze ist die Lebendigkeit nur unmittelbare Wirklichkeit, nicht Aufgehobenheit derselben. Die Selbstständigkeit aber muß als Ideelles sein, sonst ist sie nicht für sich, erst in dem Fürsichsein liegt die Empfindung. Die Empfindung ist die *Differentia specifica* des Thiers. Seine Eigenthümlichkeit ist aufgehoben in die Allgemeinheit seines Selbsts, das Selbst ist für das Selbst, die Allgemeinheit ist die Identität des Unterschiedenen, das Thier findet sich in sich selbst, das ist seine Allgemeinheit."[a]

Die Pflanze kann, so Hegel, ihre Materialität nicht wirklich überwinden, da sie ihre Suche nach der Idealität nicht befriedigen kann. Dagegen unterwirft sich die natürliche Seele des Tiers den eigenen Körper vollkommen[b]. Theoretisch kann sie wahrnehmen und praktisch reguliert sie die Entfernungwicklung des Körpers, so daß sie seine Erhaltung sicherstellt, während sich dieser in seiner Materialität ununterbrochen erneuert.

Tier und Geist sind nah verwandt[c] - und doch bleiben der tierische Organismus und der Geist grundsätzlich verschieden. Denn obwohl das Tier ein Gefühl seiner selbst besitzt, handelt es sich doch nur um das Gefühl seines *Körpers*. Wenn wir dies richtig interpretieren, versteht sich die natürliche Seele bei Hegel keineswegs als ihr eigener Gegenstand. Sie ist folglich absolut außerstande, die grundsätzliche Bestimmung des Geistes zu erfüllen: „Kenne Dich selbst !"[d]. Dabei besitzt das Tier jedoch außer dem Gefühl seiner selbst Eigenschaften, die mit seiner Subjektivität einher gehen: spontane Fortbewegung, Stimme, Körperwärme, unterbrochene Intussuszeption. Jedoch muß abermals bemerkt werden, daß jede dieser Eigenschaften auf eine natürlich bleibende

---

a Ebd., 2, 225.

b Vgl. André Stanguennec: La finalité interne de l'organisme, de Kant à Hegel, in: Hegel und die "Kritik der Urteilskraft", hrsg. von H.-F. Fulda & R.-P. Horstmann, Klett-Cotta, Stuttgart 1990, S. 127-140.

c Vgl. dazu den grundlegenden Aufsatz von Bernard Bourgeois: Les deux âmes, in: De Saint Thomas à Hegel, Jean-Louis Vieillard-Baron (Hrsg.). PUF, Paris 1994.

d Vgl. „Enzyklopädie" von 1827-1830 § 377, W. 10, 9.

Negation der Natur verweist. Das Tier kann sich fortbewegen: Es negiert dadurch wiederholt den Raum, bleibt selber aber räumlich. Durch die *Stimme* und nicht durch das *Wort* drückt es seine Subjektivität aus, jedoch auf wahrnehmbare Weise. Durch seine Körperwärme übt es einen Einfluß auf den Widerstand der Materie aus, aus der es selbst besteht, aber die Wärme ist eine bloße physische Eigenschaft. Obwohl das Tier spontan bestimmt, wie und wann es Nahrung zu sich nimmt, handelt es sich dabei nur um die „freie" Veränderung einer Funktion, die unbestreitbar natürlich bleibt.

Nichtsdestoweniger vollzieht sich eine gründliche Entwicklung zwischen der Mechanik und der organischen Physik. Betrachten wir beispielsweise die Verwandlung der formalen Instanz, die - wie oben beschrieben - im dritten Moment jeder Sphäre *an und für sich* erscheint. Von der absoluten Mechanik über die Physik der totalen Individualität bis hin zum tierischen Organismus verwandelt sich das vermittelnde Moment und geht von einem äußerlichen, oberflächlichen zu einem innerlichen, konkreten Status über. In der absoluten Mechanik ist das Allgemeine die *Sonne* (da wird sie nicht hinsichtlich ihres Lichts, sondern nur hinsichtlich ihrer zentralen Stelle betrachtet) d.h. als ein äußerlicher Himmelskörper, der nur durch seine Stellung gekennzeichnet wird. In der Physik der totalen Individualität handelt es sich um die magnetische Form, um die elektrische Ladung, um die chemische Beschaffenheit: Das Allgemeine ist zwar nunmehr innerlich, kontrolliert aber noch das Verhältnis des Körpers zur Außenwelt. Im tierischen Organismus haben wir es dagegen schließlich mit der *natürlichen Seele* zu tun, die nicht nur innerlich ist, sondern sich allein auf den Körper bezieht, dessen Bestimmungen sie vollständig erklärt. Die natürliche Sache strebt also tatsächlich, trotz ihrer unüberwindbaren Äußerlichkeit, danach, sich ununterbrochen auf sich selbst zurückzubeziehen, d.h. die Freiheit zu erringen.

IV. Die Nachschrift von Griesheim

a) Zum Verfasser

Karl Gustav Julius von Griesheim wurde im Juli 1798 in Berlin als Sohn eines preußischen Infanteriehauptmanns geboren. Schon 1814 trat er in ein Regiment der Garde zu Fuß ein und nahm im Jahre 1815 als Offizier am französischen Feldzug teil, der ihn nach Paris führte. Nach seiner Rückkehr blieb er in Preußen beim Militär. 1819 wurde er Regimentsadjutant, wobei ihm das Amt eines Auditeuroffiziers gestattete, eine gründliche juristische Ausbildung zu absolvieren. Daneben hörte er an der Berliner Universität Vorlesungen bei Hegel, Erman, Ritter und Humboldt und arbeitete an den „Jahrbüchern für wissenschaftliche Kritik", einer von Hegels Denken geprägten Zeitschrift, mit[a]. 1831 erwarb Griesheim den Hauptmannsgrad und veröffentlichte sechs Jahre später ein Handbuch mit dem Titel „Der Compagnie-Dienst". Dies leitete seinen brillanten Aufstieg beim Generalstab ein: Er wurde ins Kriegsministerium abkommandiert und unterrichtete später Taktik an der Allgemeinen Kriegsschule. Bei den 1848er Unruhen in Berlin zeichnete er sich durch eine heftige Opposition gegen die Liberalen aus. 1850 als Oberst zum ersten Stadtkommandanten von Koblenz ernannt, wurde von Griesheim 1853 zum Generalmajor befördert. Im Januar 1854 starb er an der Bright'schen Krankheit. Seine „Vorlesungen über die Taktik", ein Jahr nach seinem Tod erstmals erschienen und 1872 neu aufgelegt, blieben lange Zeit ein Standardwerk für die Ausbildung im deutschen Generalstab[b].

Von Griesheim sind etliche Nachschriften von Hegels Vorlesungen erhalten, die unseres Wissens allesamt in der Staatsbibliothek zu Berlin - Preußischer Kultur-besitz[c] aufbewahrt werden. Im Rahmen der „Vollständigen Ausgabe durch einen Verein von Freunden des Verewigten"[d] wurden sie zum Erstellen der „Zusätze" zu Lebzeiten von Hegel veröffentlichten Schriften genutzt. Bekanntermaßen wurde diese Ausgabe im 20. Jahrhundert von **Hermann Glockner** in einer Fak-simile-Edition neu herausgebracht[e]. Wir verfügen über folgende Manuskripte:

- Eine „Vorlesung über die Philosophie der Geschichte" aus dem Wintersemester 1822/23, die **Eduard Gans** zum Erstellen der „Zusätze zur Philosophie der Geschichte" (1837) gebrauchte - vgl. SW. 11, 15. Das Manuskript diente unlängst, im Abgleich mit zwei anderen Nachschriften derselben Vorlesung (Hotho und v. Kehler), als Grundlage einer kritischen Rekonstruktion der Vorlesung von 1822/23[f].

---

a Zu dieser umstrittenen Frage vgl. Sybille Obenaus: Berliner allgemeine Literaturzeitung oder "Hegelblatt" ? , in: Christoph Jamme (Hrsg.): Die "Jahrbücher für wissenschaftliche Kritik", Hegels Gegenakademie. Frommann-Holzboog, Stuttgart 1994, S. 15-56.
b Quelle: Allgemeine deutsche Biographie, hrsg. durch die historische Kommission der bayerischen Akademie der Wissenschaften, 2. Auflage. Duncker & Humblot, Berlin 1968.
c Vgl. die paläographische Beschreibung der Hegel-Bestände der Staatsbibliothek in Eva Ziesche: Der handschriftliche Nachlaß Georg Wilhelm Friedrich Hegels und die Hegel-Bestände der Staatsbibliothek zu Berlin - Preußischer Kulturbesitz. Harrassowitz, Wiesbaden 1995.
d Hegel: Werke. Vollständige Ausgabe durch einen Verein von Freunden des Verewigten. Berlin 1832-1845.
e Hegel: Sämtliche Werke, Jubiläumsausgabe, hrsg. von H. Glockner. Frommann-Holzboog, Stuttgart 1927 ff (zitiert als SW.).
f Hegel: Vorlesungen. Ausgewählte Nachschriften und Manuskripte, Bd. 12, hrsg. von H.-N. Seelmann & K. Brehmer. Meiner, Hamburg 1996.

- Eine „Vorlesung über die Philosophie der Natur" vom Wintersemester 1823/24, die Gegenstand der vorliegenden Ausgabe ist und die schon 1842 **Carl Ludwig Michelet** gebrauchte (vgl. unten). Von **Wolfgang Bonsiepen** wurden weiterhin einige Stellen aus der Einleitung dieser Vorlesung in „Die Begründung einer Naturphilosophie bei Kant, Schelling, Fries, und Hegel" zitiert[a].

- Eine „Vorlesung über die Philosophie der Religion" vom Sommersemester 1824, die **Philipp Marheineke** 1832 benutzte - vgl. SW. 15, 1-2. Auch diese Vorlesung konnte durch den Vergleich der Nachschrift von Griesheim mit drei anderen Manuskripten (Deiters, v.Kehler und Pastenaci) kritisch rekonstruiert werden[b].

- Eine „Vorlesung über die Philosophie des Rechts" aus dem Wintersemester 1824/25, die **Eduard Gans** 1833 benutzte - vgl. SW. 7, 12. Ediert wurde der Text von **Karl-Heinz Ilting** in: Hegel, Vorlesungen über Rechtsphilosophie 1818-1831, Bd. 4, Frommann-Holzboog, Stuttgart 1974.

- Eine „Vorlesung über die Philosophie des Geistes" aus dem Sommersemester 1825, benutzt 1845 von **Ludwig Boumann** - vgl. SW. 10, 2. Auszüge aus diesem Griesheim-Manuskript finden sich in M.-J. Petry (ed./transl.): Hegel's Philosophy of Spirit (german and english), 3 vol., Dordrecht/ Boston 1978.

- Eine „Vorlesung über die Geschichte der Philosophie" aus dem Wintersemester 1825-26, die 1833 wieder von **Carl Ludwig Michelet** benutzt wurde - vgl. SW. 17, 3. Diese Vorlesung konnte dank eines möglichen Vergleichs zwischen fünf Manuskripten (dem von Griesheim, dem eines anonymen Verfassers und denen von Löwe, Pinder und Stieve) rekonstruiert werden[c]. Der Abschnitt aus diesem Griesheim-Manuskript, der sich mit Platons Philosophie beschäftigt, wurde von **Jean-Louis Vieillard-Baron** in deutsch-französischer Fassung herausgegeben[d].

- Schließlich eine „Vorlesung über die Ästhetik" vom Sommersemester 1826, mit der Heinrich Gustav Hotho arbeitete - vgl. SW. 12, 7.

---

a Vgl. Op. cit. S. 482-491.
b Hegel: Vorlesungen. Ausgewählte Nachschriften und Manuskripte, Bde. 3-5, hrsg. von W. Jaeschke, 1983-1985.
c Hegel: Vorlesungen. Ausgewählte Nachschriften und Manuskripte, Bde. 6-9, hrsg. von W. Jaeschke & P. Garniron, 1986-1996.
d Hegel: Leçons sur Platon 1825-1826, ungedruckter Originaltext mit französischer Übersetzung, eingeführt, übersetzt und mit Anmerkungen versehen von Jean-Louis Vieillard-Baron. Aubier, Paris 1976.

b) Die Vorlesung über die Philosophie der Natur

Wie bereits erwähnt, griff Carl Ludwig Michelet (1801-1893) für seine 1842 erschienene Ausgabe von Hegels Naturphilosophie[a] auf das hier vorgestellte Manuskript als Quelle für die Zusätze zu den Paragraphen der Enzyklopädie zurück ; letztere bestand aus der zunächst 1827 und dann 1830 mit geringfügigen Änderungen von Hegel selbst veröffentlichten Fassung.

Die Zusätze zur Naturphilosophie bestehen strenggenommen aus einer von Michelet vorgenommenen Kompilation verschiedener Studentenhefte mit Hegels eigenen Aufzeichnungen ; das ganze entstand zwischen 1804 und 1830. Michelet selbst hatte die Vorlesung im Wintersemester 1823/24 gehört und konnte somit 1842 die Griesheim-Nachschrift mit seinen eigenen Notizen und zusätzlich mit einer Nachschrift derselben Vorlesung durch Hotho verbinden[b]. Sicher ist also, daß die Zusätze von 1842 ihre Prägung von der damaligen Form der Hegelschen Doktrin erfuhren. Allerdings bilden die Jenaer eigenhändigen Schriften[c] und die Griesheim-Nachschrift die einzigen übriggebliebenen Elemente des „Rohstoffes", den Michelet in seiner Ausgabe benutzte. Genau genommen war vorliegender Text also nicht ungedruckt, etwa im Gegensatz zu Bernhardys Mitschrift der „Vorlesung über die Naturphilosophie" von 1819-1820, die erst 1982 von Manfred Gies unter der Leitung Karl-Heinz Iltings (Bibliopolis-Verlag, Neapel) herausgegeben wurde. Auf dieses Manuskript nämlich hatte Michelet nicht zurückgegriffen. Über seine eigentliche Bedeutung hinaus kann also das vorliegende Dokument auch noch Auskunft über die Qualität der Ausgabe von 1842 geben.

Von vornherein fallen beträchtliche Unterschiede zwischen Griesheims Text und der von Michelet besorgten Ausgabe auf. Offensichtlich hat letzteren Hegels Lehre rekonstruiert, indem er ein Ensemble verschiedenartiger Schriften, die in einer Zeitspanne von beinahe drei Jahrzehnten entstanden waren, an die Struktur der Enzyklopädie in der Ausgabe von 1827-1830 anpaßte. Zugleich täte man Michelet Unrecht, wenn man sein Werk pauschal verurteilte. Vielmehr erlaubt es gerade die Herausgabe der Nachschrift von Griesheim, seiner (d.h. Michelets) Kompilationsarbeit Gerechtigkeit widerfahren zu lassen. Einerseits verlieh Michelet der rekonstruierten Vorlesung eine einwandfreie Syntax und eine literarische Qualität, die Hegels eigenhändige Aufzeichnungen und auch seine Vorträge wohl nicht besaßen. Es ist zu vermuten, daß mehrere Materialien der

---

a Hegel: Werke. Vollständige Ausgabe durch einen Verein von Freunden des Verewigten. Berlin Bd. 7, Abth. 1, „Vorlesungen über die Naturphilosophie als der Encyclopädie der philosophischen Wissenschaften im Grundrisse, Zweiter Theil", hrsg. von Carl Ludwig Michelet, 1842. In Glockners Faksimile-Edition handelt es sich um Bd. 9.

bVgl. die Einleitung bei Michelet, SW. 9, 14.

c Vgl. Jenaer Systementwürfe, in: Hegel, Gesammelte Werke, Bd. 6, 7, 8, hrsg. von K. Düsing, R.-P. Horstmann, H. Kimmerle & J.-H. Trede. Meiner, Hamburg 1971-1976.

Ausgabe von 1842 die auch[2] bei der hier interessierenden Nachschrift auffallenden Mängel aufwiesen: unsicherer Satzbau, linkischer Stil, zuweilen stockende Gedankengänge oder, im Gegenteil: Beschleunigung der Beweisführung, die deren Verständnis besonders schwierig macht. All dies war bekanntermaßen nach Hothos Zeugnis charakteristisch für den Vorlesungsstil Hegels[a].

Andererseits geht aus dem Vergleich hervor, daß Michelet sich im großen und ganzen als dem Denken seines Lehrers treu erweist, dessen Doktrin er anscheinend verstanden hatte. Man kann ihm also durchaus dafür dankbar sein, daß er uns mit den „Zusätzen" neben den von Hegel selbst veröffentlichten Texten eine Hauptquelle unserer Erkenntnis der Hegelschen Naturphilosophie überliefert hat. Wenn auch die Ausgabe von 1842 dem heutigen Verständnis einer kritischen Ausgabe keineswegs entspricht, verleiht die vorliegende Publikation dem Werk Michelets doch letzten Endes Gültigkeit.

Dennoch bleibt die Hauptfrage nach der Zuverlässigkeit des Griesheim-Manuskripts selbst bestehen. Daß wir keinen anderen Überrest der Vorlesung von 1823/24 besitzen, macht ein Urteil schwierig. Einiges läßt sich trotzdem anmerken: Was Rechtschreibung, Syntax und Stil betrifft, haben wir es zweifellos mit einer durchaus mangelhaften Arbeit zu tun. Die Handschrift hingegen ist von einer erstaunlichen Qualität. Daher ist wohl nicht auszuschließen, daß der Text, über den wir verfügen, nicht aus der Hand Griesheims, sondern aus der eines professionellen Schreibers stammt. Dabei zeugen allerdings mehrere Korrekturen und Anmerkungen davon, daß der Text von Griesheim selbst sorgfältig durchgelesen wurde. Dieser hat übrigens schon 1850, vier Jahre vor seinem Tod also, dafür gesorgt, daß das Manuskript in den Besitz der damaligen Königlichen Preußischen Bibliothek gelangte.

Nicht übersehen werden kann, daß das im Text dargelegte Lehrgebäude - trotz der mangelhaften Form - der Hegelschen Philosophie durchaus entspricht. Allerdings, obgleich er dem mit der Hegelschen Naturphilosophie schon vertrauten Leser neue Elemente zu deren Verständnis liefert, wird der Text in ihm kaum wirkliches Erstaunen hervorrufen. Dies stellt schon ein erstes Argument für die Zuverlässigkeit des Manuskripts dar. Darüber hinaus läßt die bemerkenswerte Aufmerksamkeit auf äußere Gestalt, Korrektur und Aufbewahrung des Textes vermuten, daß der junge Student dem Notieren von Hegels Worten eine ebensolche Sorgfalt entgegenbrachte - zumal, da Hegel nach Hothos Zeugnis sehr langsam sprach. Man könnte also geneigt sein, in dem linkischen Stil des Manuskripts weniger Griesheims Ungeschick zu vermuten als vielmehr seine Treue gegenüber den Improvisationen des Meisters.

---

a Vgl. H.-G. Hotho (1802-1873): Vorstudien für Leben und Kunst, zitiert von Kuno Fischer in: Hegel's Leben, Werke und Lehre. Winter, Heidelberg 1901, S. 215-216.

Dennoch wäre es übertrieben, dem Text ein zu volles Vertrauen zu schenken. Es erschiene daher angebracht, das nuancierte Urteil, welches Franz Hespe und Burkhard Tuschling über die Erdmann- und Walter-Nachschriften der „Vorlesung über die Philosophie des Geistes" fällen, auch auf Griesheim auszuweiten: „Keines der beiden Manuskripte gibt also den Vortrag Hegels authentisch wieder, beide sind Resultat einer individuell recht unterschiedlichen Aufnahme des Vortrages und der Bearbeitung des Textes. Andererseits zeigen die inhaltlichen Übereinstimmungen [...], daß die Nachschriften zwar keine wörtlichen Protokolle der Vorlesung bieten, andererseits aber ihren Gedankengang verläßlich dokumentieren."[a]

Die Vorlesung von 1823/24 kann als ein Übergang angesehen werden zwischen der Naturlehre, wie sie die beiden unterschiedlichen „Enzyklopädie"-Ausgaben von 1817 und 1827 repräsentieren. Teilweise nämlich folgt sie dem Heidelberger Text, an zahlreichen Stellen aber lassen sich bereits Entscheidungen erkennen, die erst in der Ausgabe von 1827 endgültig festgelegt wurden. Daneben decken sich im Detail des Griesheimschen Textes sowohl die Bezeichnung wie auch der Inhalt der Systemmomente mit keiner der von Hegel selbst veröffentlichten Fassungen der „Enzyklopädie". An diese Stelle gehört jedoch kein Vergleich zwischen der Nachschrift und dem veröffentlichten Text. Begnügen wir uns daher mit der Anmerkung, daß die Mechanik, die 1817 in die zweite Natursphäre gehörte, im vorliegenden Manuskript in die erste eingereiht wird, wie es dann auch in der Ausgabe von 1827-1830 der Fall sein wird[b].

c) Zum Manuskript

Die Handschrift befindet sich in der Staatsbibliothek zu Berlin - Preußischer Kulturbesitz und besteht aus zwei Bänden von je 315 und 310 Seiten. Sie tragen die Signaturen Ms. Germ. 4° 542 und Ms. Germ. 4° 543. Die Schrift des Manuskripts ist bemerkenswert elegant und lesbar ; ein Großteil des Textes ist in deutscher Schrift gehalten, die Lateinschrift beschränkt sich auf Fach- und Fremdwörter (Latein und, seltener, Französisch) und Eigennamen. Abkürzungen finden sich im Text nur selten. Die wenigen Randbemerkungen verweisen in den meisten Fällen auf Paragraphen der „Enzyklopädie" von 1817 oder auf die entsprechenden „Anmerkungen". Einige Stellen wurden verbessert, wobei so vorgegangen wurde, daß die erste Fassung jeweils getilgt und durch eine problemlos lesbare Korrektur ersetzt wurde. Zitiert werden eine ganze Reihe von

---

a Hegel, Ausgewählte Nachschriften und Manuskripte, Bd. 13, hrsg. von Franz Hespe & Burkhard Tuschling, Meiner, Hamburg, 1994, S. 279.
b Zu Hegels Manuskripten, die der Naturphilosophie gewidmet sind, sowie zur Entwicklung ihrer Struktur vgl. Wolfgang Bonsiepen: Hegels Vorlesungen über Naturphilosophie, in: Friedhelm Nicolin/Otto Pöggeler (Hrsg): Hegel-Studien, Bd. 26. Bouvier-Verlag, Bonn 1991, S. 40-54.

Paragraphen aus dem zweiten Teil der „Enzyklopädie" von 1817, zuweilen mit geringfügigen Varianten im Inhalt, meist aber mit bedeutenden Änderungen in Rechtschreibung und Interpunktion[a]. Obwohl die Nachschrift kein Inhaltsverzeichnis enthält, erschließt sich der Aufbau der einzelnen Momente recht einfach. Allerdings werden diese selten explizit bezeichnet und dem Prinzip der Hierarchie der verschiedenen Teile fehlt es an Klarheit. Ein vergleichbares Problem führte Manfred Gies bei der Edition der „Vorlesung" von 1819-1820 dazu, ein Inhaltsverzeichnis vorzuschlagen, welches der Heidelberger „Naturphilosophie" von 1817 einfach folgte. Wir haben unsererseits versucht, eine Gliederung vorzuschlagen, welche die charakteristische Struktur der Griesheim-Nachschrift wiedergibt.

d) Regeln der Edition

Bei der Edition haben wir uns an jene Regeln gehalten, die von Helmut Schneider in einem Artikel des „Jahrbuchs für Hegelforschung" vorgeschlagen wurden: „Als Regel der Edition sollte die Respektierung der Quelle als historisches Dokument gelten; ferner die Respektierung des Benutzers der Edition, der von der Edition die unveränderten Quellen erwartet. Daraus folgt, daß jede Nachschrift für sich geschlossen und vollständig ediert werden muß, um den Vorlesungsverlauf und die Eigenart des Nachschreibers zu dokumentieren. Das ist auch wichtig für die Beurteilung der Authentizität. Die zeitgenössische Orthographie und Interpunktion des Originals muß beibehalten werden." [b]

Die „Vorlesung über die Naturphilosophie" vom Winter 1823/24 ermöglicht zwar in der Form, in der sie hier erscheint, keine leichte Lektüre, aber diese Schwierigkeit ist der Preis für eine philologische Genauigkeit. Der Herausgeber maßt sich weder die Fähigkeit noch die moralische Befugnis an, zu „entscheiden", was das „authentische Wort" Hegels sein könnte. Dennoch wurden den oben zitierten Regeln gemäß von Zeit zu Zeit geringfügige Änderungen im Falle offensichtlicher Syntaxfehler bzw. fehlerhafter Orthographie von Eigennamen (was sich nicht selten findet) vorgenommen. Ebenso wurden an einigen Stellen Satzzeichen hinzugefügt, wenn sie unentbehrlich schienen, um Doppeldeutigkeiten zu beseitigen. Im letzteren Falle schlägt der Herausgeber zwar jedesmal eine Interpretation vor, die aber nur für ihn verbindlich ist. Jeder derartige Eingriff wird angegeben.

---

a Im Vergleich zur einzigen verfügbaren Ausgabe, d.h. zu Bd. 6 der Glockner-Ausgabe.
b Helmut Schneider: Zur Edition der Vorlesungsnachschriften, in: Jahrbuch für Hegel-Forschung, Academia Verlag Sankt Augustin, Bd. 2, 1996, S. 214.

Der Herausgeber möchte Herrn Prof. Dr. Jean-François Kervégan und Herrn Dr. Helmut Schneider für ihre Ratschläge und ihre ständige Unterstützung danken. Er würdigt ebenfalls die gründliche Arbeit, die Arnaud Prêtre und Jean-François Laplénie an der deutschen Fassung leisteten, und die viele Schwierigkeiten bewältigte.

Zeichen und Abkürzungen:

(18)	Seitenangabe des Originals
[ ]	Zusatz des Herausgebers
Ms.	Manuskript
kursiv	Lateinschrift

Übersetzung des Vorwortes: Jean-François Laplénie.

[ERSTER BAND]

(1) *Ms. Germ. 4°. 542.*

Philosophie der Natur

vorgetragen

vom Professor *Hegel* im Winterhalbenjahre 1823/24

1ter Theil

nachgeschrieben von
v. Griesheim

Einleitung

Schon bei dem Namen Naturphilosophie muß einem einfallen daß es eine Wissenschaft ist, gegen die viele Vorurtheile bestehen. Die Philosophie ist überhaupt eine Wissenschaft, welche wenig Gunst hat, ganz besonders die Naturphilosophie. Ich kann mich darüber nicht weiter verbreiten. Die Naturphilosophie ist nicht von ihren Gegnern, sondern von ihren Freunden breit und glatt geschlagen, sie ist zu einem Formalismus ausgeartet, zu einem Instrument für die Einbildungskraft, in der Phänomenologie des Geistes habe ich dieß weiter erörtert. Ich darf daher über die Mißbräuche der Naturphilosophie nichts weiter sagen. Es ist nicht zu verwundern daß sich selbst der abstrakte Verstand gegen das barocke Thun der Naturphilosophie aufgelehnt hat. Dieß Thun hat bestanden, in einem oberflächlichen Schließen, nach (4) oberflächlichen Analogien. Solch ein Getriebe hat dann als das Höchste behauptet werden sollen, den Mangel aller Methode hat man dann als den höchsten Gipfel der Wissenschaft aufstellen wollen.

Im Gegensatz von diesem verkehrten Verfahren in der Wissenschaft, wird es nöthig scheinen die wahre Naturphilosophie zu analisiren. Dieser Gegensatz ist aber etwas zufälliges, etwas ganz äußerliches, wir können jene ganze Art auf die Seite gestellt sein lassen, sie ist nichts erfreuliches, wir haben Stoff genug an unserer Wissenschaft, als daß wir dieß Unerfreuliche berühren müßten. Was wir hier treiben ist nicht Sache der Einbildungskraft, nicht der Fantasie, es ist Sache der Vernunft.

Es ist gehörig die Abhandlung einer Wissenschaft, mit ihrer Bestimmung, mit der Art und Weise ihrer Erkenntniß anzufangen. Dieß ist Gegenstand der Einleitung, wobei ich hier den Paragraphen meines Lehrbuches folgen werde.

Philosophie ist ein Kreis, jeder Theil (5) ist besonders, jeder hat seinen Vorgänger, seinen Nachgänger ; hier fangen wir an.

Es ist daher nöthig die besondere Weise der Naturphilosophie zu bestimmen, und sogar zu beweisen daß eine Natur ist. In anderen Wissenschaften setzen wir dieß voraus, jeder Geometer setzt einen Raum voraus, keiner zweifelt daran, anders ist es in der Philosophie, die Natur muß bewiesen werden ; ihre Nothwendigkeit, die Erschaffung der Natur, dieß ist etwas was nicht vorausgesetzt werden kann. Wenn wir nun bestimmen wollen was Naturphilosophie ist, so verfahren wir am beßten, wenn wir das aufnehmen, gegen welches die Naturphilosophie bestimmt ist. Zu jeder Bestimmung gehört ein Zweites. Dieß Zweite ist hier die Physik, Naturgeschichte. Naturphilosophie ist auch Physik, sie ist rationnelle Physik, und sie unterscheidet uns sogleich verschieden von dem was man gewöhnlich Physik nennt. Man kann glauben, Naturphilosophie sei neu, dieß ist in der That wahr in einem Sinne, im (6) anderen aber nicht. Die

Naturphilosophie ist vielmehr älter als die Physik, die Aristotelische Physik ist in ihrer Hauptsache nichts anderes als Naturphilosophie, die Trennung beider ist spaeter entstanden. Wir finden sie schon in der Wolfschen Naturphilosophie[1], ein Theil hieß Kosmologie, Lehre von der Welt, von der Natur als solche[r], menschliches Treiben, ein Aggregat von unendlich vielen Einzelnheiten der Natur und des Menschlichen, sie beschränkt sich auf vollkommen abstrakte Verstandesbestimmungen.

Betrachten wir den Unterschied der Naturphilosophie und der Physik näher, so werden wir sehen, die Physik geht empirisch zu Werke, ihre Quelle ist blos Wahrnehmung, und ihr Inhalt der aus der Wahrnehmung, Naturphilosophie sei denkende Erkenntniß der Natur. In der That ist aber zu bemerken daß beide nicht auf diese Art zu unterscheiden sind, in der Physik sind oft mehr Gedanken als sie selbst hofft und weiß. Ihr Unterschied ist nicht dieser von Wahrnehmen und Denken, sondern er wird bestimmt durch die Art und Weise des Denkens. (7) Beide sind denkende Erkenntniß der Natur.

Folgende Punkte näher zu betrachten ist Sache der Einleitung [.]
1. Begriff der Naturphilosophie.
2. Was die Natur ist.
3. Eintheilung der Natur und der Naturphilosophie, Uebersicht über die Organisation der ganzen Wissenschaft.

I. Begriff der Naturphilosophie.

Dieß zerfällt wieder in zwei Betrachtungen [:]
a. Was ist der Begriff der Naturkenntniß.
b. Unterschied der Physik und Naturphilosophie.

a. Naturkenntniß ist wesentlich entweder allein oder auch denkende Naturbetrachtung. Was ist Natur ? Das ist die Frage, die wir zu beantworten haben. Wir finden Natur vor uns ; wir machen Bekanntschaft mit natürlichen Dingen, sam[m]len uns Kenntnisse über ihre Gesetze, über ihre Mannigfaltigkeit, ins Unendliche hinaus, hinein, hinüber.

Dieß Einsam[m]len von Kenntnissen befriedigt uns nicht, schon deshalb, weil kein Ende abzusehen. (8) Weil immer noch die Frage entsteht, was ist die Natur. Immer ist sie uns noch ein Problem nach allen diesen Kenntnissen. Indem wir ihre Verwandlungen, ihre Prozesse sehen, ensteht gerade dadurch das Bedürfniß sie in ihrem Wesen zu kennen, diesen Proteus zu zwingen seine Verwandlungen einzustellen, so daß es uns in einfacher Weise zum Bewußtsein komme, was die Natur ist.

Was ist etwas ? Dieß kann in vielfachem Sinne gesagt werden, ist[a] oft blos der Sinn des Namen ; bald der sinnlichen Wahrnehmung, bald bestimmt es der Stand. Was ist die Natur, in welchem Sinne, das ist es eben, was die Bestimmung des Begriffs der philosophischen Erkenntniß der Natur ist.

Dieß ist es wovon wir hier zuerst zu sprechen haben. Es ist, hat uns zunächst den Begriff der Natur zu geben. Wir könnten nun nach der philosophischen Erkenntniß der Natur fragen [,] wir könnten den Mittelpunkt besetzen, wir könnten sagen, sie sei die Idee der Natur. Wenn ich so unmittelbar von der Idee der Natur ausgehen wollte, so könnte dieß undeutlich sein. Sie enthält verschiedene Be(9)stimmungen, sie ist konkret, wir müssen jene einzelnen Bestimmungen, zu fassen und dann zusammen zu fassen suchen, so daß wir dann erst die Vorstellung erhalten, was die Erkenntniß der Idee sei. Wir müssen deshalb eine Reihe von Bestimmungen durchgehen, die wir in Formen aufnehmen können, die uns bekannt sind, wir sagen, wir wollen uns denkend zur Natur verhalten. Es giebt noch andere Weisen sich zur Natur zu verhalten, als denkend. Wenn wir diese Weisen auffassen, so finden wir daß in ihnen die Momente der Idee liegen. Sie werden uns so unmittelbar näher gebracht und so werden wir auf den Punkt kommen, der das ist um was sich unsere Untersuchung dreht.

Wir können uns theils praktisch, theils theoretisch zur Natur verhalten. Bei dem theoretischen Verhalten wird sich ein Widerspruch zeigen, der uns unserem Zwecke näher bringt und die Auflösung dieses Widerspruchs ist nur, indem es sich mit dem vereint was das Unterscheidende des praktischen Verhaltens ausmacht [.]

1. Das praktische Verhalten. Es ist wesentlich (10) durch die Begierde bestimmt, durch das Bedürfniß, dieß verwendet die Natur zu unserem Nutzen, verzehrt sie. Hier treten sogleich zwei Bestimmungen hervor.

1. Das praktische Verhalten hat es immer nur mit dem einzelnen Produkt der Natur zu thun, oder mit einzelnen Seiten derselben. Das praktische Verhalten will sich der Naturdinge bemeistern, aber immer nur einzelner Dinge, die allgemeine Natur läßt sich nicht abrichten, nicht zu unseren Zwecken gebrauchen.

2. Das Letzte, der Zweck ist unser Nutzen, nicht die natürlichen Dinge selbst. Wir machen sie zu Mittel, ihre Bestimmung liegt in uns, nicht in ihnen, sie erfüllen sie nur in sofern sie gebraucht, vernichtet werden, sie werden abgenutzt, aufgerieben, ihre Eigenthümlichkeit geht mehr oder weniger unter, was auf längere oder kürzere Zeit, hinausgeschoben sein kann. Ihre Vernichtung ist das Letzte.

Das praktische Verhalten ist selbstsüchtig, der Mensch ist der Zweck, und was dadurch zu Stande kommt, Befriedigung. Es ist Aufhebung des Gegensatzes,

---

a Ms. : ist hat

des Mangels irgend einer (11) Art, und was hergestellt wird, ist die Herstellung der Einheit mit uns selbst. Hunger ist eine Negation in mir, ich und die Negation sind vorhanden, sie wird aufgehoben, indem ich den Hunger befriedige. Diese Negation ist ein anderes als ich selbst bin, und was ich thue ist dieß andere mit mir identisch zu setzen, hierbei opfere ich das Ding auf.

Dieß sind die Momente des praktischen Verhaltens zur Natur, wir werden sie benutzen.

2. <u>Das theoretische Verhalten</u>. Hierbei bemerken [wir] ein umgekehrtes Verhalten zu den Dingen, wie beim praktischen Verhalten, aber auch hier stoßen uns sogleich zwei Bestimmungen auf.

1. Indem wir uns theoretisch verhalten, treten wir von den Dingen zurück, und indem wir von ihnen zurücktreten lassen wir sie frei. Es ist umgekehrt wie beim praktischen Verhalten. Die Begierde und ihre Sucht zu vernichten, zu verzehren ist gehemmt. Die Bestimmung der Dinge ist nicht mehr in uns, sondern sie ist daß sie sind, wir richten uns nach den Dingen. Wenn wir aber von der theoretischen Seite sprechen, so wissen wir daß sich an ihr so(12)gleich noch andere Seiten unterscheiden lassen. Wir wissen daß wir uns durch die Sinne zu den Dingen verhalten und daß wir sie denken.

Wenn wir uns sinnlich verhalten, so haben wir zunächst mit den äußeren Sinnen zu thun, nicht mit den inneren. Wenn man von der Physik dann näher sagt, daß sie empirisch sei, daß ihre Grundlage das Zeugniß der Sinne sei, so schränkt man die Erkenntniß der Physik darauf ein, daß sie nur aus den Sinnen herkomme. Wenn dieß, so bestünde die Physik in weiter nichts, als in Hören, Sehen, Schmecken, Riechen und Betasten und daß wir behalten was wir so empfunden. Die Thiere lernen so auch viel ; sie sehen, hören pp. wie der Mensch. Das Wahrnehmen ist aber nicht blos sich so sinnlich [zu] verhalten, sondern es ist ein Geist, ein Denkendes was hört, sieht pp.

Die Sinne geben im sinnlichen Verhalten keinen bestimmten Unterschied, sie sind das trübe, gedankenlose Verhältniß, die Intelligenz ist im sinnlichen Verhalten noch nicht.

Das sinnliche Verhalten ist zum Theil praktisch zum Theil theoretisch. Das Schmecken zerstört, das (13) Riechen ist nur bei der Auflösung des Dings, das Hören hat es nur mit dem Ton zu thun, der nur ist, indem er verschwindet. Tasten enthält ein Verhältniß der Repulsion, ein Verhältniß zur Materie als undurchdringliches. Sehen ist nur der einzige eigentlich freie theoretische Sinn, man sieht den Dingen nichts ab, man zerstört sie nicht, sie brauchen nicht zu vergehen. Für das Auge sind die Dinge als Seiende als Dauernde. Die erste

Bestimmung daß[a] wir uns bei dem sinnlichen Verhalten theoretisch verhalten, bezieht sich so nur zum Theil auf die Sinne, nur auf das Sehen.

Vorstellung, Gedanke, Denken hat die freie Haltung gegen die Dinge. Vorstellung ist die Intelligenz in sich. Nur der ist frei, der andere frei lassen kann, der sich zu ihnen als frei verhalten kann.

Wir können zwar die Dinge auch nach der Seite der Natürlichkeit sinnlich erkennen, allein hier ist das Erkennen nur ein Mittel, und das Letzte ist die Beziehung auf uns.

2. Wenn wir uns theoretisch verhalten, so bekommen die Dinge die Bestimmung des Allgemeinen zu uns, wir verwandeln sie in etwas **(14)** Allgemeines. Denkend verhalten wir uns zum Allgemeinen. Dieß ist eine Hauptbestimmung. Schon in die Vorstellung tritt das Allgemeine, wir haben den Gegenstand in unserer Idee, er ist aus seinem Raum und seiner Zeit gerückt, er ist in unsere Zeit und unseren Raum des Gedankens herübergetragen. Der vorgestellte Gegenstand ist nicht mehr nach allen Seiten bestimmt, er ist schon trübe.

Nochmehr ist dieß bei der allgemeinen Vorstellung der Fall. Der Mensch ist nicht, er ist nur nach seiner Besonderheit. Ding ist allgemein, keiner kann es zeigen, so wie es gezeigt wird, ist es ein besonderes Ding. Dieß ist das Verhalten der theoretischen Thätigkeit zur Natur. Je mehr des Denkens in der Vorstellung wird, je mehr verschwindet von den Einzelheiten der Dinge. Das Denken macht den Reichthum der Natur arm, der Frühling stirbt, das Rauschen schweigt zur Stille des Gedankens, die Fülle der Natur verdorrt in trockner Form, zu gestaltloser Allgemeinheit.

Diese Bestimmungen sind wesentlich beim theoretischen Verhalten.

3. Wenn wir beide Bestimmungen mit einander **(15)** vergleichen so sehen wir im praktischen Verhalten die Dinge als Einzelnes, das Prinzip [,] die Negation der Dinge, daß sie nicht[s] an sich [,] nicht[b] frei für sich sind, im theoretischen Verhalten werden die Dinge zum Allgemeinen bestehend zu Freien gegen uns. Wir sehen so einen Gegensatz, dieß erscheint als ein Widerspruch und dieser <u>Gegensatz</u> zerfällt in verschiedene Seiten. Wir werden aber nachher sehen, daß sich dieß auf eine andere Weise verhält.

Wenn wir das theoretische Verhalten innerhalb seiner selbst betrachten, so werden wir Widersprüche in sich darin finden. Wenn wir es mit dem Zweck vergleichen die Natur zu erkennen, wie sie ist, so scheint das theoretische Verhalten unmittelbar das Gegentheil von dem zu bewirken, was es beabsichtigt. Wir wollen die Natur erkennen die ist, die wirklich ist, wir wollen nicht erkennen was

---

a Ms. : das   b Ms. : nichts

nicht ist, statt sie nur zu lassen wie sie ist, statt sie wahrzunehmen, so machen wir durch das theoretische Verstehen etwas ganz anderes daraus, wenn wir sie denkend erkennen wollen. Durch Denken machen wir die Dinge zu (16) etwas Allgemeinem, die Naturdinge sind aber etwas einzelnes und wir wollen doch die Natur nehmen wie sie ist. Wir machen die Gegenstände zu etwas subjektivem, gedachtem, uns angehörigem, von uns produzirtem[a], zu dem Menschen eigenthümlichen. Nur der Mensch denkt, hat Gedanken. Die Naturdinge denken nicht, also ist beides heterogen. Dieß ist also etwas anderes, als wir wollten.

Nach der anderen Seite, nach der 1ten Bestimmung, findet aber dieselbe Verkehrung statt, es wird uns gleich das unmöglich gemacht, was wir bezwecken. Das theoretische Verhalten will hiernach die Begierde hemmen, ist uneigennützig, läßt die Dinge gewähren, bestehen, stellt sie uns gegenüber. So entsteht ein Diesseits und Jenseits, ein Subjekt und Objekt. Dieß Verhältniß ist aber unserer Absicht entgegen, die Natur wollen wir fassen und zu dem Unsrigen machen, sie soll uns kein Jenseits sein.

Auf dem Standpunkt des Bewußtseins ist uns die Natur gegenüber, wir sind das Subjekt was jene Kluft von jenem Objekt (17) trennt. Uebersringen wir sie, was in der anderen Seite des theoretischen Verhaltens beim Denken geschieht, so machen wir die Natur, die ein anderes ist als wir, zu einem anderen als sie ist, zu einem Unsrigen, Gedachten, wir machen sie zu Gedanken. So ist jedes dieser Verhalten, dem Zwecke entgegen den wir uns setzen. Wenn wir die Dinge denken so machen wir sie uns zu eigen, wir machen sie aber auch frei, so ist jede der beiden Bestimmungen der anderen entgegengesetzt.

Um diese Schwierigkeit des Gegensatzes, dreht sich das Interesse der neueren Philosophie, der Hauptpunkt in ihr ist diesen Gegensatz aufzuheben, zu lösen. Um diese Auflösung wäre es dann zu thun.

Wenn die Naturphilosophie nicht eine leere Einbildung sein soll, so müssen wir beweisen, daß dieser Widerspruch sich auflöst.

Nach dem Gesagten, scheint dieß unmöglich, es ist jedoch hier nicht der Ort, sich in die vollständige Auflösung einzulassen. Die Natur der Erkenntniß gehört in die (18) Logik und wir müssen voraussetzen, daß hier jener Widerspruch gelöst sei, so daß es möglich ist die Natur zu erkennen. Naturphilosophie ist gleichsam angewandte Philosophie, Logik ist reine Philosophie, und diese muß hier vorausgesetzt werden. Die Natur des Erkennens mußte aber hier erwähnt werden.

Die Naturphilosophie ist in dem ungünstigen Verhältniß, daß an ihrer Wirklichkeit, Möglichkeit, gezweifelt wird. Andere Wissenschaften stehen glücklicher. Niemand zweifelt an der Möglichkeit der Geometrie, der Rechtswissenschaft. Bei der Naturphilosophie ist selbst die Weise der philosophischen Erkenntniß in Zweifel gezogen.

---

a Ms. : subjektiven, gedachten, angehörigen, produzirten

Wenn wir nun zwar hier nicht logischer Weise diese Aufgabe aufgelöst haben, so können wir uns doch einer anderen Aushülfe bedienen. Rechfertigen müssen wir das philosophische Erkennen der Natur. Rechtfertigen heißt, etwas zurückführen auf verwiesene oder angenommene Grund(19)sätze. Einerseits habe ich hier das Recht mich auf die Logik zu berufen, andererseits aber, indem wir Naturphilosophie für sich betrachten ist das was wir voraussetzen, nur das was im gewöhnlichen Bewußtsein als gültig schon vorhanden, das was die gesunde menschliche Vernunft als gültig zugiebt. Hierauf können wir uns gültig berufen.

Es ist interessant, daß die Gesetze der Logik von der allgemeinen gesunden Vernunft zugegeben werden. Der Kampf der Philosophie ist nicht mit der Vernunft, er ist mit dem Verstande, mit der Metaphÿsik die nicht mehr unbefangenes Denken, sondern verständiges Denken geworden ist und sich darin festgesetzt hat.

Jener Gegensatz ist nur dieser. Die Gegenstände sind jenseitige, objektive uns entgegengesetzte ; heben wir dieß auf so machen wir zu den unsrigen, machen sie subjektiv, fassen mithin etwas anderes als sie sind. Den Weg diesen Gegensatz zu lösen, **(20)** zeigt die Logik, auf diesem Standpunkt hat dieß Objektive keine Wahrheit, es ist eine falsche eine nichtige Bestimmung, ebenso dieß Subjektive, meine Gedanken, die nur in mir sind, sind ebensowenig etwas Wahres.

Wir wollen diese logische Weise jedoch nicht voraussetzen, sondern nur das was aus dem gewöhnlichen Bewußtsein herausgeht, und in demselben die Momente aufzeigen die das Begreifen der Natur fördern.

Wir stehen also so an einem Widerspruch, spekulativ ist gezeigt worden, daß der ganze Standpunkt des Gegensatzes ein unwahrer ist, die Auflösung ist die Vereinigung beider Bestimmungen, beide erhalten sich in der Vereinigung, aber ohne das Perennirende gegen einander, dieß ist die Form der Auflösung.

Von dieser Vereinigung ist eine eigenthümliche Form zu erwähnen, die aus der Wissenschaft und Religion bekannt ist, in letzterer ist sie ein Vergangenes. **(21)**

Dieß ist das was man ursprünglichen Stand der Unschuld nennt, Leben im Paradiese, ein Zustand, worin der Mensch identisch mit der Natur ist, worin er mit dem Auge des Geistes im Mittelpunkte der Natur steht. Der Mangel dieser Identität des Geistes und der Natur, ist der Stand der Entzweiung, der Sündenfall. Diese Einheit wird vorgestellt als eine anfängliche, ursprünglich göttliche Anschauung, als unmittelbares Bewußtsein, die zugleich Intelligenz ist, Einheit des natürlichen und göttlichen, als anschauende Vernunft, göttliche Vernunft, denn Gott ist in dem Geist und der Natur identisch, aber endlicher Geist ist solcher in welchem die Natur ein anderes ist. Die Excentricität der Naturphilosophie hat zum Theil ihren Grund in der Vorstellung, daß obgleich die Menschen nicht mehr im Paradiese sind, es doch noch Sonntagskinder gäbe, oder Menschen die sich im Glauben Momente eines solchen Zustandes bilden könnten, wo die Natur ihnen offenbar sei, wenn sie ihre Fantasie walten lassen. **(22)**

Sie sei denkend, vernünftig und nur insofern nicht vernünftig und der Gedanke nicht real, als der Mensch die Trennung der Reflection hinein bringt, wenn er sich wolle walten lassen, so werde ihm das Innere der Natur offenbar. Diesen Zustand kann man füglich einen prophetischen Zustand nennen, er ist ein Erfülltsein ohne Quelle, das sich nicht durchs Bewußtsein hervorgebracht ausspricht. Das Paradies erscheint hierbei als eine Vollendung des wissenschaftlich religiösen Zustandes. Von einem solchen Zustande sollen dann noch schwache Spuren in der Tradition aufbehalten worden sein, an die sich die weitere Bildung angeknüpft habe und von denen unsere Erkenntniß, Wissenschaftlichkeit, ausgegangen sei. – Wir sehen daß es hierbei dem Bewußtsein nicht sehr sauer gemacht wäre zur Erkenntniß der Wahrheit zu kommen, es ist sehr leicht orakelmäßig vom Dreifuß herab zu sprechen, aber ein anderes ist die Arbeit des Denkens. (**23**)

Die Mängel dieser Ansicht wollen wir nun kurz angeben. Es muß zugegeben werden, daß in der Idee die[a] Einheit des Geistes und der Natur, Intelligenz und Anschauung, Insichsein des Geistes und seiner Objektivität liegt, dieß sind aber Ausdrücke die leicht zu Misverständnissen Veranlassung geben. In der That ist diese Einheit als abstrakte Definition des Wahren anzugeben, sie ist aber nicht der Anfang, der Eingangspunkt, sondern das Ziel, sie ist keine unmittelbare[b] Einheit, sondern das Hervorgebrachte.

Es wird gesagt, es sei der natürliche Zustand ; die unmittelbare Einheit ist aber nur das Natürliche, Einheit in der Weise der Natur, bewußtlose Einheit, nicht wissend und daher nicht geistige Einheit. Der Stand der Unschuld ist so ein Vorgestelltes, das aber nicht das Erste sondern das Letzte ist. Eine natürliche Einheit ist die kindliche, die der Pflanze, des Thieres, der Mensch muß vom Baum der Erkenntniß des Guten und Bösen gegessen haben, dann ist er erst Geist, Bewußtsein. Die Einheit ist nicht (**24**) wirkliche Wahrheit, sondern nur abstrakte Wahrheit. Die Wahrheit ist an sich nicht die Wahrheit, es gehört dazu daß die Form der Wahrheit dabei sei, nicht blos daß sie an und für sich wahr [sei]. Jene Einheit ist nur in ihrer abstrakten Wahrheit, in ihrer Wirklichkeit, in ihrer Form, ist allein die Form des Wissens des Geistes. Der Geist ist nicht im Anfang diese Einheit, sondern er hat sie erst durch seine Thätigkeit hervorgebracht, er ist nur, was er ist, durch die Ueberwindung des Gegensatzes. Nur der Geist ist fähig die Einheit seiner und der Natur zu sein.

Jene Anschauung enthält die Idee an sich, aber nicht in ihrer eigenthümlichen gehörigen Form. Die Auflösung muß die Gestalt haben, daß die Form der Idee das Wissen ist, daß das Bewußtsein sich erhält. Um zur Wahrheit zu gelangen muß man nicht das Bewußtsein aufgeben, sich nicht in das Nichts des

a Ms. : der   b Am Rande geschrieben

Wissens flüchten, sondern die Idee muß als Wissende sein, und die Momente der Idee sind im Bewußtsein (**25**) als solche aufzuzeigen.

Die Annahme des Widerspruchs, des Gegensatzes wollen wir durchs Bewußtsein widerlegen.

1. Die erste Bestimmung die wir hatten war die, die Natur sei ein Anderes gegen uns, ein Jenseits, ein Festes, Absolutes perennirend gegen uns, wir seien im Kampf mit der objektiven Welt, in Ansehung des Begriffs, sei das Seiende, ein Perennirendes von uns nicht zu durchdringen.

Das Gegentheil hiervon ist schon früher gegeben, das Jenseitige, Reale, Feste, ist nicht fest, nicht seiend, sein Inneres ist ein ideelles. Die einzelnen Dinge sind ebenso ideell, dieser idealistische Glaube liegt in dem was wir im praktischen Verhalten gezeigt haben, daß die Dinge nichts an sich sind. Idealismus ist, daß die Dinge an sich nichts sind, daß ihnen nicht Realität zukommt, beim Idealismus ist das Sein nur Schein, wesentlich nur ein Negatives, nicht ewig, nicht dauernd, seine Wahrheit ist aufgehoben zu werden. (**26**)

Das praktische Verhalten ist, kann man sagen, zu idealistisch, zu subjektiv, dieß macht daß es realistisch wird, daß das Subjekt sich allein als das Ziel, den Zweck setzt. Die Thiere sind nicht so unvernünftig wie die Metaphisik die behauptet die Natur sei nicht zu erkennen, sie packen die Dinge an und vernichten sie.

2. Bei dem theoretischen Verhalten hat die Bestimmung der Idealität, das Denken in sich, sie ist Negation des Seienden, ebenso verhält sich das Denken zu den Dingen, wir bleiben nicht so ihnen gegenüber stehen. Intelligenz ist nicht der Eigensinn, wie der reflektirende Verstand, intelligenz amalgamirt sich mit den Dingen, den Inhalt setzt sie, denkt sie, macht ihn zu einem Gedachten, Allgemeinen.

Ideel heißt unbestimmte, negirte Einzelnheit, das Affirmative ist das Allgemeine : In dem Denken ist das Moment der Negation, aber auch das der affirmativen Weise.

Die Intelligenz denkt, weil sie ich (**27**) ist. Ich ist das einfache, sich auf sich selbst beziehende, freie bei sich selbst Sein, Quellpunkt der Subjektivität. Ich bin bei mir, ganz einfach. Was an mich kommt, kommt an dieß absolut einfache, indem es in mich aufgenommen wird, wird es zusammengezogen, in das was ich bin, ich denke es, der Geist reduzirt das Gedachte auf das einfache Ich. Der Inhalt, das Vorgestellte wird in Allgemeines verwandelt, das heißt denken. Die Allgemeinheit als Thätigkeit ist Denken. Diese Intelligenz die denkt produzirt die Allgemeinheit. Der Gedanke ist das Subjektive sowohl, als auch das Produkt. Das Allgemeine ist überhaupt abstrakt, das Einzelne negirend, auf die Seite fallend zu einem subjektiven Behufe. Eben deswegen aber erscheint das Allgemeine als ein Subjektives, Einseitiges, eine Subjektivität der Abstraktion. Hierin liegt der

Schein wovon früher gesprochen ist, die Dinge sind einzelne und werden allgemein gefaßt.

Jetzt müssen wir bei der Bestimmung (**28**) des Allgemeinen überhaupt stehen bleiben, dieß ist die wesentliche abstrakte Grundlage.

Wir denken Gegenstände, fassen sie als Allgemeines auf, dieß allgemeine Sein der Dinge ist kein subjektives, was wir nun wollen, sondern es ist objektiv das Wahre. Dieß müßte logisch gezeigt werden, wir setzen es aber voraus als begründet und berufen uns nur auf das gewöhnliche Bewußtsein.

Es ist die allgemeine Ueberzeugung der Menschen, daß wenn man wissen will was ein Ding, eine Begenbenheit in der Wahrheit sei, so müsse man denken, dann finde man erst die Wahrheit, es fällt keinem Menschen ein beim Sinnlichen stehen zu bleiben.

Der Gegensatz ist ein Satz der Metaphisik an den kein Mensch glaubt.

Ich bin Mensch, dieß ist die allgemeine menschliche Natur, ich habe sie mit allen Menschen gemein, und doch ist sie meine substantielle Natur. Leben kann niemand (**29**) zeigen, ebenso wenig Geist und Vernunft. Sie sind allgemein und doch machen sie meine Substantialität [aus]. Gerade das wodurch ich mich von anderen unterscheide, mein Alter, die Begebenheiten meines Lebens pp das ist das Unwesentliche. Jenes Allgemeine daß ich Mensch bin, das ist das Wesentliche. Ich bin je vollkommener, je mehr ich jenes Allgemeine darstelle, es geltend mache daß ich Mensch, Geist, Vernunft bin. Dahin muß man es bringen daß man das Allgemeine sich als das Wirkliche vorstellt. Geist, Mensch das ist meine Wirklichkeit, wir setzen das Noumen dem Phänomen entgegen, das Noumen ist das Objekt, das Wirkliche. Die platonische Idee ist die der Gattung, was ich als Gattung bin, das bin ich, dieß ist die Idee und so das Wirkliche.

Es ist Misverstand oder geringe Stufe der Bildung wenn man dieß nicht als Wahres erkennt. Das Allgemeine ist das Wirkliche, hiervon werden wir wohl alle überzeugt sein.

3. Die Physik, empirische Naturwissenschaft kommt (**30**) darin mit der Naturphilosophie überein, daß auch sie das Allgemeine sucht, erkennen will. Die Naturphilosophie ist denkende Betrachtung, Fassen des Allgemeinen überhaupt, dadurch unterscheidet sie sich nicht von der Physik, denn der Inhalt dieser ist auch das Allgemeine, sie denkt auch. Es könnte scheinen als halte sich die Physik nur an das einzelne Wahrgenomme, thäte sie dieß so wäre sie nichts als aufzählen von Vorstellungen, Gefühlen die wir von den Dingen durch die Sinne empfangen. Wenn wir aber das näher betrachten was Erfahrung heißt, so finden wir, daß der Inhalt nicht ein so sinnlich Einzelnes ist. Zur Erfahrung gehört wesentlich daß der Inhalt eine Allgemeinheit habe. Insofern der Inhalt ein Doppeltes ist, so mache ich die Erfahrung daß wenn das eine, auch das andere vorhanden ist. Es ist dann Nothwendigkeit da, nicht Zufälligkeit, diese giebt keine Erfahrung. So sind wir in der Physik bemüht die Ordnung, Klassen, Arten, Gattungen der Naturdinge zu

formiren, und (**31**) das Einzelne ist nur als ein Exemplar, Beispiel, Beiherspiel, als einzelne Erscheinung in der Allgemeinheit vorhanden, ist nicht das Wesentliche.

So lernt man Elektrizität, Magnetismus als Kräfte, als allgemeine Materien kennen, Elektrizität, Magnetismus sind allgemeine Eigenschaften, Weisen der Natur überhaupt. Man hat Freude, wenn man solche Bestimmungen erweitert sieht, das Allgemeine auch da findet, wo man früher diesen Gesichtspunkt nicht hatte. Man hat gefunden, daß die Natur des Blitzes Elektrizität ist, sie hat dadurch an Allgemeinheit gewonnen.

Gerade die Allgemeinheit solcher[a] Bestimmungen macht das Hauptinteresse der Physik aus. Weiter ins Bestimmte geht es, daß zweierlei Elektrizitäten vorhanden [sind], Harz und Glaselektrizität, es hat sich aber gefunden daß in jedem dieser Körper, jede dieser beiden Arten entwickelt werden kann. Der Unterschied von Harz und Glas fällt weg, er wird allgemeiner, ist nicht mehr an besondere Körper gebunden, man ist zu einem allgemeinen Namen übergegangen, (**32**) hat sie positive und negative Elektrizität genannt, es ist jetzt ein ganz abstrakter Namenunterschied.

Die Physik sieht die Allgemeinheit als ihren Triumph an. Man kann sagen sie geht zusehr ins Allgemeine. In der Elektrochemie ist Elektrizität und Chemie so in einander verstrickt, daß selbst die Physiker beides nicht mehr aus einander bringen können und es so zur weiteren Allgemeinheit übergegangen ist. Man kann so sagen, es sei Mangel der Physik daß Identität zu sehr ihre Bestimmung sei, denn Identität ist eine Verstandesbestimmung, Hauptkathegorie des Verstandes.

Das zweite Allgemeine der Physik sind die Gesetze, nicht ein Einfaches in sich, wie Thier, Mensch, Elektrizität. Gesetze setzen zwei voraus, die an einander gebunden sind, wenn a ist, so ist auch b. Z.B. bei den Gesetzen des Falles, wenn a die Größe des Raums, so ist b die Größe der Zeit pp. Hierdurch ist ein Gesetz ausgesprochen. Sie sind allgemein, nur in sofern (**33**) sind es Gesetze.

Diese Allgemeinheiten sind das Gemeinschaftliche der Physik und Naturphilosophie, und es liegt darin die Bestätigung daß das Allgemeine auch in der ersteren Wissenschaft als das Objektive, Wahrhafte, nicht blos als subjektiv Gemeintes gilt. Die Naturphilosophie schwankt zuweilen dazwischen, ob das Allgemeine subjektiv oder objektiv sei. Man sagt, man bringe die Natur in Klassen zur subjektiven Erkennung, und in der Natur sei es nicht so. In der scholastischen Idee hat man dieß Schwanken.

An den Klassen, Gattungen pp sucht man Merkmale als wesentlich, sie sind aber nur wesentlich für uns um zu merken, sie sind nicht so gemeint als ob sie objektive, wesentliche Bestimmungen der Gattungen seien, sie haben keine höhere excellentere Existenz als alle übrigen Bestimmungen die neben ihnen bestehen : sie sind nicht die Grundbestimmungen, nicht allgemein Bestimmungen der Gattungen. (**34**)

---

a Ms. : socher

b. Unterschied der Physik und Naturphilosophie

Wir haben die Physik und die Naturphilosophie bis zu einem Punkte betrachtet, wo sie identisch sind. Der Unterschied kann nicht so angegeben werden, daß man sagt, Physik sei empirisch, ihr Zweck ist vielmehr das Allgemeine.

Man kann zunächst sagen die Physik gehe von Erfahrung aus, die Naturphilosophie aber nicht, sie brauche die Erfahrung nicht ; dieß ist einerseits wahr. Im philosophischen Sinn ist etwas nicht deshalb wahr weil es sich so findet, in der empirischen Physik ist freilich dieß das Letzte, weil es sich so findet, darum ist es so. Nach einer Seite also ist diese Ansicht richtig, man muß aber das Verhältniß der Philosophie zur Erfahrung nicht dahin ausdehnen, als bedürfe sie der Erfahrung nicht. Im Gegentheil Naturphilosophie geht von der Physik wesentlich aus, damit sie zur Exsistenz komme. Ein anderes aber (**35**) ist es die Erfahrung zum Grunde [zu] legen, so daß sie ein Berechtigendes wird, ein Erstes und ein Anderes ist die Wissenschaft in ihrem Inhalte. Ohne Zweifel giebt es Kenntniß der Sätze der Geometrie, die durch Messen bekannt gewesen sein können, aber ihre Nothwendigkeit ist erst durch die Wissenschaft erkannt, und in dieser ist nicht mehr von Messen die Rede.

Dieß ist der Gang alles Geistigen überhaupt, das Sinnliche ist die erste Voraussetzung, der Geist wendet sich dagegen, bearbeitet es, bildet es um zur Form der Allgemeinheit, wie sie die Sätze in der Physik haben. Dieß Allgemeine, Gattungen, sind das Objekt, was der Begriff bearbeitet, umzubilden sich getrieben fühlt. Die Naturphilosophie verachtet so wenig die Erfahrung, daß sie vielmehr sie bei ihrer Existenz voraussetzt. Die Naturphilosophie erkennt den Werth, den Ruhm, die Größe der phisikalischen Gesetze an, denn sie erkennt darin das Allgemeine. *Kepler*^a. (**36**)

Die Naturphilosophie nim[m]t diesen Stoff von dem Punkte auf, bis wohin ihn die Physik gebracht, und sie hat nöthig daß er von der Phisik so weit gebildet wird. Das Gebildete ist Stoff für den bildenden Begriff. Dieß ist der Fortschritt der Bildung überhaupt, das Gebildete ist überall der Stoff der weiter gebildet wird. Physik und Naturphilosophie arbeiten sich in die Hände, es ist eine Umwandelung des Bestimmten in das Allgemeine. Dieser ist der Weg den alle Wissenschaft genommen, aber indem sie so geworden müssen sie zeigen daß der Inhalt eine Totalität in sich selbst ist, ein anderes ist die Erkenntniß, und ein anderes die hervorgebrachte, selbstständige Wissenschaft. Die Naturphilosophie setzt nun die Physik voraus, sie bringt blos eine andere Weise der Erkenntniß hervor. Diese philosophische Weise ist nicht eine Willkühr, sondern es ist der Begriff (**37**) der dazu treibt und der dazu getrieben wird, weil die phisikalische Weise den Begriff

---

a Ms. : *Keppler*

nicht befriedigt. Das wodurch sich beide Wissenschaften unterscheiden ist die Metaphÿsik beider. Die Phÿsik hat Metaphÿsik, bewußtlose oder bewußte. Newton läugnet die Metaphÿsik in der Phÿsik, er erscheint mir wie jener Landmann von ihm, dem gesagt worden daß er in Prosa spreche und der dieß nun freudig seiner Frau zu Hause erzählt.

Metaphÿsik ist in jedem Bewußtsein, es ist das Verständige darin, diese allgemeine Bestimmung der Metaphÿsik ist es, worauf wir alles zurückführen und erst wenn ein Stoff diese Form erhalten hat[a] ist er uns verständlich. Gründe[b], Ursach[e] [,] Wirkung pp alles dieß ist die Metaphÿsik in uns, denkender[c] Instinkt oder instinktartiges Denken ; absolute Macht in uns, deren Meister wir nur sind, wenn wir sie kennen und sie uns zum Gegenstande machen. (**38**) Kathegorie der Phÿsik. Metaphÿsik der Phÿsik ist das Ungenügende darin, dieß Ungenügende näher zu zeigen ist hier nicht unser Geschäft und gehört in die Logik. Das philosophische Resultat nach dieser Seite können wir voraussetzen. Es ist ein Resultat der Kantschen Philosophie daß durch die Kathegorie nichts wahrhaftes erkannt werden kann, diese Kathegorien sind nur Verstandeskathegorien, die Negation der Kantschen Philosophie ist aber so weit gegangen, daß das Wahre überhaupt nicht erkannt werden könne weil es sonst keine andere als die Form der Verstandeskathegorien geben könne. Wir können dieß aber als allgemein bekannt voraussetzen, denn die Kantsche Philosophie ist in die allgemeine Bildung leider mit jenem ungeheueren Misverständniß übergegangen.

Wir haben auf eine konkretere Weise davon zu sprechen, wie in der Anwendung auf (**39**) besondere Art und Weise verständiges Denken in der Phÿsik vorkommt.

Das Ungenügende in der phÿsikalischen Weise tritt sogleich in zwei Punkten hervor. Erstens erkennt die Phÿsik das Allgemeine, Gattung, Gesetz, Kraft pp [,] der Mangel hierbei ist, daß es abstrakt oder formell ist, es hat seine Bestimmung nicht an sich selber, bestimmt sich nicht durch seine Besonderheit. Zweitens, das Allgemeine bedarf eines Inhalts ; ewige Natur des Begriffs, hat einen Inhalt, aber der nicht durch sich selbst bestimmt [ist]. Dieser Inhalt nicht durch das Allgemeine selber gesetzt, ist frei, zersplittert, vereinzelt, abgesondert, unendlich mannigfaltiger Stoff neben einander, ohne Zusammenhang in sich selbst. Die eine Seite des Mangels ist also die abstrakte Allgemeinheit, die 2te Seite das Losgebundensein des Inhalts.

Diese Bestimmungen stehen in der engsten Beziehung zu einander. (**40**)

Wenn wir eine Blume zerlegen, so bemerkt die Reflexion, der Verstand die Qualitäten [,] Einzelnheiten, ihre Farbe, Gestalt, ihren Geruch [,] Geschmack, ihren Farbestoff, ihre Bestandtheile. Wir sagen die Blume besteht aus diesem und diesem. Die Reflexion hat die Einheit zerstört. In der Anschauung ist die Blume

---

a Zwischen den Zeilen steht : auffinden kann   b Ms. : Gründen   c Ms. : denkendes

eine Totalität, die wir aus allen jenen Bestandtheilen nicht wieder herstellen können. Man hat so in der Philosophie an die Anschauung apellirt gegen die Reflection. Die Anschauung hat die Totalität für sich und [ist] nicht so zerrissen wie die Reflecktion, eben darin liegt es daß die Physik sich auf die Erfahrung, Wahrnehmung beruft, aber die Reflexion geht dann zu der Form des Allgemeinen über oder zu dem was ich Metaphysik genannt habe. Sinnliche Anschauung ist gerade dieß, was sich an die Totalität hält, aber nur durch die Anschauung kann man nicht philosophiren, (41) sie muß gedacht, in die Bestimmung der Allgemeinheit erhoben werden, aber man muß hierbei nicht stehen bleiben, das Zerstückelte muß zur Einheit, Individualität verbunden werden. Der Begriff hat die bestimmten Unterschiede vor sich, bringt aber die Totalität durch die Anschauung denkend hervor.

Wir haben gesagt jene beiden Bestimmungen sind auf das Engste verbunden. Das Zersplittern macht die Einzelnheiten abstrakt, allgemein, es verwandelt das Konkrete in Abstraktes, Allgemeines, Auseinander, Nebeneinander.

Jeder Planet ist Körper, ist Materie überhaupt, seine Bewegung ist eine besondere Bestimmung die hinzukommt, wir trennen sie von der Materie, so wird sie abstrakt.

Um das Ungenügende auch bestimmter zum Bewußtsein zu bringen, sagen wir 1. Die Physik erkennt das Allgemeine aber es ist abstrakt, 2. der besondere Inhalt kommt (42) von außen her, ist ungebunden, ohne Nothwendigkeit [,] 3. der Inhalt ist endlich, ungenügend das zu fassen, was lebendig frei [ist]. Diese drei Punkte müssen wir noch näher betrachten.

1. Das Allgemeine erkennt das Allgemeine ; es ist aber abstrakt, es hat zwar einen Inhalt, aber dieser kommt anderswoher. Das ganz Allgemeine ist Ding, was es aber für Dinge giebt [,] das erkennt man nicht aus dem Ding, es erfüllt sich nicht von sich selbst. Das Allgemeine bestimmt sich so nicht selbst [,] ist daher nicht frei.

Wenn wir z.B. Bewegung, Kraft sehen, so ist dieß zwar etwas Allgemeines, was es aber für eine Bewegung ist, das ist daraus noch nicht zu entscheiden. Die nähere Bestimmung der Bewegung ob Fall oder Stoß pp kommt von außen her. Die Bewegung im Allgemeinen bestimmt sich also nicht selbst. Kraft ist ebenso allgemein, was es für eine Kraft sei, muß noch näher bestimmt werden. Es ist also das Allgemeine und seine Besonderheit nicht (43) wahrhaft vereinigt in eins.

Beim Fall ist das Gesetz dieß, daß sich der Raum verhält wie die Quadrate der Zeit ; man kann sich aber auch andere Verhältnisse des Raumes zur Zeit beim Fall denken, wenn sie sich auch in der Natur nicht finden. Die Bestimmungen sind also als gleichgültig gegen einander gesetzt, es ist dieß das allgemeine Verhältniß vom Allgemeinen zum Besondern, das Allgemeine ist nur Form.

74

Die andere Weise des Allgemeinen in der Physik sind die Klassen, Gattungen. Wir haben z.B. Farben : roth, gelb und blau. Daß es eine gewisse Anzahl giebt bestimmt sich aus dem Begriff der Gattung, nicht aus dem der Farbe, dieser ist es gleichgültig wie viel Besonderheiten es giebt, daß sich die Gattung gerade zu diesen drei Bestimmungen, körperlichen Individualitäten bestimmt, das geht nicht aus dem (**44**) Allgemeinen hervor. Die Erfüllung, Bestimmung des Allgemeinen ist irgendwoher genommen, nicht in ihm selber begründet, schwach, kraftlos, sich nicht selbst bestimmend. Diese Allgemeinheit ist also abstrakt, formell, formelle Identität. Die philosophische Allgemeinheit ist eine andere, in sich selbst bestimmte, ununterbrochen identisch, in dieser diamantenen Identität ist der Unterschied des Besonderen enthalten. Dieß war die Kathegorie des Allgemeinen.

2. Kathegorie der <u>Besonderheit</u>. Der besondere Inhalt wird von außen genommen, er ist unendlich mannigfaltig, zerfallen, ungebunden. Hier ist dann der Ausdruck, es giebt solche. Solche Bewegung, aber auch solche, aber auch andere pp. Es giebt so Roth, und auch Gelb und auch Blau, und wenn auch kein Blau wäre, so könnte doch Grün sein. Die verschiedenen Besonderheiten wozu sich die Gattung gleichgültig verhält, sind (**45**) auch gleichgültig gegen einander. Es giebt so Kräfte, Schwere, Elektrizität, Magnetismus pp, sie sind der Zahl nach unbestimmt und gleichgültig in der Qualität gegen einander. Es wird dieß in der Physik so nebeneinander, nacheinander aufgeführt, 1. Kapt.[a] Licht, 2tes Kapt. Elektrizität, 3tes Kapt. Luft pp ganz gleichgültig hintereinander. Eins ist nicht nothwendig durch das andere gesetzt. Wir haben eine Vorstellung von der Natur, was geht ihr ab, wenn der Magnetismus darin fehlt ? Es ist ganz gleichgültig, und diese Gleichgültigkeit ist die Kathegorie des Besonderen gegen einander. Die Gleichgültigkeit kommt dem Besonderen von jener abstrakten Form der Allgemeinheit selbst. Allgemein heißt identisch mit sich, das Allgemeine bezieht sich auf sich selbst. Das Besondere ist nun aber auch ein Allgemeines, ist daher identisch mit sich, bezieht sich auf sich und ist gleichgültig gegen anderes. (**46**)

Gelb ist abstrakt, eine besondere Farbe, aber in Form der Allgemeinheit, bezieht sich auf sich, gleichgültig gegen Blau pp.

Man vermißt darin die Nothwendigkeit. Wenn a so ist auch b, wenn das Eine, so ist auch das Zweite in diesem, wenn a, so ist in seinem Sein, auch das Sein von b, dieß ist der Begriff von Nothwendigkeit.

So ist aber das Allgemeine der Natur nicht gesetzt, das Sein des Thieres, ist aber nur das Sein des Thieres, das Sein der Elektrizität ist nur das Sein der Elektrizität. Die Reflection reißt so das Konkrete auseinander und nim[m]t die Theile als für sich bestehend. Es ist ein Nebeneinander, wir nehmen dieß und nennen es eine Kraft, Gattung pp.

---

a I. e : Kapitel

3. Dieser <u>Inhalt</u> ist endlich, ebenso seine Verhältnisse. Das Besondere das für sich ist, ist beschränkt, ist ein Endliches, wir gehen dann weiter [,] setzen es in Beziehung zu einander, einerseits auf sich selber, andererseits in Beziehung auf (**47**) anderes. Das endliche Verhältniß ist nur dieß, daß obgleich eine Identität gesetzt ist, sie andererseits auch nicht vorhanden ist, sie berühren sich und auch nicht. Hier tritt das Unbefriedigende dieser endlichen Verhältnisse auch in die Vorstellung. Es können nur solche[a] endlichen Verhältnisse entstehen, weil das Endliche für sich bleiben soll. Endliches hat eine Schranke an dem Anderen, und wo das Eine aufhört da fängt sein Anderes an. Diese endlichen Verhältnisse sind leicht aufzufassen, wir sind es gewohnt im Verstandesbewußtsein, und leicht ist eben das Beschränkte aufzufassen. Das Verfahren ist hierbei, die unbekannte fremde Erscheinung zurück[zu]führen auf bekannte Verhältnisse. Bestimmtes wird zur Allgemeinheit erhoben. Diese bestimmten Verhältnisse sind fest angenommen, werden andere darauf zurückgeführt, so sagt man, sie sind erklärt, d.h. zum Allgemeinen vereint. Es ist der Triumph der Wissenschaft das Unbekannte auf das Bekannte zurückzuführen. Den Blitz führt man zurück (**48**) auf die Elektrizität, wodurch diese zu noch Allgemeinerem erhoben wurde.

Auf der anderen Seite steht uns das Freie, Lebendige, Unendliche vor, die Brust ahnet es, und hier fühlen wir das Unzulängliche der endlichen Verhältnisse, wenn sie auf Freies, Unendliches angewendet werden sollen.

Unendlich, ist eine trübe Vorstellung des abstrakten Verstandes, weit, tief hinein, entfernt, in der Vorstellung weit geflohen. In Wahrheit ist das Unendliche kein entferntes, kein drüben, kein droben, es ist ein Praesentes, kein Abstraktum der Vernunft.

Wenn wir uns das Unendliche als ein Je[n]seits vorstellen [würden], so hätten wir zwei, Endliches und Unendliches, dann wäre das Unendliche endlich, denn es hätte seine Schranke am Endlichen, und wäre so selbst beschränkt. Wenn wir den Raum von Ferne zu Ferne fliegend messen so ist dieß nichts Erhabenes, sondern nur langweilig, wir kommen von einem Anderen (**49**) immer nur zu wieder einem Anderen. Das wahre Unendliche, hat das Endliche in sich, denn es ist zugleich es selbst und auch sein Anderes. Indem es so ist, ist es schrankenlos. Es bestimmt sich so selbst, hat eine Besonderheit und ist dabei, doch bei sich selbst, das Andere ist innerhalb seiner selbst, denkt man sich aber dieß beides auseinander, so ist alles voller Widerspruch.

Ich, Geist, Leben ist wahrhaft unendlich. Ich was sich entschließt bei sich

---

a Ms. : soche

selbst zu sein ist unendlich, das was Schranke für ihn[a] wäre, ist in ihm selbst.

Beim Endlichen ist dieß, daß das was sich so zu einander verhält, sich durchaus fremd bleibt, dieß fällt uns auf, weil wir eine Ahnung des Unendlichen haben.

Auf die sinnliche freie Bewegung der Gesteine hat man übertragen[b] die Bestimmungen endlicher Bewegung. Sie haben Schwere, fallen also gegen die Sonne, Fall ist schon freier wie Stoß aber immer (50) noch gebunden, man nennt dieß Zentripetalkraft[c]. Nun fallen sie aber nicht, und man denkt sich eine andere Kraft, die wie der Prügel den zur Erde fallenden Ball fortschlägt, den Planeten um die Sonne treibt.

Es wird uns nicht geheuer dabei, wenn wir solche Streben, solche Haus-Verhältnisse, auf so große freie Gegenstände angewendet sehen.

In der Brust, in unserem lebendigen Inneren haben wir das Gefühl, daß die Natur ein lebendiges Ganzes[d] sei und daß das Erfassen derselben ein lebendiges sein müsse. Man muß wissen daß das Lebendige, ein Wirkliches als unendlich in ihm selber erfaßt werden muß, seine Sphäre kann beschränkt sein, aber sie ist in ihr selber als freies, selbstständiges, unendlich freies Dasein aufgefaßt. So ist z.B. das Thier ein Beschränktes, aber dennoch ist ein Thier vollkommener als (51) das andere, es giebt ganz miserable Thiere, es hat eine Entwickelung in sich, und als Leben betrachtet, ist die Bestimmung des Lebens in ihm wahr.

Die endlichen Verhältnisse[e] sind nicht von dieser Art um diese Unendlichkeit, eine Sphäre in ihr selbst, darzustellen [,] auszudrücken. Es gehört zur Entwickelung, daß in jeder Stufe die Totalität als Lebendigkeit gefaßt wird, daß sie existire und daß sie dann existire in endlichen Verhältnissen. Wir haben so eine Uebertragung endlicher Verhältnisse auf unendliche derselben Sphäre schon früher betrachtet, bei der Bewegung der Himmelskörper. Diese Uebertragung erscheint als unzulänglich, denn indem man sagt Materie und Bewegung, kann man sagen, sie ist Materie und wird bewegt. Die freie, unendliche Materie bewegt sich durch sich in sich. Die ganze Materie ist eine Sphäre der Endlichkeit, aber in ihr ist (52) eine zweite der Unendlichkeit, die freie Materie, die für sich unendlich frei ist. Ihr Gegensatz ist die nicht freie Materie, der die Gesetze von außen kommen, die als Kraft darunter lebt.

Die Sphäre des Endlichen, giebt die Stufe auf der endliche Verhältnisse stattfinden, sie müssen sein, Stoß, Schlag, Druck muß stattfinden, es sind Verhältnisse endlicher Körper, das heißt solche bei denen diese Bestimmungen nur äußerlich sind. Wenden wir sie an auf Körper die ihre Natur erfüllen, so tritt jene Unangemessenheit ein, die selbst dem unbefangenen Sinne auffällt.

Die endlichen Verhältnisse haben den Vortheil, daß sie uns bekannt sind,sie sind uns ganz nahe, ferner sind sie ausgemachte Wahrheiten, durch die

---

a Ms. : ihm   b Ms. : bergetragen   c Ms. : Zentripedalkraft   d Ms. : Ganze   e Ms. : Verhaltnisse

Erfahrung täglicher Wahrnehmung, sie sind Wahrheiten, was man in diesem Felde so nennt, was weiter so heißt wollen wir künftig sehen. (53)

Die Veränderungen die man damit vereint, sind Uebertragungen auf andere Körper pp. Wir haben allgemeine Regeln und sie werden auf andere Verhältnisse übertragen, aber bei den unendlichen wollen sie nicht passen. Wir meinen so wie es bei uns im Hause zugehe, so gehe es auch am Himmel zu. Wir stellen in unserer Stube mittels einer Elektrisirmaschine den Blitz dar, aber am Himmel, was ist da das Kissen, die Glastheile, die Reibung pp. Dennoch wird durch endliche Bedingungen, dieselbe Erscheinung hervorgebracht, daß man dieß aber überträgt auf freies Naturleben, das ist ungehörig, und der unbefangene Mensch glaubt daran nicht, denn am Himmel geht es doch noch anders zu.

Besonders ist dieß der Fall beim Lebendigen, die Lebendigkeit ist die Bestimmung aus sich und für sich in einem Individuum. Wenn man so auf den lebendigen Organismus endliche Verhältnisse überträgt, so ist (54) dieß etwas was dem Gefühl der Lebendigkeit fremd, zuwider ist. So hat man Verzehren, Verdauen pp durch mechanische Verhältnisse erklärt, Stoß, Druck, Pumpen [,] Saugen pp. Die Ernährung sei eine solche Absonderung des fertigen Nahrungsstoffs aus den Nahrungsmitteln. In neueren Zeiten hat man dieß auf chemische Weise gethan, Verdauung sei Neutralisirung durch Säure und Kali. Es ist freilich der Fall beim lebendigen Organismus daß alle diese mechanischen, chemischen, endlichen Verhältnisse in ihm vorhanden sind bis zu einem gewissen Punkt ihrer Thätigkeit, dann aber zerbricht er diesen Zusammenhang endlicher Produktion und bringt alles anders hervor als diesen Chemismus. Man kann diese endlichen Verhältnisse sagen [,] vorstellen und aufzeigen bis auf einen gewissen Punkt, so finden im Auge Anwendung die Gesetze des Brechens (55) der Lichtstrahlen wie in Glaesern, dieß Aufzeigen geht aber eben nur bis auf einen gewissen Punkt, da tritt das Leben ein und mit ihm geht eine andere Ordnung an als durch die endlichen Verhältnisse bedingt ist.

Dieß ist nun das Unzulängliche der phÿsischen Kathegorie, es ist aufgezeigt in den bestimmten Gesichtspunkten die es hat. Fassen wir die drei Gesichtspunkte zusammen, so reduziren sie sich auf das, womit wir angefangen, auf das Allgemeine. Das Allgemeine und Besondere wird getrennt, wodurch das Besondere auseinanderfällt, und in sofern es getrennt wird und in Beziehung zu einander steht, so entstehen endliche Verhältnisse die dem Natürlichen [,] dem Lebendigen unangemessen sind.

Wir wollen nun zur Kathegorie der Naturphilosophie übergehen, in der das (56) Unbeständige beseitigt ist.

Wir wollen die Natur in ihrem Inneren kennen lernen, es ist das Allgemeine überhaupt die Gesetze, Gattungen pp wie sie dem Verstande kommen. Ungeachtet in der That das Allgemeine das Innere ist, denn das Einzelne ist das Vorübergehende, das Äusserliche, so ist man doch nicht befriedigt damit, man glaubt es nicht zu kennen, wenn man nur die Gesetze, Gattungen pp kennt, man fordert ein Anderes, ein Inneres des Inneren. Man wird so auf eine weitere Stufe fortgeschickt, die die Stufe des Begriffs ist. Abstrakt bestimmt sie sich uns so, daß sie die Einheit des Allgemeinen und des Besonderen ist, daß sie identisch mit seinem Anderen sei, während die phÿsikalische Kathegorie das Allgemeine nur identisch mit sich und ebenso das Besondere nur identisch mit sich wird. Hiernach bestimmt sich der Begriff als Einheit des Allgemeinen und des Besonderen. (57)

Die Farbe ist ein Allgemeines, ist aber kein Ding ; daß sie aber einen Inhalt hat als Thier, Pflanze pp worin beides verbunden, das ist zufällig. Das Allgemeine ist das Träge, das Passive, in das alle Bestimmungen hierin gesetzt werden können. Das wahre Allgemeine wäre, daß es nicht diese Passivität hätte, sich aus sich selbst bestimmte, dieß wäre für uns die abstrakte Bestimmung.

Ich habe früher von den verschiedenen Verhalten des Menschen zur Natur gesprochen. Das praktische Verhalten hat es mit den Naturdingen als einzelnen zu thun, das Subjekt verhält sich gegen sie als negative, es negirt sie, die Begierde befriedigt sich und das Subjekt ist nicht nur, sondern es ist auch für sich und erhält sich durch die Negation seines Anderen, dadurch ist es affirmativ mit sich selbst. Ich negire die Negation, dadurch setze ich mich als identisch[a] (58) mit mir, es ist Affirmation durch Negation der Negation. Die Unendlichkeit ist so Negation der Negation. Dieß ist die Einzelnheit des praktischen Verhaltens.

Das andere Verhalten ist denkend und verhält sich so zu den Dingen. Das Ding ist das Allgemeine, und das Ding ist durch das Denken. Das Denken ist nur einseitig, es fehlt ihm die Einzelnheit, die Negativität des praktischen Verhaltens. Das Denken macht die Dinge zu Allgemeinem, die Allgemeinheit die ihnen so zukommt, giebt ihnen ein Bestehen. Dieß Bestehen, (das praktische Verhalten verzehrt die Dinge), ist abgesondertes Bestehen, durch die Allgemeinheit mangelt dem Denken die Bestimmung. Das Denken giebt den Dingen Bestehen, aber nur abstraktes, und die Form ist nur abstrakte Allgemeinheit, oder es (59) giebt den Dingen noch kein freies, für sich seiendes Bestehen, dieß wäre das selbst bestimmende Bestehen : Diese Allgemeinheit, Abstraktion ist aber nur ein leerer Schein des Bestehens. Was dem Gedachten fehlt, das ist das freie Bestehen für sich, gerade das Moment, welches wir dem praktischen Verhalten zugeschrieben haben, Affirmation durch Negation der Negation.

Beides zusammen macht den Begriff. Der Begriff ist diese unendliche Einheit in sich, (nicht abstrakte Allgemeinheit) die sich in ihrer Allgemeinheit selbst bestimmt [,] von der das Besondere nicht unterschieden, nicht besondert [ist], dieß ist die Kathegorie der Naturphilosophie wie der Philosophie überhaupt. Daß dieß der Begriff ist setzen wir hier aus der Logik voraus. Es ist jedoch das vorstellig zu machen, wie der Begriff gefaßt wird und den nächsten (60) Einwendungen, die dem Bewußtsein kommen, zu begegnen.

---

a Ms. : ident(58)tisch

Man kann fragen wie kommt das Allgemeine dazu sich selbst zu bestimmen, dieß ist dieselbe Frage, wie kommt das Unendliche dazu sich zu entschließen endlich zu sein. Der Raum ist so abstrakt, allgemein, wie kommt er zu Punkten, Linien, die Figurationen in ihm sind. In der Vorstellung haben wir den Raum als etwas unendliches, in ihn hinein tragen wir die endlichen Punkte, Linien pp.

Die Hauptschwierigkeit ist hierbei, daß das Allgemeine sich nicht besondern kann wenn es nicht selbst besondert ist, Unendliches kann sich nicht setzen, ohne endlich zu sein. Das Allgemeine hat nicht die Bestimmung des Besonderen an sich selbst, ebenso auch nicht die Unendlichkeit die der Endlichkeit. Diese Vorstellung fällt konkreter mit der zusammen, wie sei Gott dazugekommen, (61) die Welt, Endliches, Anderes als sich selbst zu erschaffen. In der Religion ist man damit zufrieden, daß man sagt, seine Güte, sein gütiger Rathschluß habe von sich abgelassen, indem er Endliches erschuf. Dieß Erschaffen ist Herausgehen des unendlichen Wesens ins Endliche, Gott verhält sich zum Endlichen, und dieß ist eine endliche Bestimmung in ihm selbst. Gott ist wesentlich ein anderes als die Welt und doch ist es nun der Uebergang der einen Zusammenhang bildet, daher muß die Unendlichkeit in sich endlich sein, um Endliches zu setzen. Der Verstand kann dieß nicht begreifen, man sagt, es ist unbegreiflich und gerade dieß Unbegreifliche ist der Begriff. Wir stellen uns vor ein Allgemeines, ein Unendliches, ein Gott sei ein Subjekt, eine Wirklichkeit für sich. Für den Begriff ist so ein Unendliches, Allgemeines, außerhalb dessen nur das Endliche, das Besondere wäre ein (62) Unwahres. Wäre dieß nicht so stände das Unendliche und Endliche neben einander und beides wäre so besonders, das Unendliche hätte sein Ende am Endlichen. Das ist so die Weise des Verstandes bewußtlos das Gegentheil von dem zu setzen was eine Bestimmung sein soll. Was solche Bestimmungen sein sollen, sind sie nicht, was durch sie getrennt werden soll, ist nicht getrennt.

Die Bestimmung Endlichkeit ist nicht getrennt von der der Unendlichkeit, was in der That besteht, ist die Einheit von Endlichkeit und Unendlichkeit. Wenn wir sagen Gott, so ist dieß ein Abstraktum, ein Subjekt unserer Vorstellung, dieß ist aber nicht der wahrhafte Gott, nur indem er Geist ist, ist er Subjekt, ist Gott.

Einheit des Allgemeinen und Besonderen [,] das ist der Begriff.

Spekulativ denken heißt alles Entgegengesetzte, das an der einseitigen Abstraktion (63) nicht heften bleibt zusammenfassen und so wollen wir von dem Begriff nach zwei Seiten betrachten in Rücksicht auf Erkenntniß der Natur. Erstens die des subjektiven Verhaltens, des Denken[s], des begreiflichen Denken[s] zur Natur oder was wir thun indem wir die Natur begreifen. Zweitens, daß die Natur überhaupt begriffen, in ihrer Wahrheit gefaßt werde, das objektive Verhältniß.

[1. Die subjektive Seite.] Wir sagen die Natur sei ein Problem, obgleich sie offen und klar vor uns da liegt, wir kennen ihre Gesetze, ihr Inneres, und doch ist sie ein Räthsel. Die Bedeutung von diesen Gesetzen, diesem Allgemeinen, das Wesen der Erkenntniß der Naturdinge ist für uns noch nicht vorhanden. Was ist diese Bedeutung ? Sie ist allein durch den Begriff gegeben, der Begriff der Natur ist selbst nur die Bedeutung. Indem der Geist die Natur betrachtet, will er sich gegen sie an(**64**)freien und in ihr, der Geist will in ihr bei sich selber sein. Geist ist das Allgemeine, Natur das Besondere, in diesem Besonderen will er bei sich selber sein, will als Begriff sein, so wird er frei, unfrei ist, sich auf ein Anderes seiner selbst [zu] beziehen.

Ich will mich in der Natur erkennen, Adam und Eva ist Gebein von meinem Gebein, Fleisch von meinem Fleisch, ebenso die Natur. Die Frage ist nur, was bin ich, der ich mich in der Natur erkennen will. Die höchste Spitze des Geistes ist das Ich und auch das Oberflächlichste in jedermans Munde. Ich, dies Ich ist der einfache Begriff des Geistes, der Begriff von irgend etwas, der Begriff existirt nicht für sich. Allein es ist aber doch ein Punkt wo der Begriff für sich selber als Begriff existirt, nicht mehr als Begriff von etwas, sondern der existirende Begriff. (**65**) Dieß ist Ich. Ich ist ganz allgemein, schlechthin abstrakt, wenn ich sage Ich, so lasse ich damit alle übrigen Bestimmungen, Besonderheiten, Denken, Hören, Sehen pp weg. Ich bezieht sich nur auf sich selber, es ist leer von allen weiteren Bestimmungen. Jeder heißt Ich. Ich ist nur mit sich identisch, einsam für sich sein, bei sich sein, vollkommene Leerheit. Wenn ich sage, ich, so meine ich nur mich mit Ausschluß alles anderen, vollkommene Einzelnheit, zugleich aber auch das unendlich Bestimmte nach allen Seiten, ich meine Alles darin, alle Qualitäten pp. Und diese Einheit, vollkommene Allgemeinheit und vollkommene Einzelnheit ist ein Ich für sich, dieß ist der Begriff für sich. In allen anderen Weisen existirt der Begriff nicht für sich, ist nicht schlechthin frei für sich.

Wenn ich sage, ich will die Natur erkennen, (**66**) so heißt dieß, ich will mich darin erkennen, finden, dieß ist das Innere der Natur. Ich will den Begriff darin finden, Ich ist der Begriff. Aber in der Natur ist der Begriff als Anderes meiner und nicht in dieser freien Existenz, die er für sich hat. Dieß ist die nähere Bestimmung dessen, wenn man sagt der philosophische Geist befreit den Geist, die Erkenntniß giebt dem Menschen die Freiheit, die konkrete Freiheit ist nicht Flucht vor dem Anderen, sondern ein sich darin finden, erhalten. Dieß ist also Zusammenstimmung des Geistes und der Natur. Indem ich sie begreife, erkenne ich den Begriff oder mich nach meinem konkreten Wesen und nur dieß ist es in der philosophischen Naturerkenntniß zu thun. *Spinoza* sagt, Alles ist zu betrachten in der Form der Ewigkeit[2]. Diese Ewigkeit ist der Begriff. Dieß ist die wahrhafte Versöhnung des Menschen mit der Natur, sie ist (**67**) kein Anderes mehr, ihr Wesen ist das gleiche mit mir.

2. Die objektive Seite[a]. Wir wollen die Natur erkennen, was sie wahrhaft an und für sich ist. Was ist nun das Wahre? Wenn wir sie begreifen, ist dieß die Wahrheit? Der Begriff ist selbst die Wahrheit nicht, er ist blos ein Wahres. Wir wollen Wahrheit, was ist Wahrheit? Wahrheit ist die Uebereinstimmung einer subjektiven Vorstellung mit dem Gegenstande, hat die Vorstellung denselben Inhalt, dieselben Bestimmungen die im Gegenstande sind, so ist sie wahr. Dieß ist die unmittelbare Vorstellung die in unserem Bewußtsein liegt.

Diese Vorstellung ist so wahr nach ihrer Beziehung auf den Gegenstand, dieses Sein von Wahrheit ist ein Subjektives, d.h. die Vorstellung ist so, was sie ist, ist dem gemäß. Ein solcher Inhalt hat das Praedikat von Wahrheit nur durch seine Beziehung auf (68) mich und durch meine auf ihn. Dem Gegenstande selbst geht diese Bestimmung von Wahrheit nichts an, sondern nur meiner Vorstellung, meiner Beziehung auf diesen Gegenstand.

In der philosophischen Erkenntniß dagegen, soll das Wahre es nicht blos für mich sein, d.h. das Objekt selbst soll mehr sein. Von der Wahrheit im ersten Fall kann man eigentlich nur den Ausdruck Richtigkeit gebrauchen, ich kann so eine ganz richtige Vorstellung von etwas haben, was objektiv ein Unwahres ist. Wahr im objektiven Sinn, heißt nicht die Uebereinstimmung der Vorstellung mit dem Gegenstande, sondern desselben mit sich selbst, daß derselbe, was er ist, dem Begriff gemäß ist. Realität ist der Leib, Begriff die Seele. Wenn die Sache ihrem Begriff nicht entspricht, so ist sie in sich etwas Unwahres. So etwas nennen wir auch schlecht. Ein schlechtes Haus, (69) der Gegenstand soll Haus sein, dieß ist sein Begriff, aber seine Existenz ist gebrochen, zerrissen, es ist ein schlechtes Haus. Wenn der Staat, seinem Begriff nicht entspricht so hat er eine unwahre schlechte Existenz. Ich kann eine richtige Vorstellung von etwas haben, aber das, was ich weiß ist ein Unwahres.

Das Objektiv-Wahre zu erkennen, ist der Zweck philosophischer Erkenntniß.

In der Natur überhaupt kommt es nicht zur absoluten Wahrheit, nur im Geiste, aber deswegen ist in der Natur nur von relativer Wahrheit die Rede. In Allem was wir erkennen muß diese Uebereinstimmung [,] diese Einheit in sich selbst, für uns sein, wir müssen alles nach seiner Wahrheit erkennen.

Die Sphäre in der diese Wahrheit ist, kann eine endliche sein, aber in ihrem Kreise muß sie als wahr erkannt werden. (70)

Der Begriff ist überhaupt das Wahre, das mit sich Identische. Eine unwahre Existenz, überhaupt die ein Endliches ist, ist nur diese, die nur eines der Momente des Begriffs in sich darstellt. Eine solche Existenz repräsentirt nur in seinem Dasein, nicht in seinem Begriff.

So die endlichen Weltkörper, sie sind nicht für sich zu verstehen, sondern nur mit den anderen zusammengenommen, der Begriff ist dann erst vollständig.

---

a Am Rande : die Wahrheit.

Die Sonne ist nur ein Moment des ganzen Begriffs, sie kann nur verstanden werden indem zugleich Planeten, Trabanten pp erkannt werden. Die Sonne in sich frei ist ein Unwahres, der Begriff, das Wahre ist das ganze Sÿstem.

Der Nordpol kann nicht verstanden werden ohne den Südpol, sie sind eine untrennbare Einheit, dieß ist die Identität des Begriffs und doch sind beide von einander verschieden. Im Nordpol ist der (**71**) Südpol, und in diesem jener, aber nur im Begriff. Sie sind Existenzen, die in sich den Begriff wohl haben, aber ihn nicht ganz erfüllen. Sie sind nicht dieß, was im strengen Sinn Wirklichkeit heißt, nur das ist wirklich, was dem Begriff gemäß ist. Nordpol ist ein Widerspruch weil er der ganze Begriff ist und seine Existenz doch nur die eine Seite, ebenso die Sonne. Ein schlechter Mensch, schlechter Staat ist eigentlich ein wirkliches, ist aber in seiner Existenz ein Anderes als in seinem Begriff. Das Wahre kommt in jeder Sphäre auf verschiedene Weise vor, nur der Begriff ist das Wahre, weil er das mit sich selbst Übereinstimmen ist.

Wenn wir also die Natur erkennen, begreifen, so erkennen wir das objektiv Wahre. Der Begriff ist der Richter, der entscheidet, was das Wahre sei. Die schlechte[n] (**72**) Existenzen, sind der Begriff in einem verkümmerten Dasein.

Wenn wir dieß näher bestimmen so ist das Wahre eigentlich dasjenige, was die Idee genannt wird. Begriff ist diese Einheit, die Subjektivität, dieß unendliche für sich Sein. Ich, das Einzelne, ist diese untrennbare Einheit und zugleich doch verschieden. Im Begriff aber sind diese Unterschiede noch ideell, sie sind verschwindend, die Einheit ist gleichsam noch zu groß.

Der Zweck aber ist, daß dieser Unterschied auch zu seinem Rechte komme, daß das Unterschiedene als verschieden gesetzt werde, d.h. die Realität des Begriffs, das Moment des Begriffs in der Form des Andersseins, des scheinbaren Auseinander getrennt, selbstständig, Nordpol und Südpol.

Die subjektive Einheit des Begriffs (**73**) entläßt die Momente zur Gestalt selbstständiger Existenzen. Diese Existenzen sind schwer, sie wollen nach ihren Centren, die Einheit schließt sie von sich aus, so kommt sie zu einer Mannigfaltigkeit von Existenzen, dieß ist das Leibliche, das Körperliche, der Begriff aber ist die Seele, nach dieser sehnen sie sich. Hier ist realer Unterschied, und doch Einheit des Begriffs mit seinen Momenten.

In der Naturphilosophie sollen diese Existenzen erkannt werden, nach den Momenten des Begriffs, die sie repraesentiren. Die Existenz ist nur wahr, in sofern sie in der Herrschaft des Begriffs bleibt, unwahr ist sie in sofern durch Anderes die Realität bestimmt wird, nicht durch den Begriff. (**74**)

Der Begriff legt sich so aus einander, diese Auslegung ist die Realität. Dieß ist die Idee, Begriff ist die reale Idee. Alles, was wirklich ist, ist in der Idee, nur die Idee ist das Wirkliche. Was seiner Idee nicht gemäß ist, hat zwar Existenz [,] krankt aber in sich.

Indem nun die Natur unser Gegenstand ist, entsteht die erste Frage, <u>ist die</u> <u>Natur nothwendig</u> ? In der Philosophie können wir nicht davon ausgehen, daß die Natur vorhanden sei, wir müssen beweisen, warum die Natur vorhanden sein muß.

Die Frage kann auch so gefaßt werden, warum hat Gott die Welt erschaffen ? Wie kam Gott, der schlechthin Unendliche, zu dem Entschluße eine Welt d.h. ein Reich der Endlichkeit hervorzubringen, sich selbst zu bestimmen zu einem Endlichen [,] zu einem ihm schlechthin Ungleichen. (**75**)

Die Religion fragt nicht nach diesem Warum, sondern erzählt einfach, im Anfang schuf Gott die Welt. Man kann auch der Reflektion nach hinzusetzen, es sei Gottes ewiger Rathschluß gewesen. Nun kann man aber fragen, warum hat Gott die Welt gerade so gebildet ? Was hat Gott vorher gethan ? pp Diese Fragen sind unnütz, müßig. Von endlicher Zeit und Raum kann in philosophischem[a] Sinne nicht die Rede sein. Wir haben wohl eine Zeit, diese aber ist eine Erscheinung am Endlichen, die philosophische Betrachtung ist eine zeitlose Betrachtung, eine Betrachtung des Zeitlichen aber in seiner Wahrheit. Man sagt Gott ist, man setzt ferner er ist gütig, gerecht, weise, wissend, dadurch spricht man Bestimmungen von Gott aus, man giebt Gott Namen, diese Bestimmungen haben aber eine Beziehung auf die Welt [,] auf das Endliche. Die Orientaler sagen, Gott (**76**) hat viele Namen, zugleich haben indische Philosophen gesagt, Gott habe diese Namen erst erhalten seit Erschaffung der Welt, d.h. es sind Bestimmungen die ihm erst zukommen in Beziehung auf die Welt. Indische Philosophen haben zugleich gesagt, es werde eine Zeit kommen wo Gott nur einen Namen haben werde. In unserer Vorstellung haben wir Gott zuerst unbestimmt, dann vielfache Bestimmungen, da er nur Eine werden soll. Diese Eine, welchen Namen sie immer haben mag, wäre eine Unendliche, diese Bestimmung muß aber Gott gleich sein und darum sich selber identisch sein.

Gott bleibt in diesen Unterschieden er selbst, er ist Totalität für sich, doch unterschieden und soll es sein, er ist Idee.

Diese Idee Gottes ist in dreierlei Form zu fassen, in die Form der Allgemeinheit, der Einzelnheit und der Besonderheit. (**77**) Die Form der Allgemeinheit ist das was man *Logos* genannt hat, der ewige Sohn Gottes, das sich von Gott Unterscheidende, das aber doch in der Einheit mit ihm bleibt.

Dieß ist das eine Extrem, das andere ist die zweite Form, die der Einzelnheit, des endlichen Geistes überhaupt. Einzelnheit enthält die Bestimmung der unendlichen Rückkehr in sich selbst, ist aber zugleich bestimmt als endliches. Diese Einzelnheit, Mensch, ist dieser Mensch mit Ausschluß aller anderen. Dieß ist unmittelbar in Einem als göttliche Idee gefaßt, in Christus, der zugleich vollkommen Mensch ist.

Die dritte Form ist die der Besonderheit, die Idee als Natur, sie liegt zwischen jenen beiden Extremen. Diese Form ist die erträglichste für den

---

a Ms. : philosophischen

Verstand, denn die Idee ist hier nicht gesetzt als für sich existirend, nicht in der Form der Einzelnheit, nicht als im (78) objektiven Widerspruch., aber die unendliche freie Idee und die Einzelnheit der Natur, das ist der Widerspruch der an sich selbst ist, hier ist die Idee als anderes, auch dieß ist ein Widerspruch, aber er erscheint als eine ruhige Form in der die Idee ist.

Wenn das Einzelne in der christlichen Religion als Christus erscheint, so ist dieß harte Zumuthung für den Verstand, aber es ist ja darin Aufheben in Vernichten dieses Widerspruchs, in seinem Leiden, Sterben, Auferstehen mitgesetzt.

Die Natur ist das Andere der Idee, der Sohn Gottes, aber als das Andere der Gottheit, der abgefallene Sohn, der in der Bestimmung des Anderen verharrt. Es ist dieß ein unwahres Moment, das Moment des Andersseins, außer Gott, außer der Liebe, außer der Rückkehr, noch vor dieser, ist hier nur auf einen Augenblick festgehalten.

Die nächste Frage ist, weil nur das Mo(79)ment des Andersseins ein unwahres ist, wie muß die Versöhnung, die Rückkehr zum Geist erfolgen. Die absolute Versöhnung im Geist für sich seiend, liegt außerhalb der Natur, die innerhalb ihrer vollbracht werden kann [,] ist denkende Naturbetrachtung, und diese hat zwei Momente. Erstens, daß die Natur an sich selber der Weg ist zum Geist zu gelangen, sich an sich bewegend, ihr Anderssein aufzuheben, zweitens daß an jeder Stufe der Begriff, diese Ebenbildlichkeit der Idee erkennt, in jeder Gestalt als vorhanden gesehen wird. Wenn wir die Natur entfremdet mit dem Begriff betrachten, so sehen wir sie an wie der Verstand den Leichnam, so daß ihr Inhalt auseinanderfällt, daß ihre Momente verkörpert sind. Für den Sinn, nicht für die Sinne ist die Natur lebendig, er ahnet und schaut das Leben in ihr und er bringt diese Weise mit in seine Naturbetrachtung. Es ist aber nicht die (80) geistige Versöhnung, die bis zur Bestimmung des Lebens fortgeht, der Begriff vollbringt sie und dieß, die Idee in der Natur zu erkennen. Von den Sinnen und dem Verstande ist die Idee ein unbekanntes Inneres, ein Unbegreifliches.

Es kommt auf diese Grundbestimmung an, daß das Allgemeine, nicht als ein abstrakt Allgemeines aufgefaßt werde, aus dem ein Anderes hervorgeht. Das Wahre ist die Thätigkeit, Gott ist die unendliche Aktivität oder die Einheit des Endlichen und Unendlichen selbst. Das Allgemeine was nur ruht ist nicht[s] wahres. Die Unendlichkeit ist die Einheit des Endlichen und Unendlichen. So die Natur zu betrachten ist die Absicht der Naturphilosophie.

Schelling hat die Natur, eine steinerne Intelligenz genannt, eine Idee die außer sich gekommen ist, wo das Auseinander das (81) Herrschende bleibt, aber es ist nicht so ein verstorbener Gott, es sind schreiende Steine, die sich aufheben wollen zum Geistigen.

II. Begriff der Natur.^a

§. 192 « Die Natur hat sich als die Idee in der Form des Andersseins ergeben. Da in ihr die Idee als das Negative ihrer selbst oder sich äusserlich ist, so ist die Natur nicht nur relativ äusserlich gegen die Idee, sondern die Äusserlichkeit macht die Bestimmung aus in welcher sie als Natur ist. »

Wenn wir so sagen die Natur ist die Idee uns äußerlich, so wissen wir daß sie außer uns ist, das Weitere ist dann daß dieß als eine relative Bestimmung erscheint, die der Natur nichts angeht. Das Haus ist Haus ob ich darin bin oder nicht, ebenso ist die Größe eine relative Bestimmung. Wenn es aber ferner heißt, die Äußerlichkeit macht die Be(82)stimmung aus von dem was Natur ist, so ist die Natur nicht blos äußerlich, sondern sie ist eben nur Natur, weil sie außer uns ist, uns, ist der Geist, und darum ist sie, was sie ist. Die Äußerlichkeit ist so objektive Bestimmung. Der Geist ist die Idee für sich, die Natur ist nur Idee aus^b sich. Äußerlichkeit macht also die Bestimmung der Natur aus.

Im folgenden § ist dieser Begriff von Äußerlichkeit noch näher bestimmt.

§. 193 « In dieser Äußerlichkeit haben die Begriffsbestimmungen den Schein eines gleichgültigen Bestehens und der Vereinzelung gegeneinander ; der Begriff ist deswegen als Innerliches. Die Natur zeigt daher in ihrem Dasein keine Freiheit, sondern Nothwendigkeit und Zufälligkeit. »

Die Idee ist konkret in sich, bei sich selbst, ist frei. In sofern sie aber in der Form des Außersichseins ist, hat die Idee konkreten Inhalt, fällt in das Wesen herunter ausein(83)ander zu sein, die Theile vereinzeln sich gegeneinander, es wird ein unendliches Nebeneinander. Alle Bestimmungen der Idee haben dann hier die Form daß^c jede für sich ist.

Die Natur ist das Reich der Endlichkeit, der Besonderheit, die Sonne ist selbstständig, ebenso der Planet, jedes steht einzeln für sich. Erst im Leben kommt es dann zur Subjektivität, zum Gegentheil des Auseinander. Leben ist bei sich sein, ist Subjektivität. Im Leben ist das was wir Organismus nennen nicht mehr auseinander. Die Sonne ist ein Individuum, ebenso die Erde, beim organischen Leben ist unser Herz, unsere Leber kein Individuum, wenn ich die Hand abreiße, so ist sie nicht mehr. Der organische Körper ist zwar noch das Bestehende, aber jeder einzelne Theil besteht nur in dem Subjekt. Es ist dann die Idee die zur Macht wird und in der das Einzelne existirt.

Die Materie ist für sich in allen ihren Theilen, jeder noch so kleine Punkt ist mit Ausschließung **(84)** aller anderen, wo a ist, kann nicht b sein. Es ist vollkommene Unabhängigkeit, jedoch nur scheinbar.

---

a Am Rande : § 192.   b Ms. : auf   c Ms. : das

Wenn wir die Natur blos mit den Sinnen oder dem Verstand betrachten, so bringen wir durch die Gedanken die Unterschiede der Bestimmungen nicht zusammen, erst der Begriff, die Seele bringt sie zusammen, deswegen ist der Begriff ein Inneres. Der Begriff ist die Hauptsache und daran hält sich die Philosophie. Er verhält sich außer sich, aber er ist nicht darin existirend, im Leben erst kommt er zur Existenz. Im organischen Körper, als Leichnam ist jeder Theil für sich zu nehmen, er ist aber dann nicht mehr was er soll, im lebenden Organismus ist das Enthaltensein dieser Unterschiede in eins. Die Seele ist nur ein Punkt und doch ist Ich an allen Orten eines Körpers, an denen ich fühle. Wenn dieß Außersichsein Wahrheit hätte, so müßte ich so viel Seelen haben, als Punkte an meinem Körper. Die Seele wäre dann nicht Seele, Einfachheit (**85**) des Begriffs.

Das gleichgültige Bestehen ist nur Schein, der Begriff ist das Wahre, Innere, er verhält sich in diesem seinem Anderssein, er ist frei : z.B. die Farben welche thun, als ob sie sich nicht um einander bekümmerten, und doch ist zu erkennen daß eine nur durch die andere ist.

Die Natur ist das Andere der Idee, nicht das relativ Andere, sondern an sich selbst das Andere, Äußerliche. Die Idee ist in der Natur als begrifflose, als subjektlose, reale, als Sein überhaupt. Diese Grundbestimmung ist die wahrhafte, die Bestimmung welche von der Idee ausgeht. In der Anmerkung zum § 193 ist hierüber mehr gesagt.

Das Naturwesen ist von den Alten ausgesprochen worden, als das Nichtseiende, in der gewöhnlichen Vorstellung klingt es bizarr die Materie, als das Realste [,] als nicht seiend aufzustellen. Diese Behauptung der Alten (**86**) erhält ihren Sinn daraus, daß die Natur das Negative der Idee ist, die Idee [ist] die sich bestimmt, ein Negatives in sich zu setzen, und so [ist] die Natur festgehalten nach dieser abstrakten Bestimmtheit ; nachdem wodurch sie sich von der absoluten Idee unterscheidet, ist sie das Anderssein, eben das Negative.

Dieß ist der Abfall der Idee, das Unglück des Geistes in diesem Materiellen, Körperlichen eingeschlossen zu sein.

In anderer Form finden wir dieß bei *Jacob Böhme*[a3], Gottes erstes Gebot soll die Erschaffung *Lucifers* [,] des Lichtwesens gewesen sein, dieß soll sich in sich hinein imaginirt haben und so abgefallen sein. Der Sohn Gottes ist in ewiger Einheit gehalten, aber das Andere, festgehalten im Anderen ist das Abgefallene. Diese Bilder welche in noch trüberer, abschreckender und wilderer Weise in der orientalischen Vorstellung vorkommen, haben ihren Ursprung in der ange(**87**)gebenen Bestimmung.

Die Bestimmung des Außersichseins hat noch eine 2te Form, dieß ist die Form der Unmittelbarkeit des Seins.

---

a Ms : *Böhm*

Die Natur ist, sie ist unmittelbar, innerlich haben wir Trieb, Gefühle, aber nach außen wissen wir zuerst von den Dingen, da gelten sie und erst wenn man reflektirt tritt durch den Gedanken, durch die Vorstellung eine Vermittelung ein. Wenn wir nach den Gründen fragen, so setzen wir ein Vermittelndes ein, der Grund ist es vermittelst dessen das Andere ist. Vorstellung, Bewußtsein ist selbst so ein Vermittelndes. Es wird ein Erstes vorausgesetzt, worauf sich das Zweite bezieht.

Die Natur ist unmittelbar, ein primum, so erscheint sie uns, das Natürliche erscheint uns unmittelbar, Reflexion, Denken ist ein Weiteres. Die Schellingsche Philosophie[4] hat diesen Weg genommen und sich deshalb zuerst Naturphilosophie genannt. Die Vorstellung erscheint zuerst (88) in der Weise der Natur, zuerst sind Elemente, dann Pflanzen, dann Thier und zuletzt erst der Mensch, die Natur wird so auch der Zeit nach als das Erste, als das Unmittelbare angesehen.

Die Frage ist nun, worin hat die Form der Unmittelbarkeit ihren Grund, in dem was wir als die Bestimmtheit der Idee gesehen haben.

Die Natur ist eine Form des Andersseins, ein Gesetztsein, ein Sein das aber nur Erscheinung ist und keine Wirklichkeit nach der Gestalt der Wahrheit hat. Diese Form der Unmittelbarkeit ist sodann dieß, indem die Natur das Andere, das Unterschiedene der Idee ist, hält es sich einen Augenblick für sich, es besteht jedoch nur momentan, nicht wahrhaft. Wahrhaftes Bestehen, Substantialität, ist Bestehen der Idee an und für sich sein, eben dieß Zurückgekehrtsein in sich, zu sein in konkreter Beziehung auf sich. Das falsche, scheinbare Bestehen ist nur abstrakte, nicht konkrete Beziehung auf sich selbst. Der Unterschied des (89) wahren und scheinbaren Bestehens, besteht eben darin ob es konkrete Beziehung auf sich, Negation der Negation hat, oder nur eine abstrakte Beziehung.

Das Sein der Natur ist nur abstrakt, nur augenblicklich, es ist nur ein Gesetztes, dieß ist die Unmittelbarkeit. Zur Vermittelung gehört ein Verdoppeltes, Zweiheit und Rückkehr daraus in sich. Das Unmittelbare hat nicht das Konkrete in sich, es ist nur die abstrakte Beziehung auf sich und dieß ist das Sein. Man muß aber nicht glauben daß der Begriff nur Vermittelung sei, er ist ebenso auch Aufhebung der Vermittelung.

Die Natur ist so unmittelbar, es ist der Anfang ; der absolute Anfang, das absolut Erste, Wahre, *prius* ist etwas ganz anderes. Das Erste ist das Letzte, der wahre Anfang, das Alpha ist das Omega. Die Menschen sind geneigt das Unmittelbare für das wirklich Erste, Vorzüglichste zu halten [,] das Folgende sei abhängig pp. Es ist aber dieß nur (90) der falsche Schein, es ist relativ gesetzt mit dem Schein der Identität mit sich, das Wahre ist der Begriff.

Diese Unmittelbarkeit täuscht die Menschen, sie glauben der Stand der Unschuld sei vortrefflicher als die Weise der Entwickelung des Menschen, das Kind sei mehr wie der Mann. Der unmittelbare Glauben, das unmittelbare Wissen von Gott, die Offenbarung, alles dieß ist die niedrigere, degradirte Stufe des Seins, nicht die höhere. Der Mensch als Geist ist unendlich höher als die Natur, und seine schlechteste Laune besser als das höchste Naturwerk, denn sie ist geistig, die Natur aber kann es nur bis zur Lebendigkeit bringen.

Die ersten Religionen waren so Naturreligionen, es wurden Naturkräfte, als das Höchste, Letzte verehrt, diese sind aber natürlich unmittelbar und dieß ist gerade das Band was die Natur verschließt, (**91**) das Ungeistige.

Die abstrakte Bestimmtheit war das Erste [,] das Zweite ist der Begriff als Inneres der Natur. Der Geist ist nicht nur an sich die Idee, sondern er ist der als Idee existirt. Bei der Natur ist der Begriff als Inneres. Wenn man sagen muß ihr Wesen ist die Unmittelbarkeit, so muß auch gesagt werden, sie ist auch an sich die Idee, das Höhere ist Idee für sich, Geist.

Zur Idee gehört zweierlei, Begriff und seine Realität. Die Frage entsteht, wie ist die Form, der Leib, der Idee angemessen.

In dem Geiste ist der Begriff sich selber Gegenstand. Ich weiß von mir, ich ist der Begriff, ich hat einen Gegenstand, der bin aber ich selber. Was ich innerlich bin, bin ich hier auch äußerlich in der Weise der Existenz. Dieß ist so in jeder Anschauung, indem ich mir einen Gegenstand vorstelle (**92**) ist er auch in mir und so ist dieß in mir Qualität, ich habe mich in jeder Anschauung, ich bin meine Realität, bin für mich, so ist der Begriff für sich. In der Natur ist er auch, er ist das Centrum, aber Centrum und Peripherie, Realität des Begriffs sind verschieden. Diese Realität hat die Bestimmung der Äußerlichkeit, des Andersseins. In dem Geiste aber, und je freier er ist [,] je mehr, ist die Realität ihm gleich, er hat sie durchdrungen, hat sie dem Begriff gleich gemacht. Dieß ist der Widerspruch der Natur, dieß Außereinandersein der Idee und der Realität. Der Begriff ist frei in dem was er begriffen, in der Realität der Natur ist er ein anderes, unfreies, unverdautes. In der Natur ist der Begriff nur ein Inneres. Der Begriff soll selbst die Realität sein, in der Natur ist er aber nur eine Seite, die andere ist die Seite des Äußerlichen und (**93**) daher ist er endlich.

Diese Äußerlichkeit ist nur Form, der Begriff erscheint nur in ihr, es ist *non ens*, Sein was nur erscheint ist, ferner aber Erscheinung und zwar Erscheinung des Begriffs.

Das Äußerliche hat nur wahrhaftes Bestehen durch das Subjekt, den Begriff, er ist Meister, es ist die Weise wie er real ist. Diese Äußerlichkeit [ist] abstrakt, ist rein das Nichts, sie ist aber auch Affirmation, Seeligkeit der Natur, Vernünftigkeit der Natur [,] dieß ist das Durchscheinen des Begriffs.

Die nächste Weise wie der Begriff sein Recht zeigt ist die <u>Vergänglichkeit</u>, die Zufälligkeit des Äußerlichen ; und zugleich zeigt er dadurch daß das Äußerliche der Leib ist der den Begriff zu seiner Seele hat. Alle Existenz, Sonnensystem pp ist Leib in dem die Seele wohnt, aber in einer Realität, die ihr einerseits angemessen, andererseits unangemessen ist, denn der Begriff mani(**94**)festirt sich darin nicht als er selbst, nicht wie er ist. Diese Unangemessenheit ist die Ursache daß Alles auseinanderfällt, was in der Wahrheit des Begriffs zusammenhängt, dieserhalb hat die Natur keine Freiheit, sondern nur Zufälligkeit.

Eine eigenthümliche Form des Begriffs in der Natur sind die <u>Gesetze</u>, sie hängen vom[a] Begriff ab. Es sind z.b. bei den Gesetzen über die Bewegung der Himmelskörper, nicht solche Körper, und diese haben Bewegung, Gesetze. Das Gesetz der Freiheit ist nicht solch eine äußerliche Regel, sondern vernünftige Willensbestimmung. Ebenso ist der Begriff, das Innere der Dinge wesentlich selbst substantiell. Das Allgemeine in seiner konkreten Beziehung ist die wahrhafte Substantialität der Dinge : Der Begriff ist dann auch real, und seine Weise ist Äußerlichkeit, die Bestimmungen der Äußer(95)lichkeit sind durch den Begriff, er ist das Regierende.

Die Bewegung der Himmelskörper und die nähere[b] Form derselben ist Gesetz. Die Erscheinung der Bewegung ist durch den Begriff bestimmt, aber hierdurch ist keineswegs gesagt, daß der Körper sich zu einer gewissen Zeit gerade an einem gewissen Punkt seiner Bahn befindet, dieß ist nicht im Begriff, in demselben ist nur daß er sich bewegt, d.h. daß er an jedem[c] Augenblick an einer anderen Stelle ist, als an der, [wo] wir ihn sahen. Der Begriff ist hier das Determinirende.

Die nächste Form wie der Begriff an der Äußerlichkeit erscheint, ist die der <u>Nothwendigkeit</u>, die Natur ist ihr unterworfen. Sie hat keine Freiheit. Der Nothwendigkeit setzt man die Zufälligkeit entgegen und beiden die Zweckmäßigkeit.

Was ist die Nothwendigkeit der Natur ? Die Natur Existenzen oder individuelle Existenzen (96)[d] als Qualität haben die Grundform der Selbstständigkeit, der Äußerlichkeit, des Auseinanderseins, der Gleichgültigkeit gegen einander. Pflanze, Baum, Planet und Sonne bestehen nebeneinander.

Dieß Auseinander ist aber nur Schein, es ist die Natur in einem einseitigen Moment aufgefaßt, der Begriff ist der Meister, er hält wesentlich zusammengebunden, was so vereinzelt erscheint, und dieß ist dann Nothwendigkeit. Die Untrennbarkeit von Unterschiedenem, die zugleich selbstständig existirend zu sein scheinen. So Blau und Grün, Säure und Kali, Nord und Südpol. In dem Einen ist nicht blos das Sein ihrer selbst, sondern zugleich auch das des Anderen.

Die Natur unterliegt der Nothwendigkeit in ihrem Dasein, indem so das was fremd gegen einander erscheint, sich unmittelbar zu einander verhält. Das organische Leben hat dagegen eine Weise der Freiheit, es (97) fühlt sich und im Gefühl ist es für sich.

Wenn also Säure und Kali zusammengebracht wird, so entsteht Salz, Säure und Kali verlieren darin ihre Qualität, beide sind darin abgestumpft, sie können den Widerspruch des Anderen ihrer nicht vertragen. Wir haben diesen

---

a Ms : von   b Ms : näherene   c Ms : jeden   d Ms : Existenzen (96) Existenzen

Unterschied der Nothwendigkeit, der Freiheit und der Lebendigkeit entgegengesetzt. Die vernünftige Freiheit [,] Sittlichkeit bestimmt sich selbst, ihre Gesetze sind Gesetze der Freiheit, sie sind Nothwendigkeit der Freiheit. Die Nothwendigkeit ist nur abstrakterweise der Freiheit entgegengesetzt. Der böse [,] der ungebildete Mensch ist nur in formeller Freiheit und wo er glaubt am freiesten zu sein, ist er am abhängigsten.

Solch eine Vorstellung von Nothwendigkeit und Freiheit finden wir bei den Alten und in der christlichen Religion als Schicksal und Vorsehung. Schicksal ist (98) Nothwendigkeit, ein Seiendes was mich nur negirt, unverdientermaßen, eine blinde Macht die auf mich eindringt. Der Begriff der Vorsehung ist aber dieß, daß selbst das Unglück, Schmerz und Leiden der Menschen zum Beßten di[e]nen, zu seinem Heil. Schmerz, Leiden und Unglück ist das Negative meiner selbst und meiner Idee von dem was Recht ist. Auch in dieser Negation ist[a] affirmativ mein Zweck, mein Beßtes erhalten und bewahrt.

Der Begriff der Zufälligkeit ist der, daß eine Sache so sein kann oder auch so, ihre Wirklichkeit, ihre Existenz ist blos als eine Möglichkeit gesetzt. In der Natur treibt die Zufälligkeit ihr Spiel. Die Natur ist eben dieß in der Form der Äußerlichkeit zu sein, der Begriff ist das Innere, aber die Bestimmung äußerlich[b] zu sein ist wesentlich an ihm. Diese Ab(99)straktion kommt zu ihrem Recht und das ist zufälliges, Möglichkeit, äußerliche Nothwendigkeit. Innere Nothwendigkeit ist nur durch den Begriff. Daß der Nordpol einen Südpol hat, ist Nothwendigkeit des Begriffs.

Die Zweckmäßigkeit ist der Zufälligkeit und äußerer Nothwendigkeit entgegengesetzt. Die Natur muß nicht als äußerlich zweckmäßig gefaßt werden. Die Vorstellung der äußeren Zweckmäßigkeit hat längere Zeit regiert, in gutgemeinter theologischer Rücksicht, sie gehört aber hier nicht her. So hat man gesagt Gott ließe Korkbäume wachsen damit Pfropfe auf den Bouteillen wären. Innere Zweckmäßigkeit ist das Bestimmtsein durch den Begriff. Das Organische ist sich selber Zweck. Der Begriff heißt Zweck, insofern er vorher existirte und sich Verwandlungen überläßt [,] in Ver(100)änderungen hineingerissen wird und sich darin erhält, das sich selbst Erhalten, das Existiren des Begriffs [,] das ist der Zweck, die Vorausbestimmung. Das Organische z.B. ernährt sich, es steht im Verhältnis zu Wasser, Luft pp[c] tritt in einen chemisch[en] Prozeß, nachdem er durchgemacht ist, bleibt es aber immer das was es war, es kommt heraus, das was schon war, ich, nicht ein Anderes, wie bei Säure und Kali, Salz. Der Zweck ist dieser Prozeß ist immer daß das Letzte ist, was das Erste war. *Aristoteles*[5] hat die innere Zweckmäßigkeit der Natur erkannt, seine Gedanken hierüber sind die höchsten.

---

a Ms. : ist, ist   b Ms. : Äußerlich   c Ms. : pp.

In der Kathegorie der Nothwendigkeit wollen wir auf ein näheres [,] konkreteres Verhältniß eingehen.

Man hat in neuerer Zeit in der Phisik viel von Polarität gesprochen, der Begriff hiervon ist ein großer Fortschritt den die (101) Phisik in ihrer Metaphisik gemacht hat. Polarität heißt nichts anderes, als die Bestimmung der Nothwendigkeit zwischen zwei, so daß wenn das Eine gesetzt ist, es auch das Andere ist. *Kant* hat dieß dinamisch genannt, bei ihm ist es eigentlich aber ein leerer Ausdruck.

So lange man die Existenzen in der Natur ansieht, als durch eine äußerliche Vermehrung oder Wegnahme entstanden, so ist dieß eine mechanisch[e] oder man betrachtet sie hervorgebracht durch äußerliche Ursachen, so ist darin nur äußerliche zufällige Nothwendigkeit. Dadurch nur daß man zum Begriff der Polarität fortgegangen ist, hat man eine innere Nothwendigkeit, das was nun vorhanden ist, ist die Identität dieser die zugleich verschieden sind. Der Nordpol ist nur insofern auch Südpol ist, wenn der eine gesetzt ist, so ist es auch der andere, es ist untrennbare Einheit nach dieser Seite. (102) Dieß schwebt der Vorstellung vor bei dem Begriff von Polarität. Diese Polarität schränkt sich aber ein nur auf den Gegensatz, auf eins und das Andere. Wenn wir den Magnet aber betrachten, so finden wir augenblicklich einen Punkt, wo weder Nord noch Südpol ist, oder wo zugleich Nord und Südpol ist, der Indifferenzpunkt, die Mitte zwischen beiden, gleichgültig gegen beide Unterschiede. Dieß dritte ist in dem Begriff von Polarität nicht enthalten, diese Rückkehr des Gegensatzes in sich selbst, die zugleich Einheit des Einen[a] und des Anderen ist. Dieß ist denn ein Begriff mehr als die Polarität hat. In solchen abstrakten Erscheinungen wie der Magnet pp ist denn dieß ganz terminirt, da sind nur drei, aber in der Natur legt sich dieß zur Vierheit auseinander, und weiter zur Fünfheit, zur ganzen Noth(103)wendigkeit gehören vier. Die erste Form ist die der Allgemeinheit, des Unmittelbaren, der Identität, der Einheit, die 2te, *Dias* der Unterschied, das Andere, diese legt sich gedoppelt auseinander, so daß sie einerseits Einheit, anderseits Besonderheiten bildet, diese für sich sind die dritte Form, die vierte ist endlich die Rückkehr der Einheit in sich, als besondere Existenz, Subjektivität.

Die Nothwendigkeit dem Begriff nach ist also in der Natur eine Vierheit, deshalb haben wir 4 Elemente, 4 Farben. Dieß ist die höhere Form der Nothwendigkeit, in der Polarität erschöpft sich noch gar nicht die Nothwendigkeit des Begriffs als Begriff.

§. 194 « Die Natur ist als ein System von Stufen zu betrachten, deren eine aus der anderen nothwendig hervorgeht und die nächste Wahrheit (104) derjenigen ist, aus welcher sie resultirt, aber nicht so, daß die eine aus der anderen natürlich erzeugt wird, sondern in der inneren den Grund der Natur ausmachenden Idee. »

---

a Ms. : Einheit des Einheit des Einen...

Die Hauptbestimmung hierin ist der Stufengang der Natur, eine Idee die in neuerer Zeit höchst oberflächlich behandelt worden ist.

Das Hervorgeh[e]n ist Nothwendigkeit, es ist nicht genug daß man sagt, aus der Pflanze geht das Thier hervor, die Nothwendigkeit muß gezeigt werden, in welchem Sinne so die eine Stufe die Wahrheit der anderen ist, muß erkannt werden. Die Erde ist die Wahrheit des Sonnensÿstems, das Thier die Wahrheit der Vegetabilien.

In einem Sÿstem ist das Abstrakte das Erste, der Begriff in der Form der einfachen Beziehung auf sich, es wird dieß als das Vortrefflichste angesehen, aber (**105**) es ist in Wahrheit das Unvollkommenste, denn seine Unmittelbarkeit ist eine Bestimmtheit [,] ein Besonderes, und hat sich gegenüber ein anderes Besonderes. Wir haben so zwei Existenzen die unter einer Bestimmtheit liegen, in denen der Begriff nicht existirt wie er an sich ist. Salz ist die Wahrheit der Säure und des Kali, die Totalität beider Existenzen.

Jede solche Sphäre macht die Wahrheit einer andern aus, diese Wahrheit der einen Sphäre ist ihr letztes und wird das Erste einer höheren Sphäre. Dieß geht aber nicht fort ins Unendliche, sondern die ganze Idee ist ein Kreis, oder ein Kreis dessen Peripherie wieder Kreise sind, ein Sÿstem von Sÿstemen. Diese Bestimmtheit der Sphären gegen einander, giebt die Eintheilung an, die wir weiterhin benutzen werden.

Die Existenz einer Stufe aus der anderen ist die Nothwendigkeit der Idee. (**106**) Die Idee daß z.B. das Amphibium gewesen, daraus das Landthier und aus diesem der Vogel entstanden sei, ferner daß der Mensch aus dem Thiere hervorgegangen, als ganz natürliche Erzeugung hat lange in der Naturphilosophie gespukt und ist noch grassirend.

Ich habe gesagt die Nothwendigkeit der Polarität erschöpfe nicht die Nothwendigkeit des Begriffs, es träte ein Drittes ein, was nicht mehr unter die Bestimmung des Gegensatzes der Polarität passe. Solches Verhalten von Konkreten zueinander kann nicht mehr gezeigt werden als in der Weise des Gegensatzes. Dieß Verhalten von konkreten Naturgestalten die sich als verschieden zeigen ist als ein Stufengang aufgefaßt worden, und dem oberflächlichen Anschein nach, ist die eine vollkommener als die andere, in ihrer Entwickelung.

In Ansehung dieser Stufe ist zu (**107**) bemerken, daß jede ihre eigenthümliche Kathegorie hat, diese ist dann nicht zugleich eine Kathegorie einer höheren und ist nicht hinüberzutragen in die Kathegorie einer anderen Stufe.

Wenn die erste Stufe die des Mechanischen ist, so ist Mechanik die Kathegorie derselben, das Wesentliche, sie ist zwar auch in den höheren Stufen aber nun untergeordnet. Wenn man daher die chemische Stufe mechanisch betrachten wollte, so baute man auf solchen Grundbestimmungen, es ist nicht das Eigenthümlich[e] dieser Sphäre, es ist eine ungenügende Kathegorie. Das Chemische kommt auch im Organischen vor. Die höhere Stufe ist das Ganze aller vorhergehenden : Ebensowenig darf man zweitens die Form verschiedener Stufen nicht zur Explikation, Bezeichnung einer höheren Stufe anwenden, man hat so den Stickstoff und die Pole gebraucht. Die Bestimmungen werden (108) jedoch hierdurch ganz oberflächlich und es muß um verständlich zu werden, ein Gedankenunterschied angegeben werden. Diese ganze Weise beruht endlich auf Analogie, Aehnlichkeit.

Dieser Stufengang kann allgemein in zwei Formen gefaßt werden, beide aber sind einseitig. Die eine Form ist die der Evolution, die zweite die der Emanation.

Die erste Form ist da, wo man von dem Unentwickelten, Unvollkommnenen, von der abstrakten Materie, von der bestimmten Materie anfängt. Zuerst soll dann meinetwegen Wasser und Luft gewesen sein [,] aus dem Wasser soll die Pflanze, dann das Thier als Insekt, Mol[l]uske, Fisch hervorgegangen sein, dieß ist der Gang der Evolution.

Der Gang der Emanation, eine Idee die den Morgenländern eigen ist, fängt (109) von Vollkommenem, von absoluter Totalität, von Gott an. Aus dieser ist dann ein Abbild seiner hervorgegangen ; was jedoch nicht mehr ganz vollkommen gewesen, dieß hat sich weiter bethätigt, das zweite Erzeugniß sei dann noch unvollkommener geworden, und so habe dann jedes Erzeugniß wiedererzeugt, es habe jedoch seine eigene Vollkommenheit nicht wieder hervorbringen können und so sei es bis zur Negation, bis zur Spitze des Bösen gegangen.

Die eine Form fängt also vom Formlosen an und steigt bis zur vollkommenen Ausbildung, die zweite fängt hier an und sinkt bis zum Mangel aller Form, bis zur Negation. Beide sind theils einseitig [,] theils oberflächlich, sie drücken nur eine Veränderung aus, entweder von wenig Entwickelung zu mehr, oder umgekehrt. Die Quantität ist die Haupt(110)sache darin, es wird immer so nach und nach eine Bestim[m]ung hinzugebracht oder hinweggenommen. Quantität ist überhaupt am leichtesten zu fassen.

Gegen diese Formen ist überhaupt zu bemerken, daß es nur ein Fortgang nach oberflächlichen Bestimmungen ist, der nur ein unbestimmtes Ziel hat.

Die Form der Emanation ist in neuerer Zeit besonders berücksichtigt worden. Wenn man die Thier und Pflanzengattungen betrachtet so kann man von den Unvollkommensten anfangen z.B. von Polipen, oder vom Vollkommensten [,] dem menschlichen Organismus und die nächste Stufe verliert an Organen und Bestimmungen immer die, die die vorhergehende hatte. Von diesen Vorstellungen ist allerdings die vorzuziehen wo man vom Vollkommenen zum Unvollkommenen fortgeht. Das Vollkommene [,] der Typus des entwickelten Organismus ist es, was in der Vorstellung da sein muß um die mangelhaften, kümmerlichen (111) Organisationen zu verstehen, um das was an ihnen als unbedeutend erscheint aus dem höheren Typus zu erkennen, damit deutlich werde was in ihnen diesem entspricht, damit wir so erkennen wie es in den unvollkommenen Organisationen entwickelt ist und was seine Funktion [ist]. Selbst wenn man vom Niederen anfängt ist es nothwendig den höheren Typus zu

94

kennen, man muß ihn aber nicht blos kennen, sondern auch in seiner Existenz in seiner existirenden Weise [beobachten].

Eine nähere Bestimmung ist die Form der <u>Metamorphose</u>. Man sagt es ist eine Gattung, eine Idee, die sich in den verschiedenen Gattungen, Arten, Klassen nur metamorphosirt, es ist ein Organ das[a] sich in sich metamorphosirt. Die Metamorphose hat die nähere Bestimmung, daß bei ihr eine identische Grundlage angenommen ist, welche in allem Wechsel, in allen Unterschieden der Form verharrt, so daß die Veränderungen an dem (112) substantiell Identischen nur in der Form der Quantität aufgefaßt werden, äußerlich vorgehen. Göthe hat die Form der Metamorphose erweckt[6], er hat die Theile der Pflanze als Metamorphose eines Typus derselben aufgestellt, den Unterschied aufgefaßt als ein Auseinandergehen und Zusammenziehen und hat das Blatt als diesen Typus aufgefaßt. So daß also das Blatt die Grundbestimmung ist und das was als verschiedene Theile erscheint immer nur eine andere Form eines und desselben ist. Bei der Metamorphose des Inseckts, des Frosches pp ist es immer nur ein und dasselbe Individuum in verschiedenen Gestaltungen. Der Unterschied ist immer zurückgestellt auf Quantitätsveränderungen, Vergrößerung, Verkleinerung, Ausdehnung, Zusammenziehung pp. Diese Bestimmungen sind es, welche die Vorstellung der Metamorphose ungenügend (113) machen. Um die Verschiedenheit der Form aufzufassen muß weiter gegangen werden, sie muß als nothwendig bestimmt gefaßt werden.

Eine andere Vorstellung ist die, welche besonders eine <u>historische Beziehung</u> in die Form der Metamorphose bringt, ein natürliches Erzeugen einer Stufe aus der anderen. Dieß Hervorgehen heißt sich zeigen, ohne daß eine Nothwendigkeit dabei wäre. Die Naturphilosophie hat gezeigt daß die Erde besonders aus Feuchtigkeit hervorgegangen [ist], hieraus Pflanze, Thier pp. Hierbei ist besonders die Vorstellung daß dieß ein natürliches Erzeugen, eine geschichtliche Fortpflanzung sei. Wenn wir aber so sagen, das Erste sei das Wasser gewesen, so ist dieß nicht der Zeit nach zu nehmen, denn das Erste ist das Unvollkommene, Unmittelbare, ein Gesetztes was in seiner Existenz die Totalität vor(114)aussetzt. Die Zeit hat für den Begriff kein Interesse, sie ist dem Begriff äußerlich, begriffslos. In der Geognosie spricht man von früheren und spaeteren Lagen, Schichten pp, dieß früher oder spaeter ist dann nicht das Hauptinteresse, sondern der Unterschied ihrer Beziehung zu einander, nach ihrem Inhalt. Ob früher oder spaeter, darin ist keine Nothwendigkeit.

Die Metamorphose geschieht freilich in der Zeit, jede hat nur eine Gestalt, existirt in einer Gestalt und diese schließt die anderen Gestalten aus, sie können daher nur in der Zeit aufeinander folgen. Bei der Gattung ist es anders. Gattung ist für sich das Allgemeine, indem sie auf besondere Weise existirt, so schließt sie freilich andere aus, weil sie aber Gattung ist, so hat das Ausgeschlossene Platz auf

---

a Ms. : daß

dem Boden derselben Allgemeinheit. Bei der Metamorphose ist dieß nicht, indem (115) hier eine Gestalt die andere in der Zeit ausschließt. Die Gattung ist zu unterscheiden von dem Individuum. Die Metamorphose des Insekts pp ist Metamorphose an einem Individuum, anders ist sie in Beziehung auf die Gattung.

Wenn die Gattung auf besondere Weise existirt, so sind zugleich die anderen Weisen der Existenz gesetzt. Wenn Wasser ist, so ist nicht etwa nachher Luft, sondern zugleich. Insofern Thier im Wasser ist [,] so ist es auch in der Luft. Die Besonderheit der Gattung ist eine Totalität von Besonderheit[en], indem der Begriff der Gattung sich in einer Form setzt, setzt er sich auch in andere Formen. Durch die Idee des Aufeinanderfolgens in der Zeit, wird nichts verständlich gemacht, es ist widersinnig.

Der Fortgang vom Unmittelbaren ist nur eine einseitige Form. Die Idee entwickelt sich ewig [,] zeitlos, ihre Bestimmungen, Klassen, Unterschiede sind in ihr selbst. (116) In der Natur kommt der Begriff als solcher, die Idee als solche nicht zur Existenz.

Die Vorstellung von mehr und mehr ist begriffslos, für den Sinn kann man dieß wohl vorstellen, der ahnenden Vernunft aber ist nichts dadurch gewonnen.

Die Form der Reihen und Stufen kann leicht zu falschen Vorstellungen Veranlassung geben. Eine Stufe ist höher dem Raume nach als die andere, aus dem früher Gesagten erhellt aber daß dieß nur eine Vorstellung für die äußerliche[n] Sinne ist. Die Natur stellt ihre Gestalten nicht in Reihe und Glied. Bei einer Reihe ist es Aufgabe das Gesetz zu finden. Man hat so eine Reihe von Planeten angenommen und hat gesucht das Gesetz der Abstände zu finden. Ebenso hat man Reihen der Thiere und Pflanzen, und gesucht die Verschiedenheiten ihrer Entwickelung als Gesetze zu finden. Auf solche Weise läßt sich die Natur nicht fassen, es sind (117) keine Reihen, die Reihe ist nicht Form der Natur, weil sie nicht Form der Bestimmung des Begriffs ist.

§. 195 « Die Natur ist an sich ein lebendiges Ganzes ; die Bewegung ihrer Idee durch ihren Stufengang ist näher dieß, sich als das zu setzen, was sie an sich ist ; oder was dasselbe ist aus ihrer Unmittelbarkeit und Äußerlichkeit, welche der Tod ist, in sich zu gehen, um als Lebendiges zu sein, aber ferner diese Bestimmtheit der Idee, in welcher sie nur Leben ist aufzuheben und zum Geiste zu werden, der ihre Wahrheit ist. »

Es ist hier anzugeben was die Form der <u>Entwickelung</u> bei ihrem Ziel ist.

Man sagt der Begriff soll zur Existenz kommen, dieß ist auf zwei Seiten zu fassen. Es ist entweder Herausgehen des Centrums in die Peripherie, oder Zurückgehen dieser in das Centrum, also ein Hervor oder Insichgehen. Man sagt der Begriff geht heraus. (118) Die Materie ist bestimmungslos, der Raum ist noch unbestimmt, der Begriff schläft noch. Jetzt soll er hervortreten, sein Dasein durchdringen, sich manifestiren, auslegen. Oder wir drücken es so aus, daß er in sich gehe, daß die Natur in sich gehe und dann fangen wir vom Äußerlichen, Unmittelbaren an, dieß soll zurückgehen in die Innerlichkeit, in die Einheit die ihm fehlt, das gleichgültig Selbstständige soll es verlieren, soll Moment des Begriffs werden. Der Begriff soll existiren und diese Existenz soll dem Begriff angemessen sein. Im Leben bringt es die Natur dahin, das höhere aber ist der Geist, hier ist Dasein, hier ist die Existenz Denken, in der Natur ist es immer etwas Äußerliches. Das Leben ist das Höchste in der Natur, hier ist der Begriff der Natur so weit explizirt als möglich. Leben ist die höchste Wahrheit der Idee in der Natur. Es ist aber zugleich das Schwerste aufzufassen. Der lebendige Organismus ist sehr schwer zu be(119)greifen, er muß lebendig gefaßt werden. Das Fassen soll hier denkend geschehen, aber sogleich fallen wir in Abstraktionen, in einseitige Bestimmungen, indem wir die einzelnen Momente als Besonderes setzen. Die höchste Schwierigkeit ist das Leben diese subjektive Einheit zu denken, es im Raum und Zeit auseinander zu halten und diese Unterschiede des Auseinander der Existenz zu fassen als Einheit mit der Seele, mit dem Begriff. Es ist das Ziel der Natur überhaupt daß der Begriff herauskommt, das Innere sucht die Rinde der Äußerlichkeit zu zersprengen.

III. Eintheilung der Natur.

Wir haben hier drei Abtheilungen [:] 1stens Mechanik, 2te[n]s Physik, 3tens Organik, Phisiologie.

Es kann hier von den beiden Formen der Entwickelung der Natur Evolution und Emanation näher gesprochen werden. Wenn man aber eine Form ausspricht, so spricht man auch die andere aus. Das Leben der Natur ist ein Durchströmen von zwei Seiten, zwei Ströme (120) die sich in entgegengesetzter Richtung durchdringen.

Wie es im allgemeinen in der Philosophie nöthig [ist], so können wir auch hier vom Geiste anfangen, der an und für sich ist und sagen er dirimirt sich in Endliches. Das Erste, die Wahrheit ist der Geist der sich in der Natur dirimirt, und so sprechen wir von der Erschaffung die von dem ewigen Geiste ausgeht, er ist dann das, was die Äußerlichkeit der Natur aufhebt. Dieser endliche Geist ist es dann aber der die Natur zurückführt zum ewigen Geist. Geist ist nun wesentlich dieser Prozeß, er ist Tod wenn er diesen Prozeß nicht macht.

Ebenso aber können wir auch von der Natur anfangen [,] dann ist Geist nur Wort [,] nur die allgemeine Vorstellung, Unmittelbares und nicht als Geist sondern als Natur. Die Natur ist dann der Anfang, aber von der anderen Seite wissen wir daß diese Unmittelbarkeit nur ein Gesetztsein ist, eine Negation.

Innerhalb der Natur ist dieß ebenso Gedicht, wir sagen das Leben ist das Höchste der Natur (121) welches sich selbst zu Äußerlichem macht. Diese Äußerlichkeit hat noch das Endliche des Lebens, das Weite[re] ist dann, daß das noch Insichseiende sein Insichsein aufgäbe, die Äußerlichkeit entließe, die dann aber, als abstrakte Äußerlichkeit betrachtet, das Erste ist. Fangen wir hierbei an, so sind wir auf dem Wege der Evolution, wie wir bei dem Anderen auf dem Wege der Emanation waren.

Die Natur manifestirt ewig ihre Nichtigkeit, aber das Aufgehobene wird ebenso wieder hergestellt.

In unserem Fortgange fangen wir vom Abstrakten an, von dem an Begriffen armen. Also werden wir sagen die Materie ist nicht Idee, nicht wahrhafte Wahrheit des Begriffs, solch ein Widerspruch negirt sich, die Negation ist dann die nächste höhere Stufe, aber die niedere beharrt ebenso, wird ewig erzeugt und hebt sich ewig auf. Die Materie indem sie zum Leben fortgeht, nim[m]t ihre Äußerlichkeit zurück und läßt sie für sich selbst.

Wir fangen von der theoretischen Weise des Leben(122)digen an, so haben wir die verschiedenen Weisen des theoretischen Verhaltens, dann haben wir Sinne. Was subjektiv Sehen ist, ist objektiv sich äußerlich gemacht die Sinne, das Auge selbst, so wie wir es vom Individuum trennen ist nicht. Die lunarischen Körper sind die Sinne, sie haben in der phisikalischen Sphäre dieß Selbstständige verloren als Elemente, sie bestehen, aber sie sind nicht mehr selbstständig. Geschmack äußerlich gemacht ist Wasser, Geruch Luft, Gefühl Erde. Dieß Freigelassen gehört einer Erde an, ganz für sich frei einem Kometen.

Wir können also vom Leben ausgehen, wir wollen aber um Bestimmungen zu haben, vom Unmittelbaren anfangen. Wir fangen nicht mit der Wahrheit an, dieser Sphäre, sondern mit dem Abstrakten, wo der Begriff unmittelbar gesetzt ist und es kommt nicht darauf an, daß wir bei einem Ausdruck die Gestalt im Sinne haben, sondern auf die Gedankenbestimmungen wie sie gesetzt (123) sind. Der Begriff in seiner Abstraktion, in seiner abstrakten Gestalt, ist das womit wir anfangen.

Das 1ste habe ich Mechanik genannt, sein Inhalt ist die Materie, das 2te ist die Phisik die sich mit dem Körper, das 3te die Organik die sich mit dem Lebendigen beschäftigt.

1. Die Mechanik ist die unvollkommenste Weise der Natur, es ist der Begriff in seiner Bestimmtheit, Bestimmtheit welche die Realität in der Natur ausmacht [,] ist die Äußerlichkeit, das Außersichsein [,] hiermit fangen wir an. Sie ist zum abstrakten Fürsichsein gekommen und ist dann Materie, ein Fürsichsein das schlechthin sich noch auf die Äußerlichkeit bezieht, das noch nicht in der ruhenden Einheit ist, das seine Einheit noch sucht.

Diese erste Sphäre hat also Materie zum Gegenstand, das Allgemeine der Materie ist Schwere, dieß Außersichsein, dieß Streben nach Einheit, es ist noch kein unendliches Für(124)sichsein darin, der Begriff sucht noch zur Erkenntniß seiner selbst in sich selbst zu kommen. Die Bestimmung der Unterschiede zu der es in dieser Sphäre kommt ist gleichgültig, noch kein Innerhalb des Begriffs, kein ideeller Unterschied, es ist nur quantitativer Unterschied, Masse überhaupt. Die Materie in so fern sie Verschiedenheit ist, ist Masse.

2. Die Phisik welche zum Gegenstand die individuellen Körper hat. Masse kann man noch nicht eigentlich Körper nennen, das phisikalische deren gehört in diese zweite Sphäre, in der 1ten Form werden die Körper noch nicht nach phisikalischen Eigenschaften erkannt. Körper, Körperlichkeit ist Individualität überhaupt, die Herrschaft des Fürsichseins über die Mannigfaltigkeit, Fürsichsein das[a] nicht nur ein Streben ist, sondern was zur Ruhe gekommen, diese Ruhe, diese Macht des Fürsichseins ist die Herrschaft über die Mannigfaltigkeit, ein Insichsein, was das Außersichsein überwunden (125) hat. Die Unterschiede sind nicht mehr gleichgültige Masse[n], sondern sie sind unterschieden erhalten. Der individuelle Körper ist konkret, kann als eins betrachtet werden, während in der Masse das Atom betrachtet wird, der Theil, dieß mechanische Zerlegen der Masse, geht uns nichts mehr an. An den Individuen treten andere Bestimmungen hervor, Farbe, specifisches Gewicht, Bruch, Cristallisation[b] pp. Diese entwickelten Bestimmungen sind es welche Eigenschaften genannt werden, Specifikation der Materie überhaupt, jeder Theil derselben hat sie.

Die nächste Bestimmung ist daß hier noch die Bestimmtheit, Partikularität und der Punkt der Individualität in eins fällt, und der Körper mithin endlich bestimmt ist.

Gold ist Gold, hat eine gewisse Schwere pp [,] diese Eigenschaften sind ausschließend, werden sie dem Gold genommen, so ist es nicht mehr, es sind Qualitäten des Goldes. Die Individualität ist gebunden an einzelne (126) specifische Eigenschaften. Hier ist die qualitative Bestimmtheit noch identisch mit dem Fürsichsein, dieß ist noch nicht frei, der Körper ist deshalb wesentlich endlich. Es ist konkret, aber das Fürsichsein ist noch formell, indem es an ausschließende Eigenschaften gebunden ist, die Natur der Körper ist daran gebunden. Im Prozeß kann er sie verlieren, aber er ist dann nicht mehr was er war. Die qualitative Bestimmtheit, Besonderheit ist schlechthin affirmativ, positiv nicht ideell. Die höchste Stufe ist hier der Chemismus, aber hier verlieren alle Körper ihre qualitativen specifischen Eigenschaften.

---

a Ms. : daß   b Ms. : Christallisation

3. Organismus[a][b], welcher es mit dem Leben zu thun hat. Dieß ist die Naturtotalität, wie es im 2ten Fürsichsein, Individualität war, hier entwickeln sich die Unterschiede an sich selbst, selbstständig, es ist eine Einheit unterschiedener Bestimmungen, aber so daß diese (127) Bestimmungen zugleich Totalität sind, nicht specifische einzelne Qualitäten. Oder das lebendige Organische ist ein Sÿstem. Im näheren Sinne ist Sÿstem nur da, wo die Unterschiede zwar in der Einheit gehalten sind, wo sie jedoch scheinen eine Totalität in sich zu haben, wo die Unterschiede dann abstrakt erscheinen, konkrete Existenzen sind, Glieder. Diese Bestimmungen bleiben so in der Einheit gehalten, bleiben quantitativ gegen einander bestimmt, sind als ideell gesetzt.

Die wahrhafte Stufe ist das Leben als solches, es ist erstens für sich, zweitens ein in sich entwickeltes Fürsichsein, so daß die Bestimmungen gesetzt sind, drittens diese konkreten Existenzen werden auch als ideell gesetzt, dieß ist die Herstellung des Fürsichseins. Die Glieder sind konkrete Existenzen aber das Fürsichsein nim[m]t im Prozeß den Gliedern ihre selbstständige Existenz. Das Fürsichsein ist als doppeltes vorhanden als abstraktes und als reales, das seine (**128**) Selbstständigkeit unterwirft, sich erhält, und dieß Erhalten ist hier Zweck. Diese dritte Sphäre ist die Vereinigung der Schwere und des specifischen Bestimmtseins, nach der 1sten Sphäre sind die verschiedenen Unterschiede gleichgültig bestehend, ebenso bestehen sie qualitativ, hier wird endlich ihre Endlichkeit gesetzt, ihre Negation zur Existenz gebracht. Noch ist zu bemerken, daß[c] die 1ste Sphäre, Stufe ist undeutlich, die ärmste, die 3te die reich[st]e ist, die im Reichthum ihrer Momente in Einheit wird, die reichste und mächtigste. Jede der folgenden Sphären hat die vorhergehende in sich, in der Natur zwar fällt dieß auseinander, aber in der Idee, ist die eine Sphäre das Resultat der vorhergehenden, enthält ihre Bestimmung in sich, läßt nichts hinter sich, erscheint als ein Naturreich, außer welchem das andere besteht, aber dem Inhalte nach hat sie die vorhergehende in sich und ist (**129**) noch reicher, diese bleibt auch und so ist dieß Emanation.

Das Zweite ist, daß jede Stufe für sich ist, sie enthält das Vorhergehende, hat es aber andererseits als Anderes gegenüber stehen, als unorganische Natur. So stehen dem Leben, die phisikalischen Körper gegenüber pp [,] dieß specifizirt sich so weiter.

Der Geist hat jede vorhergehende Stufe zum Gegenstand. Der Begriff ist die vorhergehende Stufe, dann in sich zurückgekehrt stellt er sich die niedere Weise gegenüber als Objekt. Die Hauptform ist dieß das was der Begriff ist wieder zum Objekt zu machen. Der sinnliche Mensch, wenn er reflektirt, nim[m]t er sich in sich zurück, sein sinnliches Sein wird dann sein Objekt, er bezieht sich darauf.

---

a Ms. : Oragnimus   b Am Rande : und Leben   c Ms. : das

Der Begriff bezieht sich auf die niedere[a] Stufe. Beide werden an sich identisch, aber die Identität ist herabgesunken zur Form der Beziehung, des Verhältnisses des Individuums (130) mit der unorganischen Natur, eins ist Macht des Anderen. Diese Momente in der Form des Freigelassenseins sind Potenzen, aber gegen diese als die allgemeine[n] Mächte erschienen [,] steht die Macht der Subjekte, so das Leben gegen Wasser, Luft pp [,] haben sie Uebermacht [,] so entsteht Zerstörung des Lebens, dessen ganzes Bestreben ist sie zu assimiliren, sie in sich selbst zu verwandeln.

Diese Sphäre des Lebens schließt sich aus zu der formellen Individualität zu dem Materiellen, diese Stufe haben wir dann für sich zu betrachten. Es ist unser Zweck in jeder Sphäre zu sein, sie uns darzustellen wie sie sich in ihr selber darstellen kann, jede als Einheit des Begriffs, das Bild der Wahrheit in jedem Elemente zu erkennen. Das Kennen ist die Dialektik des Begriffs, mit solchen unorganischen Elementen, kann er sich nicht begnügen, dieser Boden ist ihm nicht angemessen, er durchbricht seine Schranke, und dieß ist die Dialektik. Die Idee ist (131) Totalität aber zugleich Aufheben und Zurückführen zur nächsten Wahrheit, Resultat und dieß ist die nächste Sphäre. Dieß ist die Nothwendigkeit des Uebergangs, dieß ist das ewige Leben jeder Sphäre für sich. Wie in jedem[b] Tropfen das Sonnenbild erscheint, so erscheint in jeder das Bild des Begriffs.

---

a Ms. : niederen   b Ms. : jeden

Erster Theil.

Mechanik deren Inhalt die Materie ist ; ich werde jedoch diesem Theile einen größeren Umfang geben, als dieß in meiner Enzÿklopädie geschehen ist, und werde hier das aufnehmen, was in den § 197-217 abgehandelt ist. Die erste Bestimmung ist die abstrakte Bestimmtheit der Materie, dieß ist bereits angegeben als das dem Geiste Äußerliche, das nicht nur relativ gegen den Geist ist, sondern die Natur ist an ihr selber, was sie gegen den Geist ist, diese Bestimmtheit gegen den Geist macht (**132**) ihren Charakter aus, das Anderssein an sich selbst. Diese Äußerlichkeit ist der Punkt, wo wir anfangen. Zuerst abstrakte Äußerlichkeit, zweitens das erste Insichgehen der Äußerlichkeit, es ist das Fürsichsein derselben. Dieß ist zunächst noch abstrakt, man möchte sagen abstrakt konkret, es ist das Materielle als solches, es ist aber das erste bedingte Fürsichsein. Es ist deswegen bezogen auf das Außersichsein, und auf die Form desselben, und ist als abstraktes bezogen auf das Verhältniß des Außersichseins, als selbst ein Äußerliches.

Das Außersichsein zerfällt in Raum und Zeit, die Bestimmungen des Begriffs erscheinen daher an dem Außersichsein sogleich als selbst Außersichseiende. Die zweite Stufe ist das erste Konkrete, die Einheit dieser beiden Bestimmungen, die konkrete Einheit, konkretes Fürsichsein, Materie. Aber diese als erstes abstraktes Fürsichsein ist bezogen auf diese ihre Natur, auf ihre Momente, Raum und Zeit, die ihr äußerlich sind. In ihr sind diese Momente, selbst aufeinander bezogen, dieß (**133**) macht die Bewegung aus, diese ihre Beziehung haben die Momente nur in der Materie. Die äußerliche Beziehung der Materie auf ihre beiden Momente macht also die Bewegung aus.

Das dritte ist die absolute Identität beider Seiten. Bewegung ist Materie an und für sich, in der Entwickelung ihrer Momente. Die absolute Identität ist die Wahrheit dieser Stufe, es ist die freie Materie, sie ist frei wenn ihr entwickelter Begriff ihr immanent ist, sich selbst bewegend, so daß ihre Bewegung nur durch den Begriff gesetzt, bestimmt wird. Sÿstem der Himmelskörper.

Wir haben nun zu betrachten 1. Raum und Zeit, 2. Materie und Bewegung, 3. freie Bewegung, Identität beider.

1. Raum.

§. **197** « Die erste oder unmittelbare Bestimmung der Natur, ist die abstrakte Allgemeinheit ihres Außersichseins, – die vermittelungslose Gleichgültigkeit desselben, der Raum. Er ist das ganz ideelle Nebeneinander, (**134**) weil er das Außersichsein ist und schlechthin kontinuirlich, weil dieß Außereinander noch ganz abstrakt ist und keinen bestimmten Unterschied in sich hat. »

Es ist uns eine Bestimmung nothwendig, wir denken sie, das[a] ist wir bringen sie uns in Gedanken vor Augen, wenn wir den Gedanken festgestellt haben, so fragen wir, wie sieht dieß in unserer Vorstellung aus. – Die Vorstellung von Raum geht uns aber zunächst noch nichts an, wir haben es mit dem reinen Begriff zu thun. Er ist uns gesetzt, dadurch daß wir gesagt haben, die Natur ist das Anderssein ihrer selbst. Dieß Außersichsein ist die erste Bestimmung, Außersichsein schlechthin verschieden von sich, ganz abstraktes Außersichsein. Bestimmte Unterschiede haben wir hier noch nicht, nur abstrakte, Vielheit, die noch nicht Bestimmtheit ist, Bestimmtheit die kontinuirlich in sich ist, ununterschieden. Dieß ist der Gedanke der festgesetzt ist durch unsere erste Idee (**135**) der Natur. Wir fragen, wenn wir uns in der Natur umsehen, wie nennen wir das was diesem Gedanken in unserer Vorstellung entspricht, da kommt die Behauptung, es ist der Raum. Wenn er es auch nicht wäre, so schadet dieß nicht dem Gedanken, dieser bleibt darum doch wahr.

Empirisch fangen wir mit dem[b] Raum an, und spaeter erst kommt der Gedanken, also gerade umgekehrt wie hier. Um unsere Behauptung nun zu beweisen müssen wir uns eine Vorstellung von Raum machen und sehen ob die Bestimmungen darin vorkommen, die im Gedanken enthalten sind.

Raum sagen wir ist nicht erfüllt, das Erfülltsein geht ihm nichts an, wenn wir ein Haus abbrennen so bleibt sein Raum derselbe, er ist das Abstrakte, Allgemeine, das erfüllt sein kann, das Bestimmungen enthalten kann, die ihm aber nichts angehen, sie unterbrechen den Raum nicht. Er ist das gegen alle Unterschiede Gleichgültige, im Raum hat alles Platz, alles ist nebeneinander darin. Dieß Nebeneinander heißt die abstrakte (**136**) Vielheit, die Äußerlichkeit. Also alles ist <u>hier</u> im Raum, aber dieß hier, ist noch kein Ort, sondern nur die Möglichkeit eines Orts, es ist grenzenlos als <u>hier</u> bestimmt, es ist gleichgültig, denn dieß <u>hier</u> ist immer dasselbe, es ist die abstrakte Kontinuirlichkeit, es macht keine Grenzen im Raum, keine Bestimmungen [,] keine Unterschiede. Diese einfache Bestimmung ist die Natur des Raums.

Leibnitz sagt der Raum ist die Ordnung der Dinge[7], er ist äußerliche Bestimmung, aber er ist selbst Äußerlichkeit, und indem die Dinge sind, unterbrechen sie den Raum nicht. Man hat gesagt der Raum ist real oder nicht, der Raum ist aber nicht in dem Sinne real, daß er Materie wäre gegen andere Materie. Der Raum ist sinnlich, nicht in dem Verstande als in Beziehung auf unsere Sinne, sondern es ist ein Außereinander. Er ist aber kein sinnlich Konkretes, sondern Abstraktum und als solches, sinnliche Unsinnlichkeit, Kontinuität, absolute Leere.

Kant[c][8] sagt[d] : der Raum ist wie die Zeit eine (**137**) Form der sinnlichen Anschauung.

---

a Ms. : daß   b Ms. : den   c Ms. : Kannt   d Am Rande : Siehe die Antwort : zum § 197.

Also nicht sinnliche Anschauung selbst, sondern nur Form derselben. Sinnlich ist nicht nur Außersichsein[a] überhaupt, sondern es ist es zugleich mit seinen vielfachen Bestimmungen, die wir durch die Sinne wahrnehmen, alle diese Bestimmungen sind konkrete nähere Partikularisationen des Außersichseins. In so fern man nun von dem Inhalte abstrahirt, bleibt die Form und dieß sagt Kant ist der Raum.

Weiterhin wollen wir Raum und Zeit einander gegenüber setzen. In Beziehung auf die Zeit, ist die Unmittelbarkeit der Raum, das Ruhende, positiv Unendliche, ohne Negation. Negation setzt Unterschied voraus, dieser ist im Raume nicht.

Der Begriff faßt das Andere seiner selbst, was selbst nur er ist. Der Begriff ist konkret, der Raum ist unkonkret, er enthält die Bestimmungen, erstens der Vielheit der unendlichen Besonderung, zweitens, weil es die abstrakte Besonderung ist, ist sie gleich mit sich selbst. Wenn ich noch so viele Besonder-(**138**)heiten neben einander stelle, besondere, so haben alle wieder denselben Namen, indem ich gemeint habe, sie zu unterscheiden, habe ich dieß nicht gethan, vielmehr ist aus dieser Vereinzelung keine Besonderheit, sondern vollkommene[b] Gleichheit entstanden, Kontinuität. Wenn ich sogleich sage diese hier sind unterschieden im Raume, so sind dieß doch nur gemeinte, sinnliche Unterschiede, aber in Wahrheit sind es keine. Der Raum vereint auf ganz einfache Weise die beiden Bestimmungen des Außersichseins, die Vielheit und Besonderheit, so daß nur eine Gleichheit gesetzt ist. Dieß ist der Gedanke, der Begriff des Raums. In der Vorstellung finden wir dieß auch. Der Raum hat Widersprüche vieler Art veranlaßt, denn er ist der Widerspruch in sich selbst, aber jeder Begriff enthält Widersprüche, aber nur der Begriff kann das Andere ertragen[c]. Man kommt aber auf solche die nicht aufgelöst sind, wenn man nur eine Bestimmung festhält und doch zu den anderen übergehen muß. (**139**)

Man hat gefragt ob der Raum begrenzt werden kann, er kann überall begrenzt werden, nach innen und außen kann er getheilt werden, aber so eine Raumgrenze unterbricht ihn nicht, es findet sich immer eine neue Grenze oder ein neues Hinausgehen. Die wahrhafte Unendlichkeit ist der Gedanke, der Begriff, ich kann aus dem schlechthin Endlichen des Raums hinaus, wenn ich ihn denke. Ueber den Raum gehen wir hinaus, so wie wir zur Zeit kommen, zum konkreten, der Gedanke geht über den Raum, der Begriff der Zeit ist das Ewige, was nicht in der Zeit befangen.

Der Raum ist die leere, ganz unerfüllte Form, er ist Begriff, mithin konkret, das entgegengesetzte Moment ist das Außersichsein und wenn wir dieß einzeln für sich betrachten so haben wir lauter Punkte im Raum, das 2te Moment

---

a Ms. : Außersein   b Ms. : vollkommen   c Ms. : erfragen

ist die Identität dieser Punkte, dieß ist die Kontinuirlichkeit des Außersichseins, dieß der Begriff des Raums.

In Beziehung auf die Logik kann hier bemerkt (**140**) werden, daß wir in derselben ebenso vom ganz abstrakten anfangen, dem Sein, es ist ein Abstraktum des Abstrakten des Gedanken[s]. Hier aber befinden wir uns im Konkreten. Sein ist nur leere Abstraktion, Raum ist auch Abstraktion, aber in einer konkreten Sphäre, daher konkret in sich die Identität und das Außersichsein in eins.

Es sind metaphisische Momente ob ich die Kontinuität des Raums geltend mache oder nur die Grenze, ob ich nur diese denke für sich, darauf reduzirt sich alle die Ideen von Theilbarkeit und Untheilbarkeit des Raums.

Die Kontinuität kann ich nicht abstrakt für sich nehmen, es ist nur abstrakte Identität, als Identität^a des Außersichseins, das ist dann absoluter Raum, Raum für sich ganz abstrakt genommen. Der Ausdruck absolut wird hier ganz anders gebraucht als im gewöhnlichen Leben, absoluter Raum ist leerer, abstrakter Raum, nicht absoluter Raum ist erfüllter, ist Natur. (**141**)

Im Raum ist also nur das abstrakte Außersichsein, die reale Möglichkeit, noch ist dieser Unterschied der den Begriff in sich enthält von Schranken, Grenzen pp nicht gesetzt. Hierzu haben wir, so wie der Begriff sich entwickelt [,] überzugehen, im Elemente des Raums ist er noch nicht bestimmt, das Weitere, Letzte des Unterschiedes ist dann die Erfüllung des Raums. Erst der Punkt des Lebens, des Geistes, ist die wahrhafte Unterbrechung des Raums, in der Natur kommen wir nicht dazu, durch das Denken wird^b der Raum absolut unterbrochen. Die Grenzen^c, das Außen in der Natur ist immer noch eine Bestimmung des Außersichseins, wir haben hier noch kein Anderes des Raums, sondern nur solche Unterschiede, die sich noch im Raume selber finden.

§. 198 «Der Raum hat als Begriff überhaupt (und bestimmter als das gleichgültige Außereinander) dessen Unterschiede an ihm, unmittelbar in seiner Gleichgültigkeit als die blos verschiedenen, ganz bestimmungslosen drei Dimensionen.» (**142**)

§. 199 «Aber der Unterschied ist wesentlich bestimmter qualitativer Unterschied. Als solcher ist er zunächst die Negation des Raums selbst, weil dieser das unmittelbare unterschiedslose Außersichsein ist ; der Punkt.
Die Negation ist aber, als Negation des Raumes ; diese Beziehung des Punkts auf ihn ist die Linie, das erste Anderssein des Punkts ; die Wahrheit des Andersseins ist aber die Negation der Negation. Die Linie geht aber in die Fläche über, welche einerseits eine Bestimmtheit gegen Linie und Punkt und so Fläche überhaupt ist, anderseits aber ist sie die aufgehobene Negation des Raums, somit Wiederherstellung der räumlichen Totalität, welche aber nunmehr das negative Moment an ihr hat ; – umschließende Oberfläche, die einen einzelnen ganzen Raum absondert.»

---

a Ms. : Identitität   b Ms. : ist wird   c Ms. : Gränzen

Zuerst betrachten wir die Verschiedenheit, das **(143)** ist die Nothwendigkeit der drei Dimensionen, es sind nicht mehr und nicht weniger, dieß muß bewiesen werden, nicht gewiesen. Die abstrakte Weise ist diese Dreiheit und nicht mehr als Dreiheit, weil der Begriff das Allgemeine, das Besondere und das Einzelne ist, damit drücke ich aber Bestimmtheit dieser Momente aus, im Raum sind es aber keine Bestimmtheiten, sondern nur Unterschiede. Es sind Richtungen, man kann sie aber nicht unterscheiden, es giebt keine Bestimmung was Höhe, Länge oder Breite ist. Wir nehmen bei der Höhe den Mittelpunkt der Erde als Mittel der Bestimmung an, der geht aber dem Raume nichts an, der Raum kann nur determinirt werden durch etwas was außer ihm liegt, beim Mittelpunkt der Erde gehen wir aber von etwas aus was in ihm liegt. Breite kann von Länge gar nicht unterschieden werden. Diese sind ganz gleichgültig zu verwechseln, sie sind das ganz Unbestimmte, Relation. Es sind innere Bestimmungen von außen genommen **(144)** wodurch solche Unterschiede herkommen. Ebenso ist es mit oben, unten, vorne, hinten, rechts und links, Unterschiede die dem Raume als solchem fremde sind.

Wie wir im § 199 gesagt haben, so bleibt der Begriff nicht stehen bei solchen unbestimmten Unterschieden, daher ist auch der Unterschied des Raums als bestimmter Unterschied. Nehmen wir die ganz abstrakte Grenze[a] des Raums, so ist sie eine Negation des Raums, etwas nicht räumliches, der Raum ist kontinuirlich, die Grenze muß Negation des Raums sein, aber nicht außerhalb desselben, solche Negation ist der Punkt. Von diesem fangen wir an, gehen dann weiter zur Linie, zur Fläche und von dieser zum Körper, zum geometrischen Körper, zur Totalität.

Die Bestimmungen die sich aus der Grenze entwickeln sind folgende, die in der Nothwendigkeit des Begriffs gesetzt sind und sie sind Beweise von der Dialektik des Begriffs. Es wird dadurch bewiesen daß Punkt sein muß. **(145)** Punkt ist die Negation, Grenze in Beziehung auf den Raum, wir lassen ihn als positiv sich entwickeln, als Grenze[b]. Er ist ein Widerspruch in sich, der sich in sich aufhebt, Negation des Raums, also etwas was nicht Raum sein soll, und doch hat jeder Punkt Raum, es giebt also keinen, weil er sein soll als Negation des Raums, in seiner Bestimmung liegt Räumlichkeit, er ist nur in sofern Negation des Raums als er im Raum gesetzt ist, er ist aber im Raum gesetzt, ist räumlich und ist selber Raum. Diese Räumlichkeit ist nun die gerade Linie, sie entsteht aus der Bewegung des Raums, man hält diese Bewegung für Zufälligkeit, er ist aber abstrakt [,] Negation auf den Raum bezogen, ist räumlich, hört auf Punkt zu sein und geht in Linie über. Der Begriff treibt diese Bestimmungen hervor, die zufällig erscheinen. In sofern wir den Raum als positiv ansehen ist erst die Linie räumlich, räumliche Negation, einfach gesetzte Räumlichkeit, unmittelbare, und zwar die

---

a Ms. : Gränze   b Ms. : S. oben

gerade Linie, die nur eine Richtung hat. Bei der krummen Linie sind gleich zwei Bestimmungen (146) gesetzt, zuerst ist die Richtung angegeben und außerdem die Beziehung auf sich, mit dem Krummen wird zugleich immer auch das Einfache gesetzt. Die gerade Linie ist der nächste Weg zwischen zwei Punkten, sagt man, das kann man nicht beweisen, man hat es aus der Anschauung, es liegt in der Natur der geraden Linie selber, Weg ist hier nur ein Bild, es heißt Richtung, kürzeste heißt die wenigste Mannigfaltigkeit in sich habend. Die Bestimmung der geraden Linie ist die Einfachheit der Richtung, das Außersichkommen des Punkts, es ist das einfache Außersichkommen, die einfache räumliche Richtung. Man kann also auch nicht sagen, die Linie bestehe aus Punkten, aber weil sie das Aufheben des Punktes ist, Punkte können überall darin angenommen werden. Punkt ist die falsche Negation, ist Abstraktion und falsch, die Linie ist die Wahrheit des Punkts, ist erst die reale Grenze des Raums, der Punkt ist noch nicht räumlich, ist er es, so ist er nicht Punkt.

Die Wahrheit des Andersseins ist die Negation der Negation, die wahrhafte Negation (147) die sich auf sich selbst bezieht, diese zweite Negation ist die Fläche. Im Raum sind wir zählend, äußerlich, begriffslos, die Fläche hebt die Linie, die erste Räumlichkeit auf. Es muß aber nicht blos gezählt werden, so daß wir sagen die erste Grenze ist die Linie, die zweite ist wieder Linie, denn dieß ist schon im ersten enthalten, dem Begriff nach ist es zugleich.

Der eine Weg ist also dieser daß wir vom Punkte anfangen, das Zweite ist dann die Linie, und die Negation der Negation, diese ist zugleich Affirmation, Fläche. Die Fläche ist daher dem Begriff nach Oberfläche, das heißt sie ist total, ist was man geometrischen Körper nennt, totale Begrenzung des Raums.

Der zweite Weg ist nun der, daß wir vom begrenzten Raume ausgehen und zum Punkt zurück. Der Körper ist begrenzter Raum, ist Totalität, wenn wir dann so zurückgehen, ist Fläche Grenze des Körpers, Grenze der Fläche ist die Linie, Punkt Grenze der Linie, mit dem Punkt treten wir aus dem Raume heraus. (148)

Wir wollen nun noch näher betrachten, was der Gegenstand der Wissenschaft der Geometrie am Raume ist, und wie sie verfährt. Siehe Anmerkung zum § 199.

Die Geometrie hat Figurationen die zufällig gesetzt zu sein scheinen, es ist aber durch die Nothwendigkeit daß sie entstehen, und gebraucht werden. Das Dreieck ist die erste, einfachste, vollständige Figur. Der Kreis hat nicht die Unterschiede, ist bestimmt durch den Durchmesser, er ist nicht der Unterschied, wie er am Dreieck ist. Die Wissenschaft hat nur diese Figuren zu betrachten [,] welche Bestimmungen abhängig sind, wenn gewisse andere vorausgesetzt werden. Die Hauptsache hierbei ist daß die vorausgesetzten Bestimmungen und die abhängigen eine Totalität machen, ein abgeschlossenes Ganzes und dieß ist überhaupt das Wesentliche der Mathematik.

Die Hauptsätze in der Geometrie sind die, wo ein Ganzes genommen und dieß (149) nach seiner Natur, nach seiner Bestimmtheit erkannt wird, so daß es in dieser Bestimmtheit vollkommen enthalten ist. Die Lehre von den Dreiecken hat zwei solche[a] Hauptsätze. Jedes Dreieck hat drei Seiten und drei Winkel, wen[n] man von diesen 6 Theilen, 3 hat, worunter eine Seite, so ist das Dreieck bestimmt, die Bestimmtheit der übrigen 3 Stücke entsteht daraus. Der Begriff des Dreiecks ist erschöpft in den drei Stücken, die übrigen gehören nur zur äußeren Realität, sie sind ein Ueberfluß. Das Dreieck ist also bestimmt, ist aber selbst noch unbestimmt, denn es ist noch nichts über die Größe der Theile bestimmt. Dieß thut der 2te Satz [,] der pÿthagoreische[9] Lehrsatz. Ein rechtwinklingtes Dreieck mußte hierbei genommen werden, weil nur der rechte Winkel vollkommen bestimmt ist, der spitze und stumpfe Winkel ist nur in seinem Verhältniß zum rechten bestimmt. Der pÿthagoreische Lehrsatz giebt die vollkommen erschöpfte Bestimmtheit des Dreiecks. Man muß ihn nicht ansehen, wie die anderen in der Geometrie, (**150**) er ist ein anderer, er bestimmt das Dreieck, er ist ein Bild der Idee. Im recht-winklichen Dreieck haben wir die Größe der einen Seite als ein Quadrat und dann getheilt in zwei Quadrate, deren Summe der ersten gleich ist, so wieder das Bild der Idee. Das Dreieck ist nun bestimmt nach den Seiten, hiermit ist seine Bestimmtheit in sich vollendet. Das Interesse geht darauf hin [,] in sich Verschiedenes auf Gleiches zurückzuführen, so beschließt Euklid[b][10] das 2te Buch damit den Rektangel zurück zuführen auf das Quadrat, auf die einfache[c] gradlinigte Figur.

2. Zeit. Wir haben vom abstrakten Außersichsein angefangen, Form der Unmittelbarkeit, Form der Unterschiede, der Negativität, sie fallen im ersten Außersichsein auseinander als Raum und Zeit. Das Unmittelbare zeigt sich in seinen Momenten, diese Formen, Momente fallen aber aus einander, eben weil es Unmittelbarkeit ist. (**151**)

§. 200 « Die Negativität die sich als Punkt auf den Raum bezieht und in ihm ihre Bestimmungen als Linie und Fläche entwickelt, ist aber in der Sphäre des Außersichseins ebensowohl für sich und als gleichgültig gegen das ruhige Nebeneinander Erscheinen ; so für sich gesetzt ist sie die Zeit. »

Im Raum haben wir gesagt kommt das Negative noch nicht zu seinem Rechte, es fällt in das ruhige Auseinander. Die Negation bezieht sich aber wesentlich auf sich selbst. Wenn wir von der Oberfläche anfangen, Punkt und Linie, so denken wir sie konzentrirt in eins, so haben wir seine Negativität für sich, das ist dann das Princip der Zeit. Die Negation des Unmittelbaren gesetzt ist die Zeit, die sich auf sich selbst beziehende Negativität. Die Zeit ist das Werden als angeschaut. Werden ist gedachte Unmittelbarkeit, das Sein ist eine leere Abstraktion was unmittelbar nicht ist, Sein (**152**) und Nichts kann man nicht

---

a Ms. : solchen   b Ms. : Euklÿd   c Ms. : einfachen

unterscheiden, es ist unsagbar, leere Abstraktion, man kann nicht sagen wie Sein und Nichts unterschieden sind, eben weil sie leer sind. Werden ist ebenso Sein und Nichts, und das was nicht ist, ist auch. Das ist nun die Zeit. Sein und Nichts und Werden sind Gedanken, Zeit ist aber nicht Gedanken, und darum ist sie das angeschaute Werden. Anschauen ist sinnlich, subjektiv, dieß subjektive Anschauen brauchen wir nicht, sondern das Abstrakte, es ist dieß das unmittelbare[a] Verhalten, sinnliches ; sinnlich ist aber hier nur das was die Bestimmung des Außereinander enthält. Werden ist Gedanke, wenn wir aber die Zeit anschauen so haben wir Sein und Nichts, Sein ist unmittelbares Nichts, Nichts unmittelbares Sein. Wir geben eine positive Bestimmung und sie ist nicht mehr, sobald wir sie geben. Sein und Nichtsein ist ganz allgemein und dieß macht sie zu Gedanken. (**153**) Anschauung ist aber nicht das Allgemeine, sondern nur in der Form der Einzelnheit. Der Punkt ist, ist aber auch nicht und indem er nicht ist, ist er.

§. 201 « Die Zeit als die negative Einheit des Außersichseins ist gleichfalls ein schlechthin abstraktes, ideelles Sein, das indem es ist, nicht ist und indem es nicht ist, ist. »

Die Zeit ist kontinuirlich wie der Raum, indem wir "itzt" aussprechen ist es nicht mehr, es ist nur gemeintes itzt. Wir sagen es vergeht alles in der Zeit, und so stellen wir uns die Zeit vor als allgemeinen Behälter in den alles gesetzt wird, wie einen Strom der alles mit sich in den Abgrund reißt. *Chronos.* Die Dinge vergehen sagt man, weil sie zeitlich sind. Das Wahrhafte ist : weil die Dinge endlich sind, darum sind sie in der Zeit, sie sind endlich, haben Dasein, aber endliches, weil es beschränkt ist macht es seine Negation aus, diese (**154**) Negation verlangt gerade so ihr Recht wie die Position der Dinge. Wenn wir an den Prozeß, Leben, Veränderung der Dinge, die abstrakte Seite festhalten auf sinnliche Weise, so nennen wir dieß die Zeit, es ist dieß, daß wir die lebende Welt von uns entfernen und uns an der abstrakten Bestimmung fest halten. Wenn wir das Inhaltlose auffassen und vorstellen, so haben wir die Zeit, und wenn wir sie vor uns haben, so sagen wir es geht in der Zeit vor, gleichsam wie in einem Behälter. Was nicht in der Zeit ist, ist das Prozeßlose ; einerseits kann man sagen das Schlechteste dauert, ist nicht in der Zeit, das Todte, das Allgemeine als solches, das Elementarische dauert, es ist indessen nur eine relative Dauer. Diese Dauer ist kein Vorzug. So dauert die Sonne, Erde, Berge, Felsen, selbst Werke der Menschen wie die Pyramiden.

Das Allgemeine ist mehr oder weniger (**155**) todt, das andere Allgemeine in sich konkrete ist die Gattung, Idee, Begriff, Geist, dieß ist konkrete Allgemeinheit die auch der Prozeß in sich hat und als solcher lebt, aber nicht Seite des

---

a Ms. : unmittelbares

Prozesses ist, sondern das Ganze, der allgemeine[a] Prozeß selber. Die Idee, der Geist ist lebendiger Prozeß in sich selbst und geht über die Zeit, weil es Thätigkeit, Begriff der Zeit selbst ist, und ist daher ewig und wird nicht in die Zeit gerissen. Anderes ist es mit dem Individuum, es ist Gattung in sich, aber auch verschieden von demselben hat also eine seite der Veränderlichkeit, des Prozesses und fällt so in die Zeit.

§. 202 « Die Dimensionen der Zeit, die Gegenwart, Zukunft und Vergangenheit, sind nur das Werden und dessen Auflösung in die Unterschiede des Seins, als des Uebergehens in Nichts und des Uebergehen[s] des Nichts in Sein. Das unmittelbare Verschwinden dieser in die Einzelnheit, ist die Gegenwart (156) als Itzt, das nur selbst dieß Verschwinden des Seins in Nichts und des Nichts in Sein ist. »

Zeit ist die Veränderung in der Anschauung. Die abstrakten Momente des Werdens werden jedes für sich als das Ganze gesetzt, das Ganze ist Einheit des Seins und des Nichts, diese beiden Bestimmungen müssen als Totalität jede selbst sein, jede von ihnen ist die Einheit wieder selbst. Das eine Mal macht die Grundlage des Seins aus und wird als das Erste gesetzt und das Nichtsein ist nur die Form davon, das andere Mal ist die Grundbestimmung des Nichtsein[s], das Sein dann die Form, das Herzutreffende, die Mitte selbst ist die Gleichheit, Einheit beides, so daß weder das Eine noch das Andere das Bestimmende ausmacht. Vergangenheit ist gewesen, das Sein kam ihm zu, es war, itzt ist positiv, aber an sich vorübergehend, dieß Sein der Vergangenheit ist im Sein gesetzt als Nichtsein. Bei der Zukunft ist das Nichtsein das Erste, das (157) Sein tritt hinzu, das Nichtsein wird als Sein gesetzt, es wird Sein. Die Anschauung der Zeit ist aber diese die itzt so beide vereint, die Gegenwart. Sie ist nur insofern ein anderes Itzt vergangen ist, aber es hat auch wesentlich ein Nach, es ist das Nichtsein von einem Sein welches ausgeschlossen wird. Es ist ebenso Einheit von Sein und Nichtsein, das Sein dessen Nichtsein es ist, wird unterschieden von dem Sein in der Anschauung. Das Sein ist ein anderes Sein, als das was das Gegenwärtige heißt. So ist die Gegenwart nur durch ein vergangenes Sein und umgekehrt ist das Sein des Itzt was die Bestimmung des Nichtseins hat, Vergangenheit, es ist aber zugleich das Nichtsein des Seins Zukunft, das Nichtsein der Zukunft hat die Bestimmung zu sein und so wird es auch wieder Itzt. Das Sein ist Nichtsein und das Nichtsein ist und verwandelt sich in Itzt. Die Gegenwart, das Sein ist wieder seiner Bestimmung nach Nichts, denn es wird Vergangenheit, nur (158) Itzt ist, sinnlicher Weise giebt es nur eine Gegenwart. Es ist dieß die Bestimmung der Zeit, es ist schwer sie aufzufassen, weil es sich hierbei blos um abstrakte Bestimmungen handelt, die gleich wieder verschwinden. Das Ewige ist gegenwärtig, nicht zukünftig, nicht vergangen, der Geist, die Idee ist an und für sich, ist nicht vergangen und nicht wird nicht sein.

---

a Ms. : Allgemeine

Die konkrete Gegenwart ist das Resultat der Vergangenheit und ist schwanger mit der Zukunft, das Itzt ist also diese sinnliche Gegenwart.

§. 203 « Raum und Zeit machen an und für sich die Idee aus, jener die reelle oder unmittelbar objektive, diese die rein subjektive Seite. Der Raum ist in sich selbst der Widerspruch des gleichgültigen Auseinanderseins und der unterschiedslosen Kontinuität, somit die reine Negativität seiner selbst und das Uebergehen in die Zeit ; – der Raum macht sich zur Einzelnheit des Orts. Ebenso ist die Zeit, da deren in eins zusammengehaltene (159) entgegengesetzte Momente sich unmittelbar aufheben das unmittelbare Zusammenfallen in die Indifferenz, in das ununterschiede[ne] Außereinander oder den Raum, so daß dessen Ort ebendarin als schlechthin unmittelbar gleichgültig gegen seine Bestimmtheit ein Anderer wird. Dieß Vergehen und Wiedererzeugen des Raums in Zeit, und der Zeit in Raum ist die Bewegung ; – ein Werden das aber selbst ebensosehr unmittelbar die identische daseiende Einheit beider [,] die Materie [,] ist. »

3. **Materie und Bewegung** ist jetzt das Nächste, zuerst in ihrer Äußerlichkeit gegeneinander, dann das Mechanische, endlich das absolute Verhältniß zueinander.

Raum und Zeit werden selbst Materie, indem sie sich aufheben und die Materie sich daraus resultirt, die Wahrheit des Raums und der Zeit ist die Materie, beide sind nur durch diese, Raum und Zeit sind nur Abstraktionen der Materie.

Es entstehen nun sogleich zwei Bestimmungen Bewegung und Materie. Was schlechthin Geist (160)[a] ist, hat gerade das Subjektive, Negation der Zeit zu seiner Bestimmung. Raum und Zeit widersprechen sich, negiren sich, heben sich auf, aber ihr Aufheben ist Bestimmung im Fortgang, das Resultat ist positiv, es wird aufbewahrt als Moment eines dritten, jedes der beiden, es entsteht die Materie. Es ist überall das Außereinander, die Äußerlichkeit von hier und hier pp durch aus ununterscheidbar, es sind keine Hier, denn dieß soll sich unterscheiden, so ist es noch eine abstrakte Form des Begriffs.

So ist also der Raum leere Kontinuität. Deshalb geht er nicht über in die Zeit, weil er aber zugleich die Negativität seiner selbst ist, so ist er in die Zeit übergehend. Was aber ein Begriff ist wissen nicht nur wir, sondern es ist, und indem sich der Raum als Negativität setzt, so ist er so gescheid als wir. Er macht sich selbst zur Einzelnheit des Orts, zeitlich. Eine Einzelnheit im Raum ist Ort. Dieß ist dann der Punkt, dadurch wird er (161) zeitlich. Ort ist der positive Punkt, es ist ein räumliches Einzelnes im Raum, in sich ausgedehnt. Seine Einzelnheit ist aber hier die Hauptsache, dieser Ort ist nur ein einzelner sich ausschließender Raum, aber indem er Raum ist, hebt er auch den Ort wieder auf in dem er ist und dieser Ort nicht ist, diese Negativität ist aber Itzt. Der Ort wird aufgehoben aber wiedergesetzt als ein anderer, dieser zweite ist ein anderer Ort, dieß ist dann die Bewegung. Und so ist die Negativität die am Raum gesetzt wird Zeit und

---

a Ms. : Geist (160) Geist

umgekehrt wird so die Zeit räumlich, das Itzt erhält den Sinn der Räumlichkeit, und indem es zur Ruhe kommt wird es räumlich. Die Zeit ist ein Widerspruch an sich selbst, ein Sein das unmittelbar ein Nichtsein ist, ein Nichtsein das ebenso Sein ist, dieß ist gerade das Werden. Ihre Momente haben ein Bestehen, aber ein aufgehobenes, so hört sie selber auf zu (162) sein und wird damit aufgehoben. Das Resultat ist dann die ununterschiedene Einheit dieser beiden. Die Zeit wird so Raum, geht in ihn über, sie bestimmt einen Ort, sie macht ein Itzt räumlich, aber diese Räumlichkeit, diese Grenze im Raume ist gegen die Kontinuität des Raums und hebt sich also wieder auf, so daß die Zeit wieder ein anderes setzt, dieß ist dann die Bewegung. Sie fällt so in den Raum. Die Zeit räumlich und Raum zeitlich gesetzt ist Bewegung.

Es gehört also zur Bewegung Raum und Zeit. Die Ortsveränderung gebraucht Zeit, wenn man dieß so sagt, so hält man sich an der unbestimmten Vorstellung von Beziehung der Zeit zum Raum. Aber die Art und Weise dieser Beziehung muß angegeben werden und so kommt man auf das Gesagte, das Vergehen von Zeit und Raum in einander. (163) Sobald wir eine Bewegung haben, so haben wir in der Vorstellung etwas was sich bewegt ; dieß etwas ist die Materie. Die Frage entsteht was ist dieß Etwas, was für Verhältniß hat es zu Raum und Zeit.

Zeit setzt sich räumlich, dieß ist das Uebergehen derselben, das Werden der Zeit zu Raum, des Raums zur Zeit. Was logisch zu bemerken ist dieß, daß das Werden in sich selbst zusammenfällt, übergeht identisch mit sich zu sein. Raum wird zu Zeit, Zeit wird zu Raum, Raum geht unter, ebenso hört die Zeit auf, Zeit zu sein, das Uebergehen verschwindet, indem der Uebergang [,] die Negation beider gesetzt ist. Im Uebergehen ist dieß immer der Fall, daß dieß Uebergehende zu Grunde geht, indem es die Negation beider ist, das gemeinschaftliche Verschwundensein beider, Identität, gleichgültig ruhendes Sein und Fürsichsein. Diese Seite der Identität beider ist mithin weder das Eine noch das Andere, weder Raum noch Zeit, für sich, abstrahirt von ihrem Prozeß, ihrem Gegensatze ist es die Materie. Dieselben Momente (164) in einander übergehend bestimmt ist die Bewegung, die Identität beider, Raum und Zeit, ist die Materie. Beide Seiten sind nothwendig, es gäbe keine Bewegung ohne Materie, keine Materie ohne Bewegung, es sind zwei Seiten einer und derselben Bestimmung, und dieß ist die Beziehung von Zeit und Raum aufeinander.

Materie ist das erste Reale, Realität. Realität heißt das daseiende Fürsichsein, sie ist nicht nur abstraktes Sein, sondern sie ist für sich mit Ausschluß der Anderen, ist bestehend, ist Raum, nach der Bestimmung der Zeit ausschließend das Andere. Materie ist die erste wahrhafte Grenze im Raum, sich auf sich beziehend und hat nach dem Moment der Zeit auch die Kontinuität ausschließende Begrenzung in Beziehung auf sich. Die Materie ist im Raume, weil sie sich auf sich bezieht, identisch mit sich ist, ist ausschließend und also reale Grenze des Raums. Materie ist der Ort der ausschließend ist. Ort für sich ist nur räumliche, gemeinte Grenze. Materie (165) ist das Dauernde, die sich auf sich beziehende Negativität.

Die Materie[a] ist zusammengesetzt, ihr Princip ist das Atom, diese Sprödigkeit ist nicht absolut, sondern kontinuirlich, dieß ist ihre Räumlichkeit. Man kann sie sich vorstellen[b] aus Atomen bestehend, man hält dann die abstrakte Negation fest, aber dieß ist nur eine Seite, wesentlich ist Materie das Negative als kontinuirlich als erstes Fürsichsein, dieß ist noch abstrakt.

Die Materie[c] ist undurchdringlich, dieß ist ihr Fürsichsein ausschließend gegen anderes. Wo eine Materie ist, kann keine andere sein. In der höheren Sphäre sehen wir, daß sie durchdringlich ist, in der Mechanik aber ist sie es nicht, hier ist noch das abstrakte Fürsichsein.

Die Materie ist räumlich, ihr Fürsichsein ist noch ein Abstraktum. Man sagt die Materie erfüllt den Raum, und insofern dieß gesetzt wird, so hängt damit zusammen die Vorstellung von leerem[d] Raum und die Frage ob es solchen giebt. Die Materie erfüllt ihn, aber nicht so, als ob er ein Behälter wäre (166) dem es gleichgültig ist was darin, so daß das was darin ist von außen hinein kommt, sondern es ist der Begriff des Raums der sich Existenz giebt, in der Materie ist der Moment des Begriffs der für sich als Zeit erscheint, diese Negativität die im Begriff des Raums enthalten ist. Raum ist noch abstraktes Außersichsein ; dieß entwickelt für sich ist die Zeit, identisch damit ist der Moment des Raums selbst, es ist also nur der Begriff des Raums, der den Raum erfüllt, es ist diese Thätigkeit, daher ist es nicht zufällig ob Materie im Raum ist oder nicht, sondern der Begriff des Raums ist es selbst der den Raum erfüllt. Leerer Raum ist selbst leere Vorstellung, die beim abstrakten Raum stehen bleibt, und nicht bedenkt daß Raum für sich etwas unwahres ist. Raum muß sich realisiren, sein Begriff erfüllt sich, sein Erfülltsein ist Materie. Leerer Raum ist bewußtlose Vorstellung.

Materie ist das Äußerliche, in dem die (167) Natur ist, und zwar reale Äußerlichkeit, materiell ist dann überhaupt real, für sich, gegen uns und gegen ein Anderes. Raum kann jedes erfüllen. Materie beharrt, ist dauernd, man hat deshalb gesagt ewig, dem Vergehen nicht unterworfen. Dieß ist kein Vorzug, weil sie noch geistlose Abstraktion ist.

Materie ist somit ohne alle Innerlichkeit, da ihre Grundbestimmung die Äußerlichkeit ist, sie ist ohne Idealität, nur das reale abstrakte Fürsichsein. Aber wir haben mit der Materie zugleich Bewegung gehabt und zugleich Materie und Bewegung auf einander bezogen und indem wir dieß thun, müssen wir sehen, wie wir es thun.

---

a Am Rande : Anmerkung zu § 203. b Ms. : vorstellend c Am Rande : ebenda. d Ms. : leeren

4. Bewegt sich Materie selbst so ist sie lebendige Materie, in sich thätig, den Prozeß in sich habend, ihn entwickelnd. Ferner haben wir dann gesagt Materie und Bewegung ist ein Begriff, und nur derselbe in verschiedenen Formen, das eine im Prozeß und das andere (**168**) aber immer derselbe Begriff. Diese an sich seiende Einheit lassen wir fallen und nehmen die Materie nur als innerlichkeitslose, beharrend, sich und uns äußerlich, d.h. wir haben die endliche Materie zu betrachten, so daß die Bewegung ihr etwas Äußerliches ist, gleichgültig dagegen und gegen Ruhe, träge Materie.

Dieß ist ein Standpunkt, ein Verhältniß in dem wir Materie und Bewegung zu einander betrachten. Die Vorstellung ist dann daß Materie sich als ein Innerliches zeigt, oder daß das was ihr Begriff ist an ihr gesetzt wird, dieß ist dann die Bewegung, die Entwickelung der Materie an sich selbst ist die Bewegung. Ihre Innerlichkeit ist dann der Fortgang, sie als sich selbst bewegend zu betrachten[a].

Wir haben nun dreierlei zu betrachten.

1. Raum und Zeit, Materie unmittelbar überhaupt.
2. Verhältniß der Bewegung und Materie zu einander, gleichgültig gegen einander (**169**) so daß Materie ist und sich auf äußerliche Weise bewegt.
3. Absolute Einheit der Materie und der Bewegung, so daß die Materie ihrem Begriff nach existirt, sich selbst bewegt, freie Bewegung, immanente.

I. Die erste Sphäre ist die der endlichen Mechanik, hier gehen wir davon aus, daß die Materie träge ist, daß sie sich bewegt, daß die Bewegung aber ihr von außen kommt, durch andere Materie die sich ebenfalls bewegt, der aber ihre Bewegung ebenso gleichgültig ist. Bei der Mechanik ist also diese Bestimmung vorausgesetzt.

§. 206 « Die Materie hat zunächst als blos allgemeine nur einen quantitativen Unterschied, und besondert sich in verschiedene Quanta, – Massen, welche in der oberflächlichen Bestimmung eines Ganzen oder Eins, Körper sind. »

Der erste Unterschied an der Materie als solcher ist also blos quantitativ ganz (**170**) äußerlich. Die Materie hat einen Unterschied an sich, in ihrem Fürsichsein und diese erste Grenze ist der blos gleichgültige Unterschied, ist Masse und so kommt sie in dieser Sphäre in Betrachtung, noch nicht eigentlich mit Körper haben wir es hier zu thun ; nur mit Massen, verschieden in der Größe, in der Anzahl ihrer Theile.

---

a Ms. : betrachtend

Es ist der Standpunkt auf den wir endliche Materie betrachten, endlich heißt sie [,] in sofern ihr[a] Leben [,] und dieß ist ihre Bewegung, äußerlich ist.

Die Materie ist unendlich, ausgedehntes Fürsichsein das im Raum gesetzt ist, aber abstrakt ; die für sich Seienden sind identisch mit einander, diese Identität macht ihre Kontinuität aus. Die Materie ist deshalb reale Grenze des Raums.

Die Materie ist erstens ausgedehnt, zweitens erfüllt sie den Raum, diese Raumerfüllung ist nur reale Grenze desselben. Sie ist zugleich Grenze und ausgedehnt, (171) ist zugleich ausgedehnt und erfüllt den Raum. Dieß Fürsichsein des Raums, diese Erfüllung desselben ist etwas weiteres, als er selbst.

In Beziehung auf andere Materie ist die Materie ausschließend, mit dem Fürsichsein tritt zugleich die Bestimmung der Vielheit ein, aber hier ist noch nicht Wahrheit, sondern erst bei der Partikularisation im Gebiet der Physik. Diese Vielheit, dieß Fürsichsein der Materie ist die Repulsion, ein Fürsichsein das reale Grenze ist, ausgedehnt ist, das sich behauptet gegen andere.

Schwer ist die Materie in dieser Sphäre noch nicht, man kann sagen sie sei es gegeneinander, dieß ist aber noch nicht eigentliche Schwere.

Viel ist ein unbestimmter Unterschied ; wir haben bis jetzt nur quantitativen nicht qualitativen Unterschied, noch keinen Unterschied der Materie an ihr selber, sie müßte dann Konkretes in sich sein, nicht abstraktes Fürsichsein. Die Materie ist also nur (172) als Masse, dieß kann durch Zahlen ausgedrückt werden.

Das Endliche der Materie besteht nun näher darin, daß sie gleichgültig gegen die Bewegung ist, sie heißt deshalb träge, träge gleichgültig gegen Bewegung und Ruhe. Materie ist die Einheit der Grundbestimmungen des Raums und der Zeit, die noch ohne Form des Raums ist, die noch äußerlich hat ihren Prozeß, ihren Begriff. Begriff ist hier Bewegung, sie ist deshalb zeitlos, träge. Der Ort der Materie ist zwar ein besonderer, aber sie ist ebenso gleichgültig dagegen, der Ort ist aber nur besonders, sie kann hier sein oder dort.

Diese Trägheit der todten Materie ist eine Grundbestimmung der Mechanik, welche sagt wenn die Materie ruht, so ruht sie, und wenn sie sich bewegt, so bewegt sie sich, es ist ein Bestreben diese Ruhe und diese Bewegung sich identisch zu machen, ein Beharren in jeder Bestimmung ins (173) Unendliche fort, wenn sie bewegt werden soll oder aufgehalten so muß dieß von außen her kommen, d.h. wenn der Körper bewegt werden soll, so muß er gestoßen werden, Stoß ist die Bewegung eines Anderen was stößt.

Diese Grundbestimmungen der Mechanik folgen nothwendig aus dem Standpunkt den wir festgestellt haben, in der Mechanik aber sieht dieß aus, als wenn es die Natur der Materie als solche wäre, es ist aber nur die Natur der Materie als todte Materie. Man pflegt wohl diesen Gesichtspunkt in anderen Sphären überzutragen, sogar auf die Bewegung der Himmelskörper. Aber solche

---

a Ms. : ihr ihr

Bestimmungen sich nicht Bestimmungen der Natur der Materie, sondern nur der Materie auf diesem Standpunkte, als todte der die Bewegung fremd ist.

II. Das nächste ist auf diesem Standpunkte, daß die Materien in Bewegung kommen und sich (174) in dieser Bewegung einander berühren.

Die Masse ist gleichgültig gegen den Ort, sie wird deshalb bewegt, es erscheint dieß zufällig, aber es ist nothwendig. Daß die Bewegung der Materie in der Existenz nothwendig ist, werden wir spaeter sehen. Die Massen stoßen an einander, es ist kein leerer Raum zwischen ihnen. Die Massen berühren sich überhaupt, hier fängt etwas anderes an, hier beginnt die Idealität der Materie und das ganze Interesse dieser Sphäre ist, diese Innerlichkeit hervortreten zu sehen.

Die Massen berühren sich, d.h. sie sind für einander, es sind zwei materielle Punkte in einem Punkt. Sie haben etwas gemein mit einander und dieß ist aber daß[a] verschiedene materielle Punkte in einen zusammenkommen, Eines in dem Anderen sich geltend macht. Dieß ist ihre Idealität, Negativität, Identität derselben. In diesen hebt sich das Fürsichsein der Materie (175) auf, dieß ist die materielle Kontinuität, als Negativität des materiellen Fürsichseins, reale Kontinuität. Die Massen mögen noch so hart und spröde vorgestellt werden, dennoch ist eine Gemeinschaft vorhanden, eine materielle Gemeinschaft. Ebenso sehen wir in der Gegenwart, Einheit von Zukunft und Vergangenheit, in jedem Zeitpunkte sind beide, ebenso ist in der Bewegung dieß zugleich an diesem und zugleich an einem anderen Orte Sein. Ebenso als diese Punkte in eins sind, ebenso sehr sind sie auch für sich, dieß ist die Repulsion.

Die Materie ist elastisch, dieß ist die Idealität des Fürsichseins, diese absolute Elastizität ist in der Berührung vorhanden.

Damit erscheint das abstrakte Fürsichsein, als Innerlichkeit und diese wird dann Kraft genannt, hier beginnt das Sein für anderes, Dasein, das Fürsichsein ist dann dagegen bestimmt, behauptet sich damit als Kraft, als Innerlichkeit. (176)

Weiter zeigt sich diese Idealität der Materie, als eigenes der Natur der Materie. Wir haben sie bestimmt als Fürsichsein überhaupt und dieß zeigt sich nicht blos als äußerlich, sondern es zeigt sich als zum Begriff [,] zum Wesen der Materie gehörig. Dieß sind die Hauptbestimmungen dieser Sphäre. Die Idealität der Materie auf diesem Standpunkte, wird unter Kraft verstanden. Kraft heißt etwas, das als solches nicht existirt, sondern dessen Äußerungen nur existiren, das aber eigenthümliche Bestimmungen in sich hat, diese sind zugleich innerlich, treten aber auch in das Dasein hervor. Diese Bestimmungen der Kräfte sind ideell.

Wenn wir Materie bei der Bewegung betrachten, so haben wir zunächst Masse, Menge von gleichartigen Theilen, das Zweite ist die Geschwindigkeit der

---

a Ms. : das

Masse in der Bewegung, hier haben wir nur quantitative[a] Bestimmungen, die Masse (177) ist so groß, und dieß ist ihre Geschwindigkeit.

Wenn wir diese beiden Bestimmungen mit einander vergleichen, so nehmen wir dieß für etwas reales an, so viel Realität hat die Masse, so und so viel Theile, Gewicht, die Geschwindigkeit aber, auf Raum und Zeit bezogen ist uns das Ideelle gegen diese Realität.

Die Kraft sagen wir hängt von diesen beiden ab, nach einem Hauptlehrsatz der Mechanik, beides zusammen heißt die Größe der Bewegung, ein Moment ist darin die Masse, eins die Größe der Geschwindigkeit.

Wenn wir die Stärke, die Wirksamkeit sehen, so ist dieß nur die Stärke mit der die Masse ihr Fürsichsein behauptet, Widerstand leistet. Die Größe ihrer Wirksamkeit hängt von beiden Bestimmungen ab. Das Fürsichsein der Masse ist das Reale der Materie, die Art und (178) Weise wie sie Widerstand leistet, dieß Materielle besteht aus der Größe der Masse und der Geschwindigkeit oder wir sehen hier daß die Geschwindigkeit ebenso gut real ist, als die Realität der Materie.

Größere Masse und geringere Geschwindigkeit hat die gleiche Wirkung von kleinerer Masse und größerer Geschwindigkeit. Die Wirkung ist das Produkt aus den Faktoren Masse und Geschwindigkeit.

Indem sich Körper berühren haben beide Einwirkung auf einander, das Fürsichsein besteht nicht mehr für sich, wird ideell gesetzt. Dieß Fürsichsein in sofern es sich wiederherstellt ist eine Innerlichkeit gegen die Äußerlichkeit, die Masse. So ein Inneres heißt Kraft, abstrakte Bestimmtheit, des Fürsichseins in seiner Individualität, des Körpers.

Ich habe vorher gesagt daß in der Bewegung die Größe derselben, die Intensität der Kraft, die Bestimmtheit ihrer Äußerung (179) sich nach der Quantität bestimmt und daß das Reale, die Realität hierbei das Ideelle vertritt. Masse sei 6, Geschwindigkeit 4, so ist die Größe der Bewegung 24, eben diese Größe der Bewegung haben wir aber auch wenn die Masse 8 und die Geschwindigkeit 3 oder diese 12 und jene 2 ist. Hier kann also Geschwindigkeit an die Stelle der Masse und umgekehrt treten.

In dieser Sphäre bewegt sich also die Masse durch äußerliche Bewegung. Körper stoßen sich, sie sind hier ein Körper und haben eine Bewegung, die sich nach dem angegebenen Verhältnisse an beide vertheilt. Wir haben also Masse und Bewegung, die Bewegung ist die Äußerung des Körpers, sein Äußeres sind die beiden Momente Masse und Bewegung.

Diese sind zunächst die unterscheidbaren Quantitäten, das Weitere ist, daß wir sagen die Masse äußert sich in der Bewegung, ihre Äußerung ist ihr thätiges Sein für andere (180) und zugleich Bestreben der Verdrängung des Anderen aus seinem Orte.

---

a Ms. : quantitarine

118

Es ist der Kampf um einen Ort, die ruhende Materie erhält sich ihren Ort, die andere sich bewegende drängt sich in denselben. Beide sind als sich bewegend hierbei bestimmt. Stoß ist eine bestimmte Bewegung, —[a] Druck beiderseitiger Widerstand, ist bestimmt und hat bestimmte Größe. Widerstand heißt aber Materie, was Widerstand leistet ist materiell, und ist nur so, in sofern es eben Widerstand leistet. Widerstand ist die Äußerung der Materie, Bewegung beider, Bestreben den Ort einzunehmen. Ein bestimmter Widerstand ist eine bestimmte Bewegung der Masse. Hierin liegt, daß die Größe der Geschwindigkeit wesentlich ein Moment in der Größe des Widerstandes ist in ihm [,] ist die Materie Masse. Die Größe der Geschwindigkeit ist zugleich Größe des Widerstandes und Größe der Masse, der materiellen Wirksamkeit, Materie ist nur da in sofern sie wirkt. Die Wirk(181)samkeit ist durch die Bewegung gesetzt, die Größe der Bewegung ist materielle Wirksamkeit, Größe der Materie. Größe der Geschwindigkeit ist so Moment der materiellen Wirksamkeit, deshalb lassen sich die Größen der Geschwindigkeit und Masse vertauschen.

Man muß festhalten, daß die ruhende Masse durch Raum und Zeit d.h. durch Geschwindigkeit wirkt, durch materielle Wirksamkeit, durch Bewegung. Die Materie ist nur in so fern sie wirksam ist, leere Materie ist undenkbar.

Ebenso[b] ist es beim Hebel, wo der Raum die Stelle der Masse vertritt. Eine Bleikugel an sich tödtet nicht, die Geschwindigkeit, das Verhältniß von Raum und Zeit tödtet. Und so ist selbst hier in der Sphäre der Äußerlichkeit der Materie und der Bewegung, daß dieß Äußerliche Raum und Zeit, identisch mit der Materie sind. Erstens ist also hier Materie als zusammenhängende Masse nur nach der Quan(182)tität geschieden. Aber Materie wie wir sie hier betrachtet haben, giebt es nicht, und sie ist schon nicht, wie sie angenommen worden. Das Fürsichsein der Äußerlichkeit ist hier die Hauptbestimmung, Idealität. Dasselbe haben wir in […][c] gesehen, sie ist aber ein Zufälliges, Äußerliches.

Das Zweite ist daß diese Idealität nichts Zufälliges, Äußerliches ist. Wenn wir diese Vielen so betrachten, wie sie hier gegeben wurden, so mußten wir sagen, diese Fürsichseienden sind ein und dasselbe, ununterscheidbar, jedes schließt alle anderen aus, diese Dieselbigkeit ist zugleich das Thun der Materie selbst. Das Ausschließen, die Repulsion, ist ebensosehr eine Beziehung [,] Identität aufeinander, sie sind dasselbe, nicht blos in unserer Vergleichung, sondern auch logisch, denn in der Repulsion ist Attraktion enthalten. Kant[11] hat Materie aus Repulsions und Attraktions-Kraft gebildet. Solche selbstständige[n] Kräfte (183) giebt es aber nicht, sie sind nur in unserer Vorstellung. Die Repulsion setzt Attraktion voraus.

---

a Halbgestrichenes Wort. Mögliche Lesart : im[m]anenter.   b Am Rande : Anmerkung zu § 203.
c Das Wort fehlt.

In den vielen Fürsichseienden ist die Identität selbst gesetzt, dieß ist dann die Schwere. Die Materie ist wesentlich schwer. In der Mechanik kommt es zuerst zum Fürsichsein, zum Auseinander, das zweite ist die Einheit der Vielen, Idealität, Schwere.

Schwere ist aber nur das Suchen dieser Einheit, die Grundbestimmung bleibt in dieser Sphäre noch die fürsichseiende Vielheit, es ist nur Streben, und es ist das Unglück der Materie daß es eben nur Streben ist. Dieß ist nun der ganze Begriff der Materie. Schwere macht die substantielle Natur der Materie aus. Zum Begriff gehört die fürsichseiende Vielheit und dann die Einheit dieser Vielen, allgemeines Fürsichsein als Idealität. Die Materie ist an sich selbst schwer, es ist keine Kraft die die Materie solizitirt (**184**) die ihr von außen kommt, sondern die Materie ist nichts anderes als schwer, sie ist wesentlich schwer, strebt nach Einheit, jedoch bleibt sie noch in der fürsichseienden Vielheit, dieß wird erst in der höheren Sphäre überwunden.

Wenn man dieß im Raum betrachtet, so sucht alle Materie einen Ort, dieß bedingt zunächst die Kugelgestalt. Durch die Schwere ist ein Streben nach einem Ort gesetzt, Streben nach Bewegung ist die Natur der Materie, Streben nach Bewegung.

Die materiellen Theile sind mit dem Fürsichsein nicht zufrieden, sie wollen eins sein, deshalb bewegen sie sich. Zuerst ist noch kein Unterschied in der Materie, es ist allgemeine Erfüllung, gleichmäßiges Streben, und gleichmäßiges Abhalten gegen einander, sich Erhalten in dieser ihrer Beziehung, zunächst ist dadurch absolute Ruhe gesetzt, Ruhe durch den Begriff. (**185**)

Die Ruhe ist durch sich selbst bestimmt, sie ist zu unterscheiden von Trägheit. Trägheit hat keinen Sinn mehr in dieser Sphäre, die Materie ist das Suchen eines Orts, bewegt sich und ist mithin nicht träge. Trägheit bezieht sich nur auf das Verhältniß der Materie gegen einander.

Die Materie strebt nach Einheit, dieß ist zunächst Druck gegen einen Mittelpunkt, zugleich aber leistet sie Widerstand und erhält sich.

Der Unterschied in Ansehung der Schwere ist der, wie[a] die Materie jetzt bestimmt ist und wie sie unmittelbar bestimmt war. Sie ist jetzt determinirt nach einem Centrum, und in sofern sie schwer ist hat sie dieß. Dieß ist also Materie im Gegensatz von der zufälligen Materie, wie sie bisher bestimmt war, zufällig gegen Bewegung überhaupt, die dann natürlich nur äußerlich war.

Näherer Unterschied ist dann der der Centralkraft, welche selbstständige Körper voraussetzt und solche die ihr Centrum (**186**) außer sich haben, und nur danach streben. Jede einzelne Masse ist so strebend nach dem außer ihr befindlichen Centrum. Die Masse in so fern sie sich ein Centrum bestimmt, sich dahin zu bewegen strebt [,] hat dieß Centrum, welches ein Punkt, absolutes Eins

---

a Ms. : ist der, wie der wie

120

ist, und so betrachtet ist sie außer sich rollend, außer sich kommend, außer ihres Außersichseins. Ihr Außersich ist die Vielheit ihres abstrakten Fürsichseins.

Alle Masse gehört solchem Centrum an, und so betrachtet ist sie unselbstständig gegen das Ganze.

Die Entfernung von dem Centrum ist zufällig und liegt nur in der abstrakten allgemeinen Repulsion. Die Materie ist bestimmt das Centrum zu suchen, was aber noch nicht bestimmt ist, ist das Außersichsein, die Entfernung von dem Centrum.

In dieser Zufälligkeit liegt nun daß eine einzelne Masse vom Centralkörper getrennt werden kann, wir stellen uns vor, daß (187) zwischen ihr und dem Centralkörper eine andere Materie ist, ihr weichend in ihrer Richtung gegen das Centrum. Die Entfernung ist noch nicht an sich bestimmt, die Bestimmung tritt nur hier ein, die in dem Ausdruck liegt, ein Körper ist nicht unterstützt, er fällt, daß er fällt setzt voraus, daß er schwer ist, daß er das Centrum sucht und zwischen ihm und diesem ein Medium ist, welches weicht, in so fern er in der Richtung gegen das Centrum ist.

Diese Fallbewegung ist absolut freie Bewegung, Richtung nach dem Centrum, anderseits aber ist sie zufällig, Repulsion der Massen als Massen, und das Versetztwerden in diesen Zustand ist äußerlich. Spaeter wird auch kommen daß dieß zur realen Schwere gehört, hier haben wir aber noch nicht reale Schwere. Der Fall steht in der Mitte zwischen träger Materie und der Materie deren Begriff absolut realisirt ist, das Streben nach dem Centrum ist schon im Begriff bestimmt, aber noch (188) nicht die Entfernung, die Repulsion.

Die Masse [macht] den unkörperlichen Unterschied aus, der Fall ist die Bewegung durch den Begriff der Materie gesetzt, hier hat der quantitative Unterschied der Masse keinen Sinn, alle Massen fallen auf gleiche Weise, und nicht als Masse, sondern als Materie. Das Medium macht allerdings einen Unterschied aus, ein Stein fällt schneller in der Luft, als im Wasser, hier kommen die beiden unterschiedenen Materien als partikulare vor und verhalten sich nach dem Unterschied ihres quantitativen Widerstandes. Aber im luftleeren Raum fallen die Körper auf gleiche Weise. Galilei[a][12]. Masse hat also hier keinen Sinn mehr, obgleich sie bei der vorhergehenden Bewegung wesentliches Moment war.

Der Fall ist aber zugleich freie und auch bedingte Bewegung und er kann abgelenkt werden von der geraden Linie. Wesentlich ist daß der Fall als nothwendige Bewegung die zufällige Bewe(189)gung zur Ruhe bringt. Durch die Schwere ist Ruhe gesetzt, obgleich sie nur Streben ist. Diese Ruhe ist nicht zufällig, wie Trägheit, sie ist durch den Begriff in der Materie selbst gesetzt. In sofern die Materie schwer ist, so bringt sie Ruhe hervor und hebt die zufällige Bewegung auf. Dieß ist gegen die gewöhnliche Vorstellung der Mechanik zu bemerken, hier werden beide Ruhen als gleich betrachtet, und man bemüht sich

---

a Ms. : Galiläi

die Lehre der Bewegung auf Kräfte zurückzubringen. Diese sind aber nichts als Bewegung nach einer besonderen bestimmten Richtung und nach gewisser Geschwindigkeit. Man hat so Kraft des Falls, der Schwere und jeder anderen zufälligen Bewegung, die durch Wurf, Schwung pp hervorgebracht werden und man betrachtet sie als ob sie von gleicher Würde wären.

So, sagt man, würde eine Kanonenkugel, wenn der Widerstand der Luft nicht wäre, sich unendlich in der Tangente der Erde fortbewegen, wenn man ihr eine Kraft geben könnte, welche größer wäre als ihre Schwere ; wäre der (190) Widerstand der Luft nicht [,] so würde sich ein Pendel ins Unendliche bewegen. Der Schwere wird hierbei gar keine[a] Erwähnung gethan. Man hat dieser Richtung der Schwere nach dem Centrum auch das Aufheben einer anderen Determination gegeben, dieß ist die wodurch die Seitenbewegung gesetzt ist. Es sind zwei Determinationen. Die erste ist die abstrakte Schwere, die andere ist nur zufällig, die erste will den Körper zur Ruhe bringen. Hier setzt man eine zufällige Bewegung in gleiche Würde mit einer wesentlichen. Daß der Pendel im Wasser leichter, bälder zur Ruhe kommt, ist noch kein Beweis, das Medium determinirt zwar [,] aber nicht allein. Der Mensch kann todtgeschlagen werden, dieß ist aber nicht seine einzige Todesart, er stirbt wesentlich aus sich selbst.

Das Gesetz des Falles ist durch den Begriff gesetzt, und es wird uns ein Beispiel geben, wie solche Gesetze aus dem Begriff erkannt werden. (191)

In[b] der Anmerkung des § 214 ist dieß Gesetz schon in Verbindung mit dem Keplerschen[c] Gesetz der freien Bewegung himmlicher Körper.

Das Gesetz ist : die Räume verhalten sich wie die Quadrate der Zeiten.

Auf der Oberfläche der Erde fällt ein Körper in einer Sekunde 15 Fuß, wenn er zwei Sekunden fällt, so fällt er nicht das doppelte hiervon, sondern das Vierfache, das Quadrat der Zeit 60 Fuß, in 3 Sekunden 3². 15. pp. Dieß ist das Gesetz welches Galilei[d] ganz empirisch gefunden hat, man will es nun auch mathematisch beweisen, aber dieß ist zu weiter nichts dienlich, als zum Behuf der mathematischen Darstellung. Man sagt, der Körper habe am Ende der ersten Sekunde eine gewisse Geschwindigkeit, wenn die Schwere in diesem Augenblick aufhörte zu wirken, so würde sie so bleiben, nun wirkt aber die Schwere fort und die Geschwindigkeit wird nun doppelt so groß als sie im vorigen Moment war, da diese Wirkung immer bleibt, so steigert sich (192)[e] die Geschwindigkeit so gleichmäßig, man theilt so die Größe des durchlaufenen Raums in blos gemeinte Geschwindigkeit, und in die, die die Schwere hinzufügt, hierin ist nichts Reales.

Die Geschwindigkeit ist eine gleichmäßig beschleunigte Bewegung, eine gleichförmige Bewegung, so daß selbst in der Ungleichheit eine Gleichheit ist,

---

a Ms. : keiner   b Am Rande : Anmerkung zum § 214.
c Ms. : Kepplerschen. Von nun an wird die unterschiedliche Rechtschreibung nicht mehr angemerkt.
d Ms. : Galiläi   e Ms. : sich (192) sich

wodurch sie sich von aller willkührlichen Bewegung unterscheidet. In der Natur kommt sie nicht vor. Der Raum ist ein Fall der aufgehoben, paralisirt wird, die lebendige Naturbewegung ist nicht schlechthin gleichförmig. Die Rotation der Erde wird von den Astronomen als gleichförmig angenommen, hier hat es aber die Erde nur mit sich zu thun, eine Bewegung mit abstraktem[a] Unterschied : die Bewegung des Falles aber ist eine freie durch den Begriff bestimmte Bewegung, es ist ein Wiederholen eines und desselben Verhältnisses, die mechanische Bewegung ist blos ein Verhältniß von Zeit zu Raum, dieß ist das empirische gemeine Verhältniß, da (193) ist keine innere Bestimmung vorhanden.

Freie Bewegung ist in sich selbst bestimmt, ist die Bestimmtheit der Größe, so daß die Größe der Unterschiede bestimmt ist, es muß aber zugleich eine Identität beider sein. Insofern Zeit als Einheit angenommen wird, so ist es gesetzt gegen das Viele, den Raum, diese Einheit ist auf einer Seite, auf der anderen Seite ist die Mannigfaltigkeit, so daß die erste Seite sich selbst produzirt zu einer anderen, die Raumgröße nur ihr Maas in der Zeitgröße hat. Bei allen Zahlen ist in der Bestimmung Einheit und Anzahl vorhanden. Gleichheit ist dann, wenn diese beiden gleichgroß sind. Dieß ist das Verhältniß der Wurzel zum Quadrat. Die Wurzel ist eine gleichgültige Größe, diese wird zu einem Vielfachen, welches aber nur durch die Größe der Wurzel selbst bestimmt ist, in dem Vielfachen sind also eine Anzahl Einheiten enthalten, und (194) dieß ist das Sichselbstproduziren der Zahl. Dieß ist der im Begriff begründete Grund des Gesetzes, so ist es durch den Begriff bestimmt.

Der Fall ist nur noch abstrakte Bewegung, wir gehen jetzt zur freien Bewegung über.

Wir haben also in dieser zweiten Sphäre Materie und ihr[e] äußerliche Bewegung gehabt, dieß ist durch den Begriff der Schwere gesetzt und die erste Erscheinung derselben ist der Fall, daß die Körper noch von dem Centrum entfernt sind, ist hier zufällig, diese Zufälligkeit ist noch hinwegzuschaffen.

III. Dieß ist nun der Uebergang zum 3ten, zur absolut freien Bewegung, zur Materie die ihrem Begriff, ihrem Dasein vollkommen angemessen ist. In beiden vorigen Sphären ist die Materie ihrem Begriffe noch nicht angemessen.

Was der Materie noch fehlt [,] ihrem (195) Begriff gemäß zu sein, ist daß die schwere, attrahirte Materie, als Schwere noch nicht repellirt hat. Repulsion sind die vielen materiellen Eins, sie sind ausgedehnt, kontinuirlich, dieß ist Materie überhaupt, sie hört auf unbestimmt zu sein durch die Einheit des Orts. Die Repulsion ist nun nicht mehr abstrakte, sondern reale Repulsion.

Materie als schwer will ein Centrum, Centrum ist sich selbst zu repeliren, abstraktes Eins, sich auf sich selbst beziehen, unendliche Negativität, Identität mit

---

a Ms. : abstrakten

sich und mit der Negativität. Die Materie hat Schwere, es sind also Materien gesetzt, jede mit ihrer Schwere, ihrem Centrum, reale Repulsion, Materie mit einem Schwerpunkte. Es sind viele Centralkörper gesetzt, ununterschieden, dieß ist das Formelle der ersten Repulsion, viele Mittelpunkte. Als Dasein sind dieß die Sterne, aber ohne daß sie leuchten, denn Licht ist (**196**) phisikalisch, es sind Körper die Centra sind, und unter der Bestimmung der Vielheit, sie sind die abstrakte Vielheit.

Wir können glauben, daß Verstand in ihrem Verhalten ist, daß ihr Ort, ihre Stellung ein Ausdruck wesentlicher Verhältnisse ist, aber in sofern sie der abstrakten Repulsion angehören, sind sie nur Viele, und nicht unterschieden von einander, dieß Unterscheiden muß noch hinzukommen und macht dann das Wesentliche aus. Sie sind Centra einer unbestimmten, todten Vielheit. Wir können meinen daß durch ihre Figurationen ein stetiges Verhältniß ausgedrückt sei, wir dürfen sie aber einem Sonnensÿstem nicht gleichstellen, denn dieß ist freie Bewegung, Vernünftigkeit. Sie sind stille Ruhe, aber an Würde einem Konkreten, einem Planeten nicht gleichzusetzen.

Das Einfache ist das Abstrakte, Unmittelbare und steht niedriger als das Kon(**197**)krete. Für den Anblick sind sie das Ergötzende, selbst Beruhigende, worin jedoch die Vernunft nicht zu suchen ist. Dieß ist das erste Moment der Vielheit. Das zweite ist, daß die Vielheit nicht unbestimmt ist, sondern der Unterschied gesetzt sein muß. Was ist er nun? Ist er der von allgemeiner absoluter Centralität und von besonderer? Dieß ist zugleich Centralität und zugleich nicht, Negativität der allgemeinen auf sich selbst stehenden Centralität. Es sind diese beiden Bestimmungen, Körper die absolute Centra haben, und solche deren Centralität nur relativ ist, die das Centrum zugleich außer sich haben. Hieraus folgt die Bewegung und die Form derselben, und zunächst dieß, daß die Bewegung frei ist, daß der Begriff der Schwere darin realisirt [ist].

Centralkörper sind identisch mit sich, die (**198**) zweiten deren Centralität nur relativ ist, sind zwar auch identisch mit sich, diese Einheit ist aber zugleich dirimirt, unterschieden von sich selbst, der Körper ist zwar auch Centralkörper, hat aber sein Centrum zugleich auch im ersten Centralkörper. Die Beziehung fällt in den besonderen absoluten Centralkörper, er ist es, und dadurch ist sein Ort bestimmt, er ist Mittelpunkt der Attraktion. Der Andere hat sein Centrum außer sich, hiermit ist zugleich bestimmt, daß sein Ort nicht absolut ist, er sucht zugleich sein anderes Centrum, er verändert seinen Ort, sucht ihn in einem anderen Ort, dieß ist Bewegung überhaupt und so ist freie Bewegung ohne Stoß, Druck pp. Es sind im rotativen Centralkörper die beiden Bestimmungen vereinigt ; er ist ein Widerspruch und existirt darin, er ist daseiender Widerspruch, und dieß ist die Bewegung, (**199**) das Sein zugleich an diesem und an einem anderen Ort : Hier hat die Materie ihre Freiheit, es ist die große Mechanik des Himmels, des Sonnensÿstems.

Man[a] ist, durch die vorhergehende Bestimmung von Körpern die zugleich Centra sind und es auch außer sich haben, auf die Bestim[m]ung von Centripetal[b] und Centrifugalkraft gekommen. Kraft setzt ein Selbstständiges voraus, es ist für sich ein Unwahres und nur Moment in einer Totalität.

Man hat die Centripetal, Attraktionskraft als selbstständig, reales, vorgestellt, und man sagt an der Schwere der Erde sähe man es. Als Fall ist aber die Schwere noch immanenter Begriff, noch nicht in sich dirimirend, dieß ist daher nur eine unvollständige Erscheinung.

Die Centrifugalkraft geht noch weiter und wird sogar läppisch, es ist da ein Schwingen, auf die Seite Werfen, eine (200) Sprungkraft pp. Dieß ist aber ganz zufällige Bewegung, die der Materie äußerlich ist. Das Wahre ist, daß sich die Körper in einer Entfernung halten die im Begriff bestimmt ist, sie erhalten sich dem Begriff gemäß, es ist keine Centripetalkraft die sie dahin und keine Centrifugalkraft die sie dorthin reißt.

In der freien Bewegung stellt sich das Reich der Maaße für sich dar, es ist zwar alles in der Natur so bestimmt ; aber anderwärts ist die Zahl, das Maaß, nur eine zufällige Bestimmung, hier aber macht sie das Qualitative aus und so finden hier Gesetze nach dem wahren Sinne statt. Raum und Zeit erscheinen selbstständig gegeneinander, doch so daß durch die Größe des Einen, auch die des Anderen gesetzt ist. Der Nordpol hat nur mit dem Südpol Sein, sie sind (201) untrennbar, daher nicht gesetzt, sondern in der Form der Polarität überhaupt enthalten. Hier ist ein Drittes vorhanden, Individualität, in dem die Bestimmungen geknüpft sind. Wir finden erst im geistigen Reiche wieder Gesetze. Hier ist also die eigentliche Stelle der Gesetze und zwar so daß sie aus der Größe entstehen.

Wir haben hier zu betrachten die Keplerschen Gesetze und die welche wie man sagt Newton entdeckt hat. Diese sind die Hauptsache, obgleich es auch andere giebt. Es kann hier nur gefordert werden eine Anleitung den Zusammenhang der Gesetze mit der Idee zu erkennen, zu erkennen wie der Begriff ihre Wurzel ist, alles andere gehört hier nicht her.

Kepler[c][13] fand folgende drei Gesetze.

1. Die Gestalt der Bahn der Planeten ist eine El[l]ipse, kein Kreis.
2. Zu gleichen Zeiten, werden gleiche (202) Sektoren abgeschnitten, die durch Radien vom Fokus aus und durch Theile der Bahn gebildet werden. Gleichheit der Sektoren ist hier das Bestimmte, die Größe der Bogen, richtet sich nach der der Sektoren.
3. Der Kubus der Entfernung verhält sich wie das Quadrat der Umlaufszeit.

---

a Am Rande : Anmerkung zum § 210.
b Ms. : Centripedal. Von nun an wird die unterschiedliche Rechtschreibung nicht mehr angemerkt.
c Ms. : Keppler. Von nun an wird die unterschiedliche Rechtschreibung nicht mehr angemerkt.

1. Daß die Bahn eine El[l]ipse ist, hängt von der Natur der Bewegung selbst ab, und es muß gezeigt werden wie sie mit der Bestimmung die wir von der Bewegung freier Körper angegeben haben übereinstimmt. Es gehört zur Bestimmung der Bewegung daß sie gleichförmig beschleunigt ist, die Bewegung ist mechanisch gleichförmig, gleiche Zeiten, geben gleiche Bogen, dieß ist schon bei dem Fall, es ist eine durch sich selbst bestimmte Bewegung, die Zeitgröße produzirt sich selber. Wenn die (203) Bewegung nun so gleichförmig beschleunigt ist, so kann sie nicht im Kreise stattfinden. Man kann sich wohl vorstellen, sie beschleunige sich auf einer Seite, und retardire sich auf der anderen, aber dieß ist gegen die Natur des Kreises, denn der Kreis ist die Kurve, die durch den Radius vollkommen bestimmt ist. Der Kreis beruht nur darauf, ist die Bewegung aber gesetzlich ungleichförmig, so hat sie nicht nur eine Bestimmtheit zur Grundlage, sondern mindestens zwei. Eine ungleichförmige Bewegung kann nicht dargestellt werden durch Kreisbewegung, es gehören nothwendig zwei Bestimmungen dazu, 2 Axen, eine Kurve aber, die durch zwei Bestimmungen bestimmt ist, ist kein Kreis, sondern, da sie in sich zurückkehrt, ist sie nothwendig, die El[l]ipse.

2. Gleiche Zeiten geben gleiche Sektoren, und nur gleiche Sektoren, nicht gleiche Bogen, wären diese gleich, so wäre (204) es eine gleichförmige Bewegung. Dieß Gesetz gründet sich auf folgende Bestimmungen. Die Bestimmtheit des Bogens liegt in den Radien die ihn abschneiden, oder seine Größe ist Funktion der Radien. Diese sind von ungleicher Größe gegeneinander, was aus der Form der El[l]ipse folgt. Diese drei Linien, zwei Radien und der Bogen, bilden ein Dreieck, ein Ganzes von Bestimmtheit, die Radien sind die Funktion des Bogens und um-gekehrt. Im Dreieck liegt die Bestimmtheit des Ganzen, der Bogen ist ein Theil der ganzen Kurve, diese ist bestimmt im Gesetz der Veränderlichkeit der Radio-rum Flektorum und der Axen, und in sofern er nur Theil ist, hat er seine Bestimmtheit, auch in der Bestimmtheit der Bahn. Es ist nöthig daß eine Linie in einer nothwendigen Bestim[m]theit gefaßt werde, dazu gehört, daß sie überhaupt bestimmt sei, (205) sie muß nothwendig Moment eines Ganzen sein, so ein Ganzes ist das Dreieck. In dieser Nothwendigkeit liegt der Ursprung des Parallelogramms der Kräfte. Jeder durchlaufene Raum, als Diagonale, wird konstruirt durch zwei Richtungen, es wird dadurch erreicht eine Linie darzustellen als Theil eines Ganzen und sie wird dadurch der mathematischen Behandlung fähig. Der Radius ist dann die Centripetalkraft, die Tangente die Centrifugalkraft, der Bogen erscheint als die Diagonale, dieß sind aber nur mathematische Linie[n], phisisch betrachtet leere Vorstellungen. Die verschiedenen Ganzen sind nur die Sektoren, in Beziehung auf sie, ist keine Ungleichheit vorhanden, ihre Flächen sind gleich, da kein Umstand der Ungleichheit vorhanden ist. Der Gleichheit der Sektoren entspricht die Gleichheit der Zeiten. Die Zeit kommt dazu sich durch

eine Ebene zu exponiren, beim Fall, ist das Quadrat (**206**) der Zeit nur Zahlengröße, keine Ebene hier produzirt sich die Zeit, entspricht dem Raum.

3. Die Kubi[a] der Entfernung verhalten sich wie die Quadrate der Zeit. Dieß Gesetz hat Kepler nach einem Bestreben von 27 Jahren gefunden, und ist trotz aller Schwierigkeiten immer wieder daran gegangen, weil er ahndete, es müße hierin Vernunft sein. Die Zeit ist das Formelle [,] bei der Produktion seiner selbst kann sie nur beim Quadrat stehen bleiben, eben weil sie formell ist, der Raum, das Reale, Viele kommt zur dritten Potenz.

Das Newtonsche Gesetz[14]. Newton wird der Ruhm zugeschrieben, daß er das Gesetz der allgemeinen Gravitation gefunden habe, er habe die Keplerschen Gesetze bewiesen die dieser nur gefunden habe. Newton hat so den (**207**) größten Theil von Keplers Ruhm hinweggenommen.

Einerseits ist es Neid wenn man den Ruhm großer Männer schmälert, anderseits aber ist es Aberglaube, wenn man ihre Thaten als das Letzte, Unübertrefflichste ansieht, hier aber ist es Unrecht Keplers Ruhm auf Newton zu wälzen. Newton soll die Gesetze der Schwere erkannt haben ; hierbei ist zu bemerken, daß der Begriff Schwere eine doppelte Bedeutung hat. Schwere ist erstens dieß, daß an der Oberfläche der Erde ein Stein in erster Sekunde 15 Fuß fällt, dieß empirisch gefunden nennt man einerseits die Schwere.

Newton hat nur von dem was man so Schwere und Gesetz des Falls nennt, Anwendung auf den Umlauf des Mondes gemacht. Der Mond hat sein Centrum in der Erde, diese Bestimmung von 15 Fuß Fall in der (**208**) ersten Sekunde wird zum Grund gesetzt, bei der Bestimmung der Bahn, des Umlaufs des Mondes, er falle ebenso und so bestimme sich seine Bahn. Das kann wahr sein, aber zunächst ist es eine ganz einzelne Anwendung der Schwere, eine Ausdehnung des Gesetzes des Falles auf den Mond, aber nicht auf die anderen Planeten. Die größere Ausdehnung des Gesetzes der Schwere ist das Verdienstvolle des Newtonschen Gedankens, dieß daß er das was uns beim Fall praesens ist, auch auf die himmlischen Körper ausgedehnt hat.

Schwere heißt erstens der empirische Faktor von 15 Fuß Fall in der ersten Sekunde. Diese Bedeutung des empirischen Faktors kommt in Newtons Ausdehnung des Gesetzes des Falls auf den Mondlauf vor. Die Schwere in dieser Bedeutung ist ein Moment in der Anwendung der Schwere auf die Bewegung des Mondes, dieß geht (**209**) nur mit dem Monde, auf die Bewegung der übrigen Himmelskörper ist es nicht verwendbar.

Die zweite Bedeutung von Schwere ist diese, daß nach den Gesetzen des Falles sich ein Körper nach dem Mittelpunkt seiner Schwere bewegt. Diese Richtung, diese Bestimmtheit ist in diesem Sinne Schwere. Solche Schwere ist zunächst gemeint bei der Betrachtung der Gesetze der Bewegung der Himmels-

---

a Am Rande : Anmerkung zum § 214.

körper und ist dann das zweite Moment bei der Mondsbewegung. Sie wird so vorgestellt, daß die Himmelskörper einen Trieb haben gegen die Sonne zu fallen, die Kurve ihrer Bewegung entsteht dann aus diesem Fall und aus einer Tangentialkraft mit der sie entfliehen wollen, die Diagonale bildet dann die Kurve.

Diese Bewegung hat so zwei Momente, erstens Fall gegen den Mittelpunkt, **(210)** Centripetalkraft, und zweitens Richtung in der Tangente, Centrifugalkraft. Wir glauben also hier ein Gesetz zu finden, was zwei Momente hat, die zu einem werden. Wenn wir aber das Gesetz der Bewegung der Himmelskörper näher betrachten, so finden wir nur ein Gesetz, die Schwere ; und die Centrifugalkraft verschwindet ganz, wir finden nur ein Gesetz [,] die Centripetalkraft [,] und diese zeigt sich in der That als Gesetz der ganzen Bewegung. Die Centrifugalkraft dagegen sinkt hinunter zu einem ganz empirischen Faktor, der aus der Erfahrung gefunden wird. Von der Centrifugalkraft erfährt man weiter nichts, sie erscheint nicht als bestimmendes Gesetz der Bewegung. Es soll ein Anstoß sein den die Planeten früher erhalten, sowohl in der Richtung **(211)** als der Größe nach. Diese empirische Größe ist nicht Moment eines Gesetzes, ebenso ist der Umstand daß Körper in der ersten Sekunde 15 Fuß fallen, nicht Moment des Gesetzes. Das Gesetz der Bewegung überhaupt und nicht blos dieß empirisch gefunden, liegt in der Centripetalkraft.

Anderwärts treten freilich diese beiden Kräfte aus einander, damit aber [entsteht] zugleich eine grenzenlose Verwirrung, besonders wenn die eine wachsen soll, während sich die andere veringert. Z.B. die Himmelskörper bewegen sich im *Perihelium* schneller, im *Aphelium* langsamer, nun sagt man in ersterem sei die Centripetalkraft am stärksten, dann erlange nach und nach die Centrifugalkraft das Uebergewicht. Mit demselben Rechte kann man aber auch ebensogut das Gegentheil behaupten, denn wenn in der **(212)** Nähe [,] der Körper am meisten gegen die Sonne will, so muß hier die Centrifugalkraft die Attraktionskraft überwinden, muß also stärker sein. So verwirrt man sich [,] mit entgegengesetzten Kräften herumtreibt, von denen eine steigen soll, während die andere sinkt, beide müssen mit einander steigen, weil sie nur eine auf die andere Sein haben.

Der Pendel schwingt unter dem Aequator langsamer als in höheren Breiten, so daß Uhren dort einen kürzeren Pendel haben müßen. Nun sagt man diese Erscheinung kommt von der Centripetalkraft her, die Schwingung sei größer, indem hier ein größerer Kreis bei der Umdrehung der Erde entstehe ; die Schwungkraft vermindere die Schwere des Pendels, treibe ihn mehr nach der Seite. Man kann aber auch hier eben**(213)**sogut gerade das Gegentheil behaupten, was heißt der Pendel schwingt langsamer ? Seine Richtung nach der Vertikale, zum Ruhen ist stärker und weil sie stärker ist, schwächt sie die Bewegung, also ist hier mehr Schwere. So kann man immer geradezu das Gegentheil behaupten und gewöhnlich noch besser.

Das Weitere des Beweises der Keplerschen Gesetze durch Newton ist folgendes. Was das Gesetz der Schwere, des Falls, anbetrifft, so brauchen wir es bei der Bewegung der Himmelskörper nicht, sie fallen nicht. Man hat sich gefreut, daß ein solches irrdisches Gesetz, auch auf die himmlischen Körper anwendbar ist.

Man glaubt Newton habe hiervon zuerst den Gedanken gefunden, daß diese Körper in absoluter Beziehung auf die Sonne stehen ; man glaubt es wäre dieß (214) daß sie angezogen werden ein neuer Gedanken.

Es kommt hierbei alles auf den ersten Keplerschen Satz an, daß die Bahn nämlich eine El[l]ipse ist. Newton [hat] dieß in der That nicht bewiesen. Die Analisis von *Laplace*[15] giebt zu, daß der Beweis den man führt nur darauf geht, daß die Bewegung überhaupt nur in einer Kurve 2ter Klasse gehe, Kreis, El[l]ipse oder Parabel. Dieß sagt Newton auch. Das einzige Interressante ist aber, daß bewiesen werde, daß es nur eine El[l]ipse sein könne, kein Kreis, nichts anderes. Newton stellt es nur auf einen empirischen Faktor hinaus, ob es diese oder jene Kurve sei, kommt auf den Koeffizienten an. Gegen das Geometrische des Newtonschen Beweises ist zu bemerken, daß es nicht die richtige Art ist, und deshalb läßt man es jetzt auch ganz bei Seite (215) stehen. El[l]ipse muß die Bahn der Himmelskörper sein, Newton beweist aber nur daß es eine Kurve sein müsse. Die anderen Keplerschen Gesetze lassen sich hieraus ableiten, hat man die El[l]ipse [,] so folgen die anderen analitisch, die Analise leistet dieß, als eine Ausbildung spaeterer Zeit.

Newtons Gesetz ist, daß sich die Schwere verhält im umgekehrten Quadrat der Entfernung. Je entfernter, je geringer die Schwere, die Schwere in ihrer Äußerung ist die Geschwindigkeit der Bewegung. Das Verdienstliche des Gesetzes ist, daß Newton diese mathematische Bestimmung der Schwere herausgehoben, oder die Keplersche Formel, so geändert hat, daß diese mathematische Bestimmung heraus kommt. Sie liegt aber unmittelbar in dem Keplerschen Gesetz und wird am einfachsten gefunden aus dem 3ten, die (216) Kubi der Entfernung verhalten sich wie die Quadrate der Zeit.

Wir haben bisher nur zweierlei Körper betrachtet, absolute Centralkörper, und solche die ihr Centrum außer sich haben, obgleich sie selbst Centralkörper sind. Dieß hat bisher gereicht, aber die Idee [,] die Totalität ist damit nicht geschlossen. Wenn wir den Unterschied herausheben so haben wir, 1te[n]s absolute Centralkörper, 2tens ganz unselbstständige Körper die ihr Centrum nur außer sich haben [,] 3tens endlich solche die Centralkörper sind, aber noch ein Centrum außer sich haben. Hiermit ist das System erst geschlossen, die Totalität, der Begriff erfüllt.

Eben dieß ist, daß man sagt zur Bestimmung der Bewegung gehören drei Körper, dieß ist nothwendig um zu wissen, ob (217) zwei oder einer und welche[a]

a Ms. : welcher

sich bewegen. Kopernikus[16] entdeckte daß die Sonne still stehe, Tycho Brahe[a][17] hat das Sonnensÿstem so betrachtet als ob die Erde stehe und sich die übrigen Planeten um die Sonne und mit dieser um die Erde bewegten. Bei der Berechnung ist es ganz gleichgültig, welchen Körper man sich bewegen läßt. Gründe wie solche für die Bewegung der Erde, daß es wahrhafter sei, daß sich das Kleinere um das Groeßere bewege sind lächerlich.

Das Gesetz der Bewegung ist vernünftig. Die anderen Unterschiede sind dadurch bestimmt, welche Stelle [sie] im Begriff einnehmen, und da ist dann der stehende, ruhende Körper der absolute Centralkörper, die zweiten, die das Centrum in sich aber auch außer sich haben, bewegen sich ihrem Begriffe nach, denn ihr Ort ist nicht absolut bestimmt **(218)**.

In Ansehung der Centralkörper ist anzuführen, daß sie überhaupt entweder abstrakt oder relativ Centralkörper sind, wie Sonne und Planeten. Indem sie Körper sind, sind sie ausgedehnt ; das Centrum soll ein Punkt sein, außer diesem Punkt haben sie noch verschiedene, auseinanderseiende Materie, d.h. sie sind selbstständige Centralkörper, und als ausgedehnt überhaupt haben sie die Unselbstständigkeit an ihrer Materie, an ihnen selbst. Aus dieser unselbstständigen Materie folgt, daß sie um sich selbst rotiren, da sie zugleich Centralkörper sind. Die unselbstständige Materie ist nicht Centrum in sich, sie hat einen zufälligen Ort, hat aber ihr Centrum in dem des Centralkörpers, sie ist daher fallend, ihr Ort ist nur nach einer Richtung bestimmt, ist zufällig. Diese Zufälligkeit **(219)** des Orts ist es welche wir einsehen, aber es handelt sich nicht blos um das Einsehen sondern es muß auch im Begriff existiren. Daß nun der Ort der unselbstständigen Materie nur zufällig ist kommt zur Erscheinung, indem sie den Ort ändert, ihre Richtung bleibt, sie verändert den Ort, bewegt sich, dieß bildet die Rotation der Centralkörper um sich selbst. Die Sonne wie der Planet hat diese Rotation.

Was nun die zweitens schlechthin unselbstständigen Körper anbetrifft, die eine scheinbar freie Existenz haben, so haben sie auch Rotation, aber ausgestoßen von absoluten Centralkörpern, ihr Ort ist überhaupt zufällig bestimmt, diese Unbestimmtheit drückt sich dadurch aus daß sie rotirende Körper sind, aber nicht um sich selbst, sondern um das **(220)** Centrum außer ihnen.

Das Nähere ist, daß die unselbstständigen Körper (besonders die Himmelskörper) die Seite der Besonderheit sind, hierin liegt, daß sie in sich zerfallen. Sie sind Momente der Besonderheit und dieß ist in der Natur durch zwei dargestellt. Sobald sie existirt gehört zur Besonderheit zwei. Die unselbstständigen Körper sind daher als eine gedoppelte Weise zu betrachten, hier nach der Seite der Bewegung, ist der Unterschied natürlich nur in der Weise der Bewegung. Das Unselbstständige wird streng negirt, ist treu und gehorsam, dieß ist die eine Seite, die zweite ist das Ausschweifen, die erste abstrakt ist sich richten nach anderem, die 2te ist gemeinte Freiheit der Ausschweifung.

_____

a Ms. : Ticho de Brahe

Das ganze reale S̈ystem besteht daher (**221**) in vier Weisen.

1. Abstrakte Centralkörper, die das Centrum nur in sich haben.
2.-3. Das Anderssein, Körper die das Centrum außer sich haben [,] unselbstständige Körperlichkeit, in zwei Formen.
4. Körper, die das Centrum in sich, aber auch außer sich haben, die Einheit beider.

Das Erste ist die Sonne, das Licht geht uns hier nichts an, dieß ist phisikalisch, wir haben es hier nur mit der Bewegung zu thun. Die Zweiten und Dritten sind die lunarischen und kometarischen Körper. Das Vierte endlich die Planeten. Dieß macht das S̈ystem, der Begriff ist hiermit erfüllt, es ist vernünftige Körperlichkeit. Monde und Kometen sind wesentlich integrirende Momente bei der Totalität der Existenz. Kometen (**222**) sind nicht zufällig. Zufälligkeit ist die Unvernunft, die Nothwendigkeit zu erkennen giebt der Begriff[a].

Zunächst hatten wir nur einen Planeten, es giebt aber mehrere. Es ist Bedürfniß geworden im Verhältniß ihrer Abstände ein Gesetz d.h. Bestimmung durch den Begriff zu finden. Dieß hat man aber noch nicht gefunden. Die Astronomen verachten solche Gesetze, aber es ist eine nothwendige Forderung auch dieß Gesetz zu erkennen, ich werde es jedoch nicht wagen hier Hypothesen darüber aufzustellen. Nur einige Bemerkungen erlaube ich mir, über die Vorstellung hierin eine Reihe zu erkennen, und eine Planetenreihe zu bilden, wie wir Metallreihe [,] Pflanzenreihe nach *Linné*[b][18], Thierreihe pp haben. Es ist dieß etwas glänzendes, täuschendes, ein anderes ist es mit der (**223**) wissenschaftlichen Erkenntniß durch den Begriff. Diese Reihe hat den Sinn, den Instinkt, hintereinandergestellt, aber die Planeten findet man im Raum mit dieser Entfernung und nun sucht man ein Gesetz dafür. Das Methodische der Reihe ist dieß daß jedes Glied aus dem vorhergehenden bestimmt ist, nach demselben Verhältniß wie dieß aus dem vorigen. Eine Grundbestimmung ist jedoch, daß die Vorstellung von Reihen etwas ganz unphilosophisches ist, in solche Reihen stellt die Natur ihre Gestalten nicht, sondern in Massen außer einander. Die erste Bestimmung ist allgemeine Diremtion, erst spaeter findet in dieser Gegliederung statt.

Die 24 Ordnungen der Pflanzen von *Linné*[b] ist kein S̈ystem der Natur, der Franzose *Jacquin*[c][19] hat die großen Unterschiede besser erkannt. Ebenso ist es (**224**) bei den Thieren. Die Planeten stehen nicht so als Reihe da. Zwischen *Mars* und *Jupiter* hat man noch vier Planeten erkannt, diese machen im Begriff des Sonnensystems einen aus.

---

a Am Rande : Anmerkung zum § 222.   b Ms. : *Linnée*   c Ms. : *Jaquin*

Wir müssen nun mit dem Wenigen was durch den Begriff der Idee erkannt ist zufrieden sein ; es ist eine Verwirrung der Naturphilosophie alle einzelnen Erscheinungen zu erklären. Dergleichen Hypothesen haben ihre Bestätigung dann nur im Empirischen. Die Philosophie hat damit nichts zu thun, ob alle Phänomenen erklärt sind, oder nicht, ist ihr gleichgültig, sie läßt sie draußen liegen, was durch den Begriff ist, ist für sich wahr.

Zweiter Theil.

Bisher[a] hatten wir nur schwere Materie, die Erfüllung derselben, ist das Sonnensystem. Das Leben derselben ist nur erst die Bewegung, des wegen ist es noch allgemeine Materie, die die Individualität, das Konkrete des Begriffs nur so an sich hat, daß sie die Einheit bestimmt als Ort den sie sucht. Die Bestimmung dieses Prozesses, die Beziehung auf den Ort, sind Verhältnisse die in Raum und Zeit sind. Der zweite Theil betrachtet die besondere spezifizirte, individualisirte Materie. Im ersten Theile hatten wir schwere Materie, Materie die Fürsichsein ist, der Punkt dieses Fürsichseins ist nur Ort, noch nicht reales Fürsichsein. Fürsichsein ist abstrakte Bestimmtheit des materiellen (226) Punkts, es ist noch nicht Materie, da es keine Atome[b] [,] materielle Punkte giebt. Das Sonnensystem ist die Entwickelung des Fürsichseins, die Totalität desselben, was aber das Sonnensystem im Ganzen ist, soll die Materie im Einzelnen sein, dieß zu sein ist der Begriff der Materie überhaupt.

Die Materie als schwer sucht ihren Mittelpunkt, in ihrem ganzen Dasein, sie findet ihre Einheit und dieß ist das Fürsichsein des Fürsichseins. Das Sonnensystem als sich bewegend ist das Aufheben des blos ideellen Fürsichseins, des bloßen Orts, des Mittelpunkts der nur Ort ist. Die Bewegung ist das Aufheben des blos Räumlichen der Bestimmung, die Bewegung ist also die Negation des Orts, die sich bewegende Materie negirt ihn. Aber in dieser Sphäre fällt die Materie zurück ins (227)[c] Bestimmen des Orts, setzt ihn immer wieder. Dem Begriff nach ist die Negation, dieß Nichtfürsichsein. Die Materie ist materielle Identität mit sich. Fürsichseiende Materie hat ein Fürsichsein gegenüber, das nur erst Ort ist, negirt ihn, ist aber nicht reales Fürsichsein.

Reale Materie ist nicht im Allgemeinen reales Fürsichsein, sondern totale Realität des Fürsichseins ; dieß entwickelt die Bestimmung der Form, so wird die Form in der Materie frei, die Form als solche wird materiell. Die schwere Materie ist dumpf verschlossen in sich, abstrakt substantiell, formlos, Formunterschiede fallen in die räumlichen und zeitlichen Bestimmungen. Die Materie ist in sich ununterschieden. Das Freiwerden, die Materialisirung der Form ist nachzuweisen. (228)

Das Fürsichsein war bisher abstrakt, jetzt unterscheidet es sich in sich, so ist es ein Konkretes, was Form an sich entwickelt hat. Dieß ist der Grundbegriff des 2ten Theils.

Die sich individualisirende Materie haben wir hier zu betrachten, die Materie, die sich Form giebt. Diese Formunterschiede haben wir im Sonnen-

---

a Am Rande : § 219.   b Ms. : atome   c Ms. : ins (227) ins

system schon gesehen. System ist Totalität der Form. System der freien Himmelskörper, ist System der freien Form. Hier haben wir das System der Individualität die sich entwickelt, ihre Unterschiede entsprechen jener, haben ihre Grundlage in jener, sie sind eine Verwandelung, eine Reduktion der freien Himmelskörper unter die Macht der Individualität, Veränderung derselben durch die Kraft der In-(229)dividualität, auf jeder Stufe. Diese Grundlage ist jedoch nicht materiell zu nehmen, es sind nur die Formen, die Bestimmungen die durch den Begriff gesetzt sind [,] das Idealische in beiden.

Diese Qualität, materielle Formbestimmung haben wir auf doppelte Weise zu betrachten, einmal als unmittelbar, zweitens wesentlich als gesetzt. Im System der Himmelskörper sind sie nur unmittelbar, wie Raum und Zeit nicht ist ohne Materie, wie die Sonne nicht ist, ohne Planeten pp. Die Körper existiren jedoch als wesentlich gesetzte, erzeugte, so sind zwei Gestaltungen, unmittelbare und entspringende. Wie im Organischen die Aeltern zugleich Erzeugte und Erzeugende sind. Licht ist so unmittelbar und bedingt durch äußerliche Bedingungen. Licht ist das Erste was im Begriff aufgeht. Was an sich ist, muß auch gesetzt (230) sein.

Wir haben hier drei Sphären.

1. Die Sphäre der allgemeinen Individualität.
2. Die der besonderen, bestimmten Individualität und
3. die der totalen, realen Individualität.

Diese 2te die endliche Körperlichkeit enthaltend ist in der Naturphilosophie die schwierigste, weil der Begriff in ihr nicht so als Idee vorhanden ist wie in der ersten Sphäre und nicht wie in der 3ten zur Vollendung gekommen. Hier erscheint denn der Begriff nur als Nothwendigkeit des Zusammenhangs. Das organische Individuum ist Subjekt, eins der Individualität, das verknüpfende Band ist hier das Verborgene.

a. Die erste Sphäre der allgemeinen Individualität.
In dieser Sphäre erscheinen sogleich (231) dreierlei Formen.

1. Wir fangen noch nicht mit der Individualität als solcher an, sondern mit der Zerstörung der individuellen Formbestimmung, der materialisirten Bestimmung, den materiellen Qualitäten überhaupt. Diese erscheinen zuerst selbst als selbstständige Körper. Wir haben hier zuerst phisikalische Bestimmtheit der Körper des Himmelssystems, bisher waren sie nur mechanisch bestimmt. Die Materie ist nicht an sich, muß bestimmt werden
2. und dieß geschieht hier. Das 2te ist, daß die zur Selbstständigkeit gekommenen Qualitäten, diese verlieren, unter Herrschaft kommen, nun

auf einander bezogen werden, unter ihnen ist dann die Individualität, die die anderen faßt zu Momenten an sich. Die Formbestimmung nim[m]t so die Form der 4 Elemente an. (232)

3. Das Dritte ist dann ihr wahrhaftes reales Verhältniß zu einander, der Prozeß der Entwickelung, meteorologischer Prozeß. Dieser Prozeß[a] ist erst das Setzen der Individualität.

b. Die besondere, gewordene Individualität, Sphäre der nur erst bedingten, entgegengesetzt der abstrakten Individualität. Hier ist der Kampf der Individualität mit der Schwere, Specifikation der Schwere und dann Auflösung[b] derselben, Meisterwerden der Materie über die Schwere. Das Letzte in dieser Sphäre ist dann die Individualität zur Existenz kommend, zwar nur zur abstrakten Existenz. Die zur Freiheit kommende Individualität hat die Schwere überwunden, Wärme, Licht pp.

c. Sphäre der totalen Individualität. Form die Meister geworden ist über die Materie, die die Materie bestimmt. (233) Individualität als Herr. Hier erhält die Materie Gestalt, nicht zufällige, sondern Gestalt die der immanenten Form angehört. Die abstrakte Individualität an dieser Gestalt ist dann der Magnetismus. Das 2te ist das Zerfallen der Gestalt und die Beziehung, Differenz gegen andere Gestalten, hier erscheint die Elektrizität. Das 3te ist nicht nur die Gestalt in Differenz gegen andere, sondern reale Beziehung der Gestalten auf einander, Prozeß derselben, hier ist dann der Prozeß der Gestalten als vollkommene phisikalische Körper, chemischer Prozeß.

I. Erste Sphäre der allgemeinen Individualität.

Wir treten nun in **das Feld der qualitativen Bestimmtheit der Materie** überhaupt, die Bestimmungen des Be(234)griffs erhalten Materialität, das abstrakte Fürsichsein findet Realität. Es ist die Sphäre des Wesens in die wir treten, Fürsichsein des Fürsichseins, hiervon entwickeln sich folgende Bestimmungen, Identität mit sich, Verschiedenheit, Entgegengesetztes und Grund. Dieß sind die[c] Bestimmungen des Wesens, nach denen sich hier die Materie formiert.

Die Materie geht aus dem Ersten, Unmittelbaren, heraus, bestimmt sich als Materie an sich selbst, die Form der Materie wird frei. Die erste Reflecktion der Materie ist das Sichaufthun, das Manifestiren.

---

a Ms. : Proßes   b Ms. : Auflosung   c Ms. : des

Die Bestimmungen waren bisher nur an der Materie als solche, jetzt werden es materielle Bestimmungen, Qualitäten die zur Substanz dieser Materie gehören. Die Bestimmung ist nicht mehr (235) unterschieden von der Materie selbst, in der Schwere ist dieß der Fall, daher ist sie nur Suchen, hier machen die Qualitäten die substantielle Bestimmtheit der Materie aus.

Das erste Phisikalische ist die allgemeine Manifestation, die wir das Licht nennen, die Reflektion der Materie, sie manifestirt sich, tritt in das Sein für Anderes. Diese Manifestation ist ihre Qualität. Die Materie als schwer manifestirt sich zwar auch, aber so zu sagen nur negativ. Das Suchen ihres Einheitspunktes ist Richtung nach außen und manifestirt sich als Druck, es ist so zu sagen eine feind-seelige Manifestation, ein Sein für Anderes worin sie selbst negativ ist. Das Sein für Anderes ist die Gemeinschaftlichkeit. Das Manifestiren ist Sein für Anderes und dieß macht die substantielle Bestimmtheit der Materie aus. (236) Dieß Manifestiren in seiner ersten Bestimmtheit, ist die allgemeine bestimmungslose Manifestation, in sich selbst durchaus allgemein, identisch mit sich, reine Reflecktion in sich selbst, vollkommene phisikalische Idealität, Manifestation die noch nicht ausschließend ist gegen Anderes. Dieß ist die erste Gedankenbestimmtheit. Welche Erscheinung entspricht nun diesem bestimmten Gedanken der bestimmungslosen Kontinuität des Manifestirens ?

In der höheren Form ist es das Ich, diese unendliche Identität mit sich, die Beziehung zu mir selber, das leere zu mir selbst Verhalten.

In der Natur ist es das Licht, was nach dieser Bestimmung existirt. Es ist parallel, identisch mit dem Selbstbewußtsein, man kann sagen es sei (237) dieß nur darum nicht selbst, weil es sich nicht unterbricht. Das Selbstbewußtsein ist nur als Bewußtsein, sich in sich zu trüben [,] den Unterschied in sich selbst zu setzen. Ich, ist reine Manifestation, die auch das Licht ist, Ich ist ausschließend gegen Anderes. Das Licht ist nicht Selbstbewußtsein, weil es zugleich das unendliche Eins ist, identisch mit sich, das nur allgemeine, abstrakte Manifestation ist. Dieß ist die Gedankenbestimmung des Lichts.

Das Licht ist jedoch zweitens wesentlich räumlich, abstrakte Expansion im Raum, diese Manifestation ist phisikalisch nur natürlich. Der Geist ist kein Abstraktum der Manifestation, sondern zugleich das Unendliche. Diese reine Manifestation existirt auch für sich, und ist in sofern unwahr, dem Felde angehörig wo die Bestimmungen auseinanderfallen. Der Geist (238) ist konkret, läßt sie nicht so, diese Manifestation fällt des wegen in die Natur, ist für sich phisikalisch, denn der abstrakte Gedanke existirt nur als natürliches. Weil die Manifestation abstrakt ist, ist sie Außersichsein, ist räumlich und deshalb natürlich.

Ganz nahe liegt die Idee, das Licht erfülle den Raum, im Sinne der Materie besteht das Erfüllen im Ausschließen des Anderen, aber so erfüllt das Licht den Raum nicht. Die Sprödigkeit des Fürsichseins ist vergangen, das Licht ist im Raume gegenwärtig. Es ist begrenzbar und ist wesentlich nur begrenzt zu werden. Diese Nothwendigkeit an ein Anderes zu stoßen, ist etwas anderes als absolute Begrenzung die die Vereinzelung des Fürsichseins ist, wonach die Materie Widerstand leistet.

Die dritte Bestimmung des Lichts ist, unmittelbar zu sein. Das Licht muß (**239**) eine Grenze finden. Von der Natur dieser Grenze, werden wir weiter unten sprechen. Hier ist nur zu erwähnen, warum es ein Anderes finden muß. Der Grund ist, weil zur Totalität mehr Bestimmungen gehören als die der aufsichselbst-beziehenden Manifestation. Die abstrakte unmittelbare Manifestation ist das in sich Unbestimmte, diese Unbestimmtheit macht seine Bestimmtheit, diese Unbestimmtheit in sich macht seine Grenze aus, giebt das Negative [,] den Mangel des Lichts, wodurch zugleich die Grenze gesetzt ist.

Das Licht ist das Vorhandensein des Gedankens, wäre es dieß *par hasard* nicht, so wäre doch der Gedanken richtig und ein Anderes müßte[a] an die Stelle des Lichts treten. Betrachten wir das Licht genauer so findet sich, daß es keine andere Bestimmung hat. (**240**)

Licht ist die erste reine Manifestation, die alten Völker haben es als göttlich verehrt, als das herrlichste, dieß ist natürlich, es ist der Anfang das allgemeine Phisische zu empfinden, und solch unmittelbares, anfängliches wird gewöhnlich für das vortrefflichste gehalten, für höher als das Konkrete, dieß ist jedoch höher zu achten, als das Abstraktum der Materie. Wenn wir daher mit dem Lichte anfangen, so müssen wir wissen, daß es eben nur der Anfang ist.

§. 220 « Als das abstrakte Selbst der Materie ist das Licht das absolut Leichte, und als Materie unendliches, aber als materielle Idealität untrennbares und einfaches Außersichsein. »

Es ist Befriedigung in sich gegen die Schwere und näher das Sein für Anderes, was vorhanden ist. (**241**)

Licht ist im Raum gegenwärtig und begrenzt weil es abstrakt ist.

Erst an der Grenze hat es seine Manifestation, im reinen Licht sieht man nicht, es ist Nacht darin, dunkel, nichts wird gesehen. Erst die Grenze enthält das Moment der Negation, die Bestimmung der eigentlichen Realität, hier erst geht die Existenz der Manifestation an. Erst in der Begrenzung wird das Licht wirksam, da erst ist Erscheinung.

Wir haben gesagt das Licht ist die Manifestation. Schwere pp sind auch Manifestationen, aber nicht reine sondern mit bestimmter Modifikation innnerhalb seiner selbst. Wir haben einen höheren oder tieferen Klang, eine unendliche Verschiedenheit in derselben Sphäre, aber es giebt nicht das Klingen als Manifestation, sondern immer nur eine besondere Manifestation desselben. Wo nur eine allgemeine Weise der Manifestation ist, da (**242**) ist das Licht.

Das Licht welches sich ins Dasein setzt, manifestirt sich nicht selbst, nur anderes, aber alles was manifestirt ist, wird es durch das Licht. Das Licht ist

---

a Ms. : müßte müßte

phisisch [,] ist Existenz, aber so zu sagen, allgemeine Existenz, unsinnliche, unkörperliche Materie, man kann sagen immaterielle Materie. Das Licht ist nicht schwer, nicht wägbar. Die Waagschele zeigt keine Veränderung, als durch die Erhitzung. Es ist Bestimmung von der Schwere, absolute Leichte. Die schwere Materie hat die Einheit außer sich, diese Einheit ist Ort. Im Licht hat die Materie die Identität mit sich selber gefunden, deshalb ist Licht absolut leicht.

Das Licht leistet keinen Widerstand, was wir von der Materie fanden. Licht hat nicht die Realität der Materie es ist nur materiell in sich. Es ist Flucht (**243**) von der Materie, diese ihre Schwere verlassend, ist nur auf sich bezogen, und gleichsam nur noch diese im Abschiede begrüßend.

Das Licht ist in näherem Sinne nicht reell, leistet keinen Widerstand gegen Anderes, dieß Widerstand leisten ist das Ausschließen der Materie, und die Theilbarkeit ist es die daraus hervorgeht. Der Theil gehört einem Ganzen an, ist aber selbst auch selbstständiger und macht im Ganzen nur eine scheinbare Einheit aus. Licht als abstrakte Identität, hat nicht die Bestimmung der Vereinzelung in sich, es ist nicht theilbar, ist schlechthin kontinuirlich. Es ist damit wie mit unserem Gefühl, unserer Seele, sie ist in jedem Theile des Körpers gegenwärtig, dabei aber ist dieß Ich schlechthin untrennbar [,] überall gegenwärtig und doch Eins.

Das Licht hat also nicht diese Bestimmung (**244**) ist untrennbar, untheilbar, nicht abschneidbar, sperrbar. Man hat Versuche gemacht mit einer sehr langen dunkelen Gallerie, die man durch eine Oeffnung erleuchtete, sobald aber diese geschlossen wurde war auch das Licht fort.

Die Natur des Lichts ist sinnliche Unsinnlichkeit, da es untheilbar ist, so sind Lichtstrahlen, Lichtpartikel eine sinnliche Vorstellung. Licht ist Freiheit der Materie an sich selbst, Materie die der Schwere sich entreißt [,] sich findet. Seine Idealität vernichtet jede Vereinzelung in materielle Punkte. Dieß ist also die Natur des Lichts.

Das zweite ist seine Existenz. Licht ist die Manifestation, das Setzen des Seins für Anderes. Licht bringt uns in allgemeinen Zusammenhang, dadurch ist alles für uns, daß es im Licht ist.

Wenn wir sagen das Licht existirt, so (**245**) haben wir sein Sein für Anderes zu betrachten, es ist dieß das Licht selbst. Wir haben hierbei dieß Sein für Anderes anzugeben, die Frage zu beantworten, wie ist die Sichtbarkeit sichtbar, wie manifestirt sich die Manifestation ? Man kann sagen Licht als solches ist unsichtbar, es setzt erst das Sein für Anderes, es selbst ist noch nicht. Von dem Subjekt fragen wir, wie es existirt und so betrachten wir auch dieß Sein für Anderes. Jetzt haben wir es mit seiner Realität, seinem Dasein zu thun, dieß enthält eine doppelte Seite [,] erstens Vereinzelung, Reflektion für sich, zweitens daß diese Reflektion für Anderes sei, sich auf Anderes beziehe.

1. Die Bestimmung der Vereinzelung haben wir aus dem Begriff ausgeschlossen, daß das Licht sei als Körper, als Lichtkörper. Nur die Sonne ist diese

Vereinzelung, Ver(246)körperlichung, nur diese der Ort des Fürsichseins des Lichts. Dieß ist jedoch nur eine Seite, des Allgemeinen selbst, das Licht ist frei. Es ist die Frage was dieser Lichtkörper sei. Er ist ursprüngliches Licht, selbstleuchtender Körper, unerzeugtes Leuchten.

So ist die Sonne und die Fixsterne, diese liegen jedoch außer dem System des Prozesses. Diese ersten abstrakten sonst unkörperlichen Körper, haben zur Weise ihrer Existenz nur die phisikalische Abstraktion des Lichts. Wie wir die Materie bis jetzt betrachtet haben, so haben wir noch keine phisikalische Materie, nur Materie an sich. Sie existirt aber, sie existirt d.h. sie ist wesentlich als phisikalische Bestimmung und so hat die abstrakte Materie schon diese phisikalische Abstraktion. Die Sterne haben so das Kindliche, nur zu leuchten, so zu bleiben, sich nicht weiter zu entwickeln. Es ist dieß (247) ihre Dürftigkeit, sie sind nicht zur konkreten Existenz gekommen.

Die Sonne ist Selbstleuchten, was verbindet nun die Sonne des Systems mit der Sonne des Lichts ? Es ist dieß, daß beide ein und dieselbe Bestimmung haben. Die mechanische Bestimmung ist, daß sie nur auf sich selbst beziehende Körperlichkeit, abstrakte Centralität ist, dieselbe Bestimmung ergiebt sich phisikalisch als Licht und hier ist es die Sonne welche leuchtet.

Wenn wir nun weiter fragen, wie wird das Licht der Sonne erhalten, so nehmen wir es als Erzeugtes, und fragen auf diese Weise nach seiner Entstehung, nach endlichen Ursachen desselben. Hier verbinden wir mit dem Licht sogleich die Idee von Wärme, die Verwandschaft des Feuers und Leuchtens haben wir am irdischen Licht vor uns. Man fragt daher, wodurch das Sonnenfeuer erhalten werde, welches Material dazu ver(248)braucht werde. Dieß erste Licht müssen wir aber trennen vom Feuer, dieß Licht ist nicht Feuer, beim irdischen Licht ist es anders.

Das Sonnenlicht ist warm, aber die Wärme gehört nicht ursprünglich dazu, denn es wärmt erst auf der Erde, indem es Körper berührt, dieß haben Luftschiffer und die Ersteiger hoher Berge erfahren, denn obgleich sie der Sonne näher waren, empfanden sie heftige Kälte. Auch auf der Erde haben wir Licht welches ohne Feuer ist, ohne Flamme und Wärme vielmehr, das phosphorescirende, elektrische Licht, Licht was durch Reiben, Ritzen harter Körper hervorgebracht wird.

Indem wir nach der phisischen Beschaffenheit des Sonnenlichts weiter fragen, so können wir sagen daß das Licht der Sonne und Sterne, durch ihre Rotation entstehe, daß sie sich selber reiben, daß in ihrer Axdrehung der Prozeß ist, der Licht ausschlagend wirkt. Die Sonne ist (249) noch kein Konkretes, sie hat auch keine Vegetation, nur der Planet kann es dahin seiner Bestimmung gemäß bringen. Was so in sich festhält gegen den abstrakten Prozeß der Körper ist nicht auf der Sonne, sie hat nichts weiter zu thun, als zum Licht zu werden. Lichtmaterie kann man sagen ist nur in der Sonne und den Sternen, der mechanische Zusammenhang ist vornehmlich in der Axdrehung zu suchen, die aber nur abstrakte Beziehung auf sich hat und ist. Dieß ist die eine Seite.

2. Die zweite Seite ist seine Beziehung auf das Andere seiner. Licht ist die reine Manifestation und muß wesentlich Anderes treffen, es ist die Manifestation eines Anderen, nicht seiner selbst. Deswegen weil es nicht konkret ist, keinen Inhalt hat. Es ist nur Abstraktum der Beziehung auf sich selbst, was es also manifestirt ist das Andere. Dieß ist Finden der Grenze im Raum und diese äußerliche Begrenzung findet es an der (**250**) Materie die sich weiter spezifizirt.

Das Licht ist das erste phisikalische Element, ohne Inhalt, ohne Unterschied in sich, es manifestirt sich nur, indem es Anderes manifestirt. Licht ist nur als Sonnenkörper sichtbar, sonst ist es unsichtbar, macht Anderes sichtbar, dieß Andere ist das Dunkele, denn Konkretes, die Gestalt. Finsterniß ist nur eine Seite der Gestalt, ist nicht real, das Reale ist die Gestalt, Finsterniß ist nur die Seite an der Gestalt, das Andere als das Licht zu sein.

Licht und Finsterniß haben ein äußeres Verhältniß auf einander, wesentlich ist dieß beim Fassen der Farben, dieß liegt im Vorhergehenden, denn die ganze Sphäre ist die der äußeren Verhältnisse gegen einander.

Die Materie ist also an sich als dunkel bestimmt, an der Grenze kommt das Licht zur Existenz, die Materie wird dadurch manifestirt, wird hell. Die Materie wird so ein theoretisches Sein für Anderes, (**251**) auf ganz ideale, immaterielle Weise, ohne Widerstand zu leisten auf materielle Art. Hier ist zu bemerken, daß das Licht im Raume begrenzt wird, ausgeschlossen, abgehalten, es wird indessen nur begrenzbar nach der Richtung die es hat. Sein Zusammenhang mit dem Centralkörper ist die wesentliche Bedingung, es kann unterbrochen werden, aber nur nach der Richtung. Scheinbar geschieht dieß zwar auch von der Seite, es ist dieß aber wirklich nur scheinbar, es ist immer nur ein Aufhalten in der Richtung. In Rücksicht auf diese Abgrenzung denkt und spricht man von Strahlen, Strahlenbündel pp. Diese haben aber keine Existenz, keine Wirklichkeit für sich.

Das Weitere ist, daß das Finstere die schwere Materie ist, aber sie ist nicht blos schwere, sondern auch specifizirte Materie. Es ist das Reich der specifizirten Materie, und das Erste das uns hier angeht ist der räumliche Unterschied, die Gestalt der Oberfläche.

Das Licht das an solche specifizirte Ma(**252**)terie kommt wird zurückgeworfen. Die Reflecktion des Zurückwerfens ist eine der schwersten, das Licht tritt im Treffen der Körper, in die nähere Bestimmtheit von mehr oder weniger Zurückgeworfenwerden. Es ist dieß schwer und die mechanische Vorstellungsweise kommt hierbei in Noth. Die Gegenstände sind sichtbar, sind jetzt für Anderes, beziehen sich auf Anderes, d.h. die sichtbare Seite ist in einem Anderen. Das Licht scheint nur in sofern es an seine Grenze kommt. Die Gegenstände werden hell d.h. das Licht ist daran wirksam und sie sind hiermit im Licht d.h. im Anderen. Das Licht scheint an den Gegenständen, die Ebene, Fläche derselben wird zur Form, zur so großen als die Fläche ist, sie ist leuchtend, aber kein Selbstleuchten, die Fläche ist Sein für Anderes, ist im Anderen. Nur im reinen Gedanken kann dieß gefaßt und vernünftig darüber gesprochen werden.

Die mechanische Vorstellung raisonnirt so. (253) Die Sonne schickt Strahlen aus, alle sichtbaren Körper auch, sie bilden eine Halbkugel von Licht um ihn her. Aber auf der Fläche ist Punkt bei Punkt und so entstehen Halbkugeln in unendlicher Menge, die sich einander wirkungslos auf einander durchdringen. Näher betrachtet ist es zugleich die Zernichtung der ganzen Vorstellung. Die Strahlen sind das Sichtbare, und sie durchdringen sich gegenseitig, vernichten, trüben sich. Alle solche mechanische[n] Vorstellungen verwirren sich, wenn keine Grundidee darin ist. Das Zurückwerfen des Lichts ist die Weise des existirenden Verstandes, des Begriffs.

Eine Ebene ist nur nach dem Raum bestimmt, der Unterschied des Sichtbaren ist der der Fläche es entstehen durch diese Unterschiede Licht und Schatten. Auf einer Fläche sehen wir nur etwas, insofern sich darauf Unterschiede der Raumsgestaltungen vorfinden, auf glatten Flächen sehen wir nichts, Farben haben wir hier noch nicht. Was auf glatten Flächen sichtbar ist, ist nicht sie, nicht aus ihnen selbst, (254) sondern nur etwas Anderes, dieß ist die Abspiegelung. Licht ist Sein für Anderes. Alles was sichtbar ist, ist im Anderen, wir sehen nur was mehr oder weniger rauh ist, wo keine Rauheit ist, sehen wir den Körper nicht selbst, sondern nur den Schein, das Licht. Zwei schief gestellte Spiegel, spiegeln das Licht unendlicher Reihe. Mechanisch ist dieß nicht zu erklären, man verwickelt sich, kommt in Verworrenheit, wo eine Bestimmung die andere aufhebt. Auf der Rauhheit kann sich das Andere nicht spiegeln.

Das Licht tritt nur in quantitative Bestimmung. Jede Fläche ist eine Ebene, Form, der Ausgangspunkt des Seins für Anderes, dieß ist dann das Zurückwerfen in dieser und jener Richtung. Die Stellung bestimmt die weitere Richtung. Zugleich erscheint hier die Bestimmung von größerer und geringerer Helle, von mehr oder weniger Zurückwerfen. Es kann so viel Licht auf einen Punkt konzentrirt werden. (255)

Ein fernerer Unterschied der Materie, ist die Durchsichtigkeit oder Undurchsichtigkeit. Die Materie specifizirt sich näher in Rücksicht auf das Licht, ob sie durchdringlich oder undurchdringlich für dasselbe ist, ob sie ein positives oder negatives Verhältniß zum Licht hat.

Hier ist der Punkt der Entstehung der Farbe. Ich kann indessen nur hier andeuten worauf es dabei ankommt.

Zunächst haben wir das Verhältniß des Lichts zu seinem Anderen dem Finstern zu betrachten. Jeder weiß daß die Farbe dunkel ist gegen das Licht. Gelb ist gegen Licht noch dunkel. Newton[20] sagt : Licht ist nicht Licht, sondern finsteres, es besteht aus Farben, und entsteht indem man Farben vermengt, das Licht ist dann die Einheit dieser Dunkelen.

Materielle Helligkeit ist das Weiße, ebenso materielles Dunkel das Schwarz[e], beides sind keine Farben, es sind die Extreme. Die newtonsche Vorstellung ist nicht anders (256) als barbarisch zu nennen, die Vorstellung der Zusammensetzung ist die schlechteste, die schlechteste Metaphisik hat es damit zu thun, mit dieser mechanischen Vorstellung der Mischung. Beim Licht muß man diese sinnliche körperliche Vorstellung aufgeben, das Denken existirt hier auf phisikalische Weise und es ist der Ort sich ins Ideelle des Gedankens zu erheben, dieß wird verhindert durch jene Vorstellung.

Die Beziehung des Lichts zur Dunkelheit ist das Verschwinden der Letzteren, aber indem das Licht an das Dunkele tritt, welches mannigfach bestimmt ist, ist das von ihm Erhellte selbst leuchtend, erhält die Bestimmung für Anderes zu sein, es reflektirt. Hiermit besteht dann verschiedene Helligkeit, jedoch zunächst nur quantitativ, und indem so verschiedenes Leuchten auf ein ander fällt entsteht die Farbe.

Die Entstehung der Farben ist in neuerer (**257**) Zeit durch Goethe[21] in Anregung gebracht, indem er das was *Newton* aufgestellt, das ihm seit 1½ Jahrhundert Nachgeschwatzte, angegriffen hat. Die Suche ist an sich jedoch höchst einfach und nur erst durch die wunderbaren, verknöcherten Vorstellungen die man hierin gebracht, verwirrt worden.

Ich kann hier nur empirisch die Hauptmomente worauf es ankommt angeben.

Verschiedene Helligkeiten geben indem sie auf einander fallen die Farben, dieß ist hierbei nun zu zeigen. Bei den Versuchen hierüber gebraucht man besonders durchsichtige Körper, das ist aber an sich nicht nöthig, jede Art verschiedener Lichter, wie Tageslicht und Kerzenlicht, geben farbige Schatten, Farben.

Wenn nun diese Erhellungen oder Trübungen unordentlich auf einander fallen, so entsteht grau, ein Dunkeles welches unbestimmt erleuchtet oder Helles welches unbestimmt verdunkelt ist. Sind die Lichter, Hellungen (**258**) bestimmt, so entstehen Farben. Grau ist farblos, blos quantitativer Unterschied zwischen hell und dunkel, erhellen aber verschiedene bestimmte Lichter einen Gegenstand, so entstehen an ihm Farben. Die Helligkeiten der Sonne und des Himmels geben farbige Schatten und man hat Mühe in der Natur graue zu finden. Mondschein und Kerzenlicht zeigen dieß am deutlichsten, sie geben Schatten welche durch ein Licht gebildet und durch das andere erhellt werden, sie sind farbig und zwar der vom Mondlicht erhellte satt blau der andere gelblich roth. Morgen und Abenddämmerung mit einem anderen Licht verbunden geben ebenso deutlich farbige Schatten.

Der Newtonsche Versuch, welcher am schlagendsten sein soll, ist der mit einem Rade an welchem sich die Farben befinden, wird dieß schnell umgedreht, so sieht man keine Farben mehr, sondern etwas Helles, etwas Licht. Die Newtonianer sagen (**259**) nun, aus den 7 Farben entstehe so das Licht. Man sieht aber wie Goethe sagt nur ein niederträchtig Grau, unterscheiden kann man keine Farben, sondern nur etwas Helles. Es ist beim Schwindel, der Disposition wo man keine Anschauung festhalten kann, ebenso.

Der zweite Newtonsche Versuch ist der mit farbigen Glaesern, welche man auf einander legt, ist indessen die Färbung derselben helle so sieht man Helles, ist sie dagegen dunkel so sieht man nur Dunkeles. Ein Engländer ist seinem Landmanne entgegengetreten und hat hiernach behauptet, schwarz bestehe deshalb aus den 7 Farben. Es geschieht hierbei weiter nichts, als daß die Partikularität der Farben verlöscht wird. Wären, kann man sagen, die Farben das Ursprüngliche, so könnten sie nicht verschwinden, sich zu Helle reduziren.

Der dritte Versuch ist der mit dem Prisma, indem Licht hindurch fällt. Es verrückt **(260)** hierbei den Ort des Bildes. Als Prisma ist es verschieden dick und läßt man das Licht hindurch, so ist Trübung in dem Prisma und zwar verschiedene Trübung. Durch seine Gestalt zeigt es die verschiedenen Trübungen oder Helligkeiten übereinander. Bei der Farbentheorie war das Prisma bisher ein Hauptinstrument, erst Goethe hat es heruntergesetzt. Der Schluß aus der Erscheinung ist nur der, weil sich beim Prisma die 7 Farben zeigen, also sind sie das Ursprüngliche und das Licht besteht aus ihnen. Dieser Schluß ist barbarisch. Das Prisma ist durchsichtig und trübend, es ist nicht einmal so durchsichtig wie die atmosphärische Luft, es hat eine verschiedene Gestalt und trübt das Licht nach der Weise seiner Gestalt. Bei dem ganzen Versuche ist aber auf diese Wirkungsweise des Instruments gar keine Rücksicht genommen, sie wird gar nicht in Rechnung gebracht. Das Licht erscheint **(261)** hinter dem Prisma dunkel, weil es durch das trübende Prisma verdunkelt ist, es ist dieß von verschiedener Art, so daß verschiedene Beleuchtungen auf einander fallen, und so entstehen Farben. Man sagt aber nun, das Prisma sei nicht die Ursache ; sondern die Farben die im Licht enthalten sind, es bilden. Ebenso wäre es wenn jemand behauptete, das reine Wasser sei nicht durchsichtig und indem er einen Eimer voll mit einem[a] Lumpen umrührt der in Tinte getaucht wäre sagte « Sehen sie meine Herren das Wasser ist nicht hell. »

Ferner sagen die Newtonianer sieben Farben seien ursprünglich, und zwar vom Dunkel an gerechnet, Violett, Dunkelblau, Hellblau, Grün, Gelb, Orange und Roth. Kein Mensch läßt sich indessen bereden daß Violett ursprünglich ist, daß Dunkelblau und Hellblau für qualitativ verschieden zu nehmen ist, ebenso Orange ein durch Roth erhöhtes Gelb. Die **(262)** Mahler sind keine Newtonianer. Grün macht man aus Gelb und Blau, so macht es jedes Kind im nürnberger Farbenkasten. Auch beim Prisma kann man so Grün erzeugen, indem man die blauen und gelben Säume in einander übergehen läßt. Trockene Pulver, Gelb und Blau, die man ganz mechanisch mit einander vermischt, geben Grün. Die Newtonianer aber behaupten dennoch, Grün sei eine ursprüngliche Farbe, denn die Farben des *Spectri* dieses Newtonschen Gespenstes seien ganz andere. Sie haben dann den Versuch daß die Prisma Farben durch Abschneiden von den anderen getrennt und durch ein neues Prisma geworfen, nicht weiter gebrochen werden. Die Sache ist hierbei aber die, ein solches Licht ist schon zu entschieden gefärbt, so daß die Säume daher nicht mehr so hervortreten können, weil die ganze Beleuchtung schon bestimmt ist, doch sind sie da. **(263)**

---

a Ms. : einen

Man muß sich bei der ganzen Lehre nicht durch den Namen *Newton* bestechen lassen, in der Wissenschaft gilt kein Name, giebt es keine Autorität. Besonders lächerlich ist es wenn man sagt, er habe es mathematisch bewiesen. Phisisches kann nicht mathematisch bewiesen werden. *Newton* hat gemessen, Messen ist noch nicht mathematisch, die Verhältnisse der Farbensäume hat er gemessen, und hat ihre Breite mit dem Zahlenverhältniß der Töne verglichen. Diese verschiedenen Breiten hat er, da seine Augen zu schwach waren, durch einen Freund messen lassen. Das Messen ist immer eine schlechte Manier des Versuchs, aber besonders hier, wo er selbst zugiebt, daß seine Augen die Grenzen der Farben habe[n] bestimmen können : Aber weder sein Freund noch sonst jemand auf der Welt, kann diese Grenze bei den größesten Bildern, auf 1 Zahl genau angeben. Wo z.B. Hellblau anfängt und Dunkelblau aufhört pp. Vollends absurd (**264**) erscheint dieß Messen, wenn man berücksichtigt, daß je nachdem man die Wand entfernt oder nähert die Breiten der Säume in ihrem Verhältniß zu einander verschieden werden, so daß in großer Entfernung das Blau und Gelb beinahe verschwinden und Grün die größte Breite erhält. Das Mathematische hat also nichts damit zu thun.

Zu erwähnen ist noch, welches die Grundfarben sind. Dieß ist Gelb, Blau, Roth, und dann Grün, die Farbe der Vermischung.

Die Natur der Farbe haben wir im allgemeinen gesehen, sie ist jedoch kein Allgemeines. Sie zerfällt in Unterschiede und dieß sind die vier Farben.

Es kommt bei den Farben darauf an, daß verschiedene Hellungen auf einander fallen, nicht blos hell auf dunkel, sondern verschiedene Hellen, so daß alle wirksam erscheinen, durchscheinend durch ein trübes, relativ trübes Medium. Ein Hintergrund wird hierbei (**265**) vorausgesetzt, entweder hell oder dunkel, und ein Helles was so durchsichtig ist, daß das Andere noch wirksam bleibt. Die Unterlage muß immer durch das Medium noch durchscheinen.

Wenn wir den Grund dunkel machen und ihn durch ein helles Medium sehen, so erscheint er blau. So sehen wir den Himmel, der einen rein schwarzen Grund darbietet, blau, jemehr der Grund seine Wirksamkeit durch die Trübung der Atmosphäre verliert, je heller blau sehen wir den Himmel. So wird das helle Medium durchschattet von dem dunkelen Grunde.

Nehmen wir dagegen einen hellen Grund an, und ein dunkeles Medium so sehen wir Gelb. Das trübe Medium wird von der hellen Grundlage durchleuchtet, so daß beide wirksam bleiben.

Dieß sind die einfachen Verhältnisse, die wir überall erkennen können. Versuche kann man mit Glas, Opal pp machen, (**266**) nur muß der Gegenstand keine entschiedene Farbe haben. Die Sonne, heller als das trübe Medium, erscheint gelb. Der Rauch sieht gegen den hellen Himmel gelblich aus, senkt er sich vor ein dunkeles Dach, so erscheint er blau und wird wieder gelblich sobald er vor einer weißen Wand vorbei zieht.

Das Prisma thut nichts anderes, als daß es das Bild verrückt, so daß aber auch die Unterlage noch wirksam, durchwirkend ist, hält man daher dasselbe mit einer Kante nach unten, so hat man auf dunkelen Grund blau, auf hellen gelb unten.

Roth und Grün sind nun die beiden anderen Farben, sie gehören nicht mehr so dem allgemeinen einfachen Gegensatze an. Blau und Gelb können zu Roth gesteigert werden, beim *Spectrum* geht aus Violett das Roth hervor. Am richtigsten ist Roth so zu fassen, daß es entstehe (**267**) wenn Gelb durchschattet oder Blau durchleuchtet ist : Gelb ins Dunkele gezogen und Blau ins Helle gebracht wird Roth.

Grün ist dagegen die bloße Vermischung, die Farbe des Neutralen, des Satten, Roth ist dagegen die Individualität in den Farben, beide machen den Gegensatz, so daß sie in einander überspringen.

Die anderen Farben sind Veränderungen, Vermischungen dieser Grundfarben.

Goethe hat diese wie ganz untergegangenen Ideen wieder aufgestellt und man hat besonders deshalb gegen ihn geschrien, weil er Dichter, nicht Professor, nicht vom Handwerk ist. Diese bilden eine Art von Klasse und wollen allein im Besitz des Wahren und Geltenden[a] in solchen Sachen sein. Beim Recht z.B. geht es ebenso her, obgleich doch das Recht allen Menschen angehört.

Das Licht ist die erste phisikalische Identität, wirksam alles identisch zu setzen, ist aber noch abstrakt, dieß macht daß die Gegen(**268**)stände in ihm noch nicht real sind ; sondern nur erscheinen, sie sind beleuchtet, setzen sich identisch am Anderen, aber noch ganz abstrakt ; es ist ihnen ein Äußerliches und das Licht erscheint so an ihnen. Weiter hin müssen sie an sich selbst identisch gesetzt sein, das Licht muß ihr eigenes Licht sein.

Das Licht hat seine freie Existenz als Sonnenkörper und bezieht sich auf Anderes, Finsteres. Von diesem Anderen haben wir nun zu sprechen.

§. 223 « Diese abstrakte Identität hat ihren reellen Gegensatz außer ihr ; als elementarisches Moment der Reflexion zerfällt er in sich und ist als eine Zweiheit 1. der körperlichen Verschiedenheit, des materiellen Fürsichseins, der Starrheit, 2. der Entgegensetzung als solcher, welche aber als frei und von der Individualität nicht gehalten nur in sich zusammengesunken, (269) die Auflösung der Neutralität, ist, jenes der lunarische, dieses der kometarische Körper. »

Der Gegensatz ist der Unterschied von sich, existirend muß er als 2 sein, dieß ist die Verschiedenheit überhaupt. Das Eine ist das gleichgültige Fürsichsein gegen anderes und das Andere dann die Entgegensetzung als solche. Das Erste ist das Starre des Gegensatzes, das Zweite ist das Neutrale in sich unbestimmte Mögliche, dem die Bestimmtheit nun fehlt.

Die erste Körperlichkeit ist also das starre Fürsichsein, Ansichhalten, Undurchsichtigkeit in Bezug auf Licht, in dieser ersten Bestimmung in der Weise

---

a Ms. : Geltendem

der Selbstständigkeit ist es noch ruhend und deshalb starr. Dieß Starre ist das Ansichbrennende, aber Feuer ist ein Prozeß, eine Thätigkeit, hier ist es aber nur die Möglichkeit des Brennens. Dieser so starre Körper ist der lunarische[a] Körper. Der Mond hat keine Atmosphäre, (270) oder nur eine ganz dürre, wasserlose. Hat keinen meteorologischen Prozeß, keine Wolken, Flüsse, Meere. Am Monde müßten wir die Atmosphäre sehen wenn er sie hätte, denn wir beobachten ihren Wechsel an den Planeten. Der Mond ist ein starrer Körper, er zeigt nur kugelförmige Berge und Krater. Er hat die Entzündung der Starrheit in sich, Lichtpunkte sieht man häufig an ihm, hierzu gehört freilich Luft, die aber eine wasserlose Atmosphäre ist. *Heim*[22] einer der wenigen geistvollen Geographen hat aufgezeigt daß der Mond dieselbe Gestalt hat als die ursprüngliche der blos starren Erde, vor der geologischen Revolution.

Die Bewegung des Mondes ist eine dienende, er hat keine eigenthümliche Achsendrehung, seine Achse liegt außer ihm ; das Starre ist verschlossen, ohnmächtig, wie das Insichzerflossene. Aber die Unselbstständigkeit ist doppelt dienend, das Centrum nur (271) außer sich habend oder ausschweifend.

Diese zweite Bestimmung ist die der Entgegensetzung als solcher. Der Komet ist dieser abstrakte Gegensatz, er hat kein Tragendes ; er erscheint als formeller Prozeß, als unruhige Dunstmasse, Wasserkörper, durchsichtig, keiner hat einen Kern, etwas Starres, gezeigt, es müßte als Schatten erkennbar sein : durch den Kometen erkennt man die Sterne.

Die Alten hielten sie für Meteore, man hat sie übel dafür angelassen, aber die neueren Astronomen sind nicht mehr so spröde gegen diese Meinung. Erst die Wiederkehr eines einzigen ist beobachtet worden, die Rückkehr mehrerer anderer hat man berechnet und erwartet, die Rechnung war ganz richtig, aber die Kometen sind nicht gekommen. Man kann dafür halten daß die meisten Kometen nur eine kurze Dauer haben, sich bilden, ihren Lauf um die Sonne machen und sich wieder auflösen, einige mögen dann (272) eine längere Dauer haben. Die Bahn ihrer Bewegung ist meistens Parabel, weniger oft die El[l]ipse.

Der Mond ist als starrer Körper, der Erde näher verwandt ; das Prinzip der Kometen ist auf die Sonne bezogen, das der lunarischen Körper auf die Planeten. Die Bahn der Kometen ist durch das Sÿstem bestimmt, die anderen Körper wehren sich gegen sie. Es ist weiter kein Aberglauben, daß man ihre Einflüße nicht ganz negirt. Kometenwein.

Das Vierte ist dann der terrestrische Körper, der Körper der Individualität, jene anderen drei sind unvollkommen d.h. die Natur eines jeden repräsentirt nur eine Bestimmtheit der Totalität. Sie sind deshalb abstrakt, ihre Wahrheit ist die subjektive Einheit des Planeten, dieser ist das Vortrefflichste, *Prius*, die Wahrheit. Man muß deshalb nicht (273) denken die Sonne habe die Planeten ausgeschlossen. Das Sÿstem ist eins. Die Sonne ist ebenso sehr von den Planeten erzeugt, als diese von ihr.

---

a Am Rande : Anmerkung zum § 223.

§. **224** « Der Gegensatz in sich zurückgegangen ist die Erde oder der Planet überhaupt, der Körper der individuellen Totalität, in welcher die Starrheit zur Trennung in reale Unterschiede aufgeschlossen und diese Auflösung durch den selbststischen Einheitspunkt zusammengehalten ist. »

Von dem individuellen Körper haben wir hier das Wenigste zu sprechen, denn alles folgende handelt von ihm ; und geht auf ihm vor und es ist nur darum zu thun diese Individualität in sich weiter zu bestimmen. Diese Körper sind die der nothwendigen Körperlichkeit, sie sind durch die Natur des Begriffs nothwendig. Wenn man daher die Vernunft des Systems erkennen will, so muß man die Momente des Begriffs (**274**) festhalten.

[Die Elemente]

Zunächst haben wir noch jene Mächte zu betrachten, die als selbstständige Körperlichkeiten erscheinen. Die Natur verarbeitet sie, unterjocht sie zu ideellen Momenten, wie sie in Wahrheit im Begriff sind. Erst der Geist ist es dem sie ihre wahrhafte Existenz als Gedankenbestimmung haben.

In der Gestalt wie wir sie bisher gehabt, sind sie die kosmischen Mächte genannt und in unserer Zeit ist viel von ihnen die Rede.

Diese kosmischen Mächte sind ihrem Inhalte, ihrer substantiellen Bestimmung nach, auch Momente [,] Bestimmungen des Organischen, als frei sind sie aber nicht in der Wahrheit ihrer Existenz, sondern nur das Ansich des Organischen, die substantielle Bestimmtheit ist nur ein Abstraktes, aber das Organische ist konkret, wesentlich für sich und setzt sie herab zu Momenten an sich. (**275**)

Wenn man von ihrem Einfluß auf uns spricht, so muß man unser Verhältniß zu ihnen kennen. Wir leben in ihnen und in sofern sie sich verändern, ist auch eine Veränderung in unser Leben gesetzt. Die Veränderungen der Sonne [,] des Mondes [,] der Körper die zu unserem System gehören, sind verbunden mit Veränderungen in uns. Sie sind Momente des organischen Lebens, haben aber zugleich ein freies Dasein das unabhängig von unserer Individualität ist, dessen Veränderungen aber, wenn sie geschehen, auch in uns Veränderungen hervorbringen. Dieß ist die eine Seite, die andere ist, daß je höher die Natur steht, um so individueller, freier von solchen Einflüssen steht sie.

Wir schlafen bei Nacht, wachen bei Tage ; und sind am Abend anders gestimmt als am Morgen. Aber die Lebendigkeit und noch mehr die Geistigkeit soll für sich leben und an sich. Wenn daher das Kosmische im Menschen frei

(**276**) wird, so ist es Krankheit. Man hat bemerkt daß bei Irren besonders die Stellung des Mondes in ihnen hervorbricht[a].

Die Thiere leben noch mehr in der Jahreszeit. Viele Thiere haben Winterschlaf, noch mehr aber die Pflanzen. Wunder zeigen die Veränderungen des Wetters an. Somnanbulismus ist eine solche Korrespondenz mit den kosmischen Mächten. Insofern nun eine Veränderung in das Organische gesetzt ist und das organische Leben geht ihm nach, so befindet es sich in einer Schwäche.

In dem Zeitalter des Paracelsus[23] hat man gesagt, es gäbe vier Elemente der Körper, Merkur, Schwefel, Wasser und die jungfräuliche Erde. Dieß seien die Princip[i]a der Körper. In neuerer Zeit hat man dieß chemisch genommen und lächerlich gefunden. Der Sinn dieser Vorstellung ist aber nie gewesen, daß diese Elemente chemisch in den Körpern vorhanden seien, daß sie solche Bestandtheile hätten, sondern es ist der höhere Sinn, daß die (**277**) körperliche Individualität vier Momente habe. 1. Moment ist Merkur, Metall. Dieß ist in seiner Abstraktion dem Sonnenkörper entsprechend. 2. Schwefel ist die Möglichkeit des Brennens, dem Lunarischen, das 3te Wasser dem Kometarischen entsprechend, das 4te die jungfräuliche Erde, reine Kieselerde, ist das Irrdische. Dem Gedanken nach genommen ist dieß ganz richtig. *Paracelsus, Jacob Böhm* pp brauchen diese Elemente so, und sie werden freilich unwahr, wenn man sie nach dem körperlichen Dasein nim[m]t.

Von den kosmischen Mächten die zu selbstständigen Körpern gestaltet sind, gehen wir über zu dem was sie als Elemente sind. Jene bleiben drüben stehen, wie dieß in der Natur ist, aber diesseits werden sie zur Individualität bestimmt, dieß ist ihre Wahrheit, sie werden zur Individualität unterjocht ; sie bleiben drüben, aber auch im Zusammenhang und sind wirksame Individualität als Ursachen, Wirksamkeiten von (**278**) solchen die unterschieden gewesen sind.

Das Licht lassen wir so drüben stehen, aber bemerken zugleich, daß es sich nicht mehr zu manifestiren sucht. Das Dunkele wird erleuchtet, setzt sich identisch mit dem Anderen, es scheint eins nur an dem Anderen, die nächste Bestimmung ist nun daß das Licht auch in reale Wirksamkeit tritt d.h. die partikularisirte[n] Materie[n] scheinen nicht nur an ein ander, sie verändern sich in einander, setzen sich ideell. Diese Idealität, Identischsetzen ist zunächst auch Wirksamkeit des Lichts, es facht den Prozeß der Elemente an, regiert ihn. Dieser Prozeß gehört dem individuellen Körper, der individuellen Erde an, sie ist allgemeines Individuum, nicht konkretes, zur wahrhaften Individualität hat sie sich noch zu verdichten in sich. Erst das Organische ist die schlechthin sich auf sich beziehende Individualität, die Erde hat den Prozeß ihrer Subjektivität, das Licht, noch außer sich. Das Licht ist das Erregende, Belebende. Dieß Verhältniß müssen wir im Auge behalten. Zunächst haben wir die Elemente von dem Prozeß (**279**) zu

---

a Ms. : hervorbringt

148

betrachten, ihre Natur, ihren Unterschied, wie sie vereinzelt sind, das Weitere ist dann erst der Prozeß.

§. 225 « Der Körper der Individualität hat die Bestimmungen der elementarischen Totalität, welche unmittelbar frei für sich bestehende Körper sind, als unterworfene Momente an ihm ; so machen sie seine allgemeinen phisikalischen Elemente aus. »

Diese vier Elemente sind die vier bekannten. Die Luft ist dem Licht entsprechend, Luft ist passives Licht, unterworfenes [,] zum Moment herabgesunkenes Licht ; das Zweite ist der Gegensatz, Feuer und Wasser, nicht mehr das gleichgültig abstrakt Fürsichseiende, sondern thätig in wesentlicher Beziehung auf Anderes, dieß ist ihre Individualität. Sie sind so nicht mehr starr, sondern stehen in Beziehung, sind thätiges Fürsichsein, Unruhe, Verzehren, wie die freie Negativität, das Feuer ; das Dritte entspricht dem Kometarischen, es ist als Mo-ment das Wasser ; Das Vierte ist die Erde, der Planet. (**280**)

Sie sind die phisikalischen Elemente. Wenn wir nach dem heutigen Sinne von Elementen sprechen so dürfen wir diese nicht nennen, dieß nennt man bei den sogenannten Fortschritten der Wissenschaften, kindisch, oberflächlich. Die Bedeutung von Element ist neuerdings ganz durch die Chemie bestimmt. Hiernach ist Element das was sich durch den chemischen Prozeß nicht weiter auflösen läßt, was einfach ist. Dieß ist jedoch etwas Anderes als die phisischen Elemente. Der chemische Standpunkt aber ist nicht der einzige, er bezieht sich nur auf Chemie und ist auf anderen Stufen nicht wesentlich. Die chemische Form kann nicht allgemein sein, sie hat kein Recht sich zur allgemein wahr sein sollenden Form zu erheben.

1. Luft. Das erste phisikalische Element ist nur das der Allgemeinheit, dem Licht entsprechende, es ist die Luft.

§. 226 « Das Element der unterschiedslosen Einfachheit ist nicht mehr die positive Idealität mit sich, die Selbstmanifestation (**281**) welche das Licht als solches ist ; diese macht das eigene, innere Selbst des individuellen Körpers aus, sondern ist nur negative Allgemeinheit, als das selbstlose Moment eines anderen. Diese Identität ist deswegen die verdachtlose, aber schleichende und zehrende Macht des individuellen und organischen Prozesses ; die alles aufnehmende und durchsichtige, aber eben so die elastische, in alles eindringende Flüssigkeit, die Luft. »

Luft ist das Element der Allgemeinheit, ohne alle Individualisirung in sich ; zur Materie gehört Repulsion, Fürsichsein, diese Bestimmung ist hier noch nicht zur Existenz gekommen, nur an sich [,] nicht in sich [,] hat die Luft das Moment der Individualität. Sie ist deshalb nicht finster an sich, sondern durchsichtig, läßt das Licht durch. Zweitens ist sie als Element die Allgemeinheit, die Identität in sich, ist wirksam als solche, ist wirksame Identität. Das Licht ist ebenso, aber nur abstrakt nur erleuch(**282**)tend, sich ideell im Anderen setzend.

Die Luft ist eben diese Identität an sich, aber so zu sagen unter ihres Gleichen, phisikalisch bestimmter Materie und verhält sich zu dieser, sie berühren sich nach phisischer Beziehung und existiren für einander : Diese Allgemeinheit ist daher dieß, das Andere real identisch zu setzen, das Partikulare, Individualisirte als Allgemeines zu setzen [,] zu verzehren ; die Luft ist, dieß Verzehrende, aber weil sie noch nicht individuell ist, so tritt sie in diesem ihren Thun nicht als äußerliche Erscheinung, als Macht, Gewalt habender Körper an die Individualisirten die sie auflöst. Dieß ist die Grundbestimmung.

Dieß Verzehren der Luft ist das unscheinbare Verzehren, was sich nicht als Macht eines materiellen Körpers manifestirt. Die Luft verflüchtigt alles, schleicht sich überall ein, und löst alles auf. Sie ist Ursache des Riechens, sie löst unscheinbar auf in feine Theile nur dem Geruche wahrnehmbar. Auch das Organische ist (283) Kampf mit der Luft, das Athmen. Alles was der Luft zugänglich ist zerstört sie, deshalb umgiebt man Körper mit einem Ueberzug gegen die Luft. Die Luft reduzirt Alles, sie ist der mächtige Feind alles Individualisirten, sie hebt es auf zur Allgemeinheit, selbst die Metalle, denn sie riechen. Das was verzehrt wird, wird zur einfachen Allgemeinheit reduzirt ; man sagt zwar, diese feinen Theile welche wir anfangs riechen, schweben ferner in der Luft, sie werden nicht mehr bemerkt weil sie zu fein sind, werden erhalten, gehen nicht unter, und so würde dann die Luft ein Brei von Allerlei sein. Man muß aber nicht diese Zärtlichkeit für die Materie haben zu glauben daß sie das absolut dauernde sei. Die Luft reinigt sich vielmehr indem sie alles in Luft verwandelt.

Als Element gehört die Luft der Erde an. Sie ist schwer, leistet Widerstand, doch nicht auf Weise des Individualisirten, ist flüssig, (284) schlechthin cohäsionslos in sich, nicht stark in sich, sie leistet nur Widerstand als Masse gegen ein Anderes, was auch quantitativ bestimmt ist, nicht als individueller Körper. Indem sie so Widerstand leistet ist sie gleichgültig gegen den Raum den sie einnim[m]t und ist compressible bis auf einen gewissen Punkt. Sie ist nicht individualisirt in sich und daher durchdringlich. Man kann daher zwei gleich große Kugeln, gefüllt die eine mit Luft die andere mit Wasserdampf, in einander ausschütten, so daß der Inhalt beider in einer enthalten ist. Ebenso ist es mit Hydrogen und Oxigen pp.

Die Luft kann komprimirt werden ; dieß geht so weit, daß man sie vollkommen zusammendrücken und das räumliche Außereinander ganz aufheben kann. Dieß ist eine Erfindung neuerer Zeit. Wenn man in einem Cylinder die Luft durch einen Stampel ganz zusammendrückt, so hört sie auf Luft zu sein, es entsteht Feuer, ein Funken. Dieser Versuch (285) zeigt die ganze Natur der Luft, sie ist das in sich Identische, Verzehrende, absoluter Ursprung des Feuers, thätige Allgemeinheit, Verzehren des Besonderen zum Allgemeinen. Dieß kommt zur Form, wo es nicht mehr die Seite des gleichgültigen Bestehen[s] hat, sondern die des unruhigen Beziehens auf sich. Der Versuch ist deshalb schön, weil er so das Entstehen des zweiten Elements aus dem ersten zeigt.

2. <u>Feuer</u>. Luft ist an sich Feuer. Feuer ist das erste Element des Gegensatzes, das andere ist das Wasser.

§. 227 « Die Elemente des Gegensatzes sind : 1. das Fürsichsein, aber nicht das gleichgültige der Starrheit, sondern das in der Individualität als Moment gesetzte und daher die materielle Selbstischkeit, das Licht als identisch mit der Wärme [,] das Feuer. Es ist die materielle Zeit, das schlechthin Unruhige, Verzehrende, in welche eben so die Selbst(286)verzehrung des bestehenden Körpers ausschlägt, als sie umgekehrt äußerlich an ihn kommend ihn zerstört, – ein Verzehren, das eben so sich selbst verzehrt. »

Feuer ist also die Existenz eines so bestimmten Fürsichseins, es ist die Negativität als solche, diese Unruhe, die Negation des Negativen. Es ist die Allgemeinheit, Gleichheit mit sich selbst, abhängig von der Negation des Negativen. Es ist vergleichbar mit der Zeit, es ist materielle Zeit, Sein und nicht Sein, schlägt in einander über.

Das Feuer hat zwei Seiten, Licht und Wärme, in anderer Rücksicht aber noch zwei andere Seiten, daß es äußerlich an die Körper kommt oder daß auch diese individuellen Körper aus sich Feuer ausschlagen.

Zunächst haben wir nur es mit der Natur des Feuers zu thun.

Feuer ist identisch mit Wärme. Wärme ist auch Verzehren [,] und die Erscheinung des Verzehrens (287) an den materialisirten bestehenden Körpern ein Uebergehen zur Allgemeinheit, die Luft ist das Letzte, der Triumph, die Einheit zu der es reduzirt wird, die ideelle Identität zu der es gebraucht wird. Wärmematerie, Wärmstoff sind Bestimmungen die uns nichts angehen.

Feuer ist schlechthin bedingtes Element in Beziehung auf Anderes. Die Luft ist an sich Feuer, es hat sie zu seiner Voraussetzung, es ist das Differenzsetzen der Luft, sie ist das Allgemeine des Feuers und dieß ist durch partikularisirte Materie bestimmt.

Vom Feuer wird verzehrt 1 das Konkrete, 2 das Entgegengesetzte, Unterschiedene. Das Erste wird in den Gegensatz [gebracht] durch das Zehren des Feuers, es oxidirt, wird sauer, kaustisch, dieß ist konkretes Zehren, zur Schärfe gegen einander. Die zweite Seite ist daß das Unterschiedene reduzirt wird zur Einheit. Alles Konkrete ist zugleich Besonderes, diese Besonderheit ist in ihm vorhanden bis zum (288) Unbestimmten, Neutralen. Man sagt jeder chemische Prozeß erzeuge Wasser, Neutrales zugleich mit dem Entgegengesetzten.

3. <u>Das Wasser</u>. Es ist das zweite Element des Gegensatzes, Feuer und Wasser machen ihn aus. In der Natur ist dieß als Unterschiedene was der Gedanke als eins faßt, in der Existenz ist es Unterschiedenes. Wie das Feuer ein lunarisches Moment ist und von der Starrheit zum existirenden Fürsichsein übergeht, so ist das Wasser, das kometarische Element.

§. 228 « 2. Das andere Element ist das Neutrale, der in sich zusammengegangene Gegensatz, der aber ohne die Einzelheit, hiemit ohWne Starrheit und Bestimmung in sich, ein durchgängiges Gleichgewicht, alle mechanisch in ihm[a] gesetzte Bestimmtheit auflöst, Begränztheit der Gestalt nur von Außen erhält, und ohne die Unruhe des Prozesses an ihm selbst, schlechthin die Möglichkeit desselben und die (289) Auflösbarkeit ist; das Wasser.»

Wasser ist überhaupt Neutrales, aber nur abstrakte Neutralität, Salz ist partikularisirte, individualisirte Neutralität. Wasser ist abstrakte, phisische Neutralität, es hat keinen Geruch, keinen Geschmack. Es ist flüssig, wie die Luft, als diese Neutralität, der Unterschied zu dem es gesetzt ist existirt noch nicht, ist nur die Möglichkeit, es ist an sich gleich. Wasser ist irrdischer als Luft, es steht dem Individualisirten am nächsten, weil es neutral [,] an sich konkret, aber noch nicht konkret gesetzt ist. Luft ist dieß nicht. Die Bestimmung des Wassers ist konkret zu sein, es existirt aber noch nicht als solches.

Wasser ist die Existenz des passiven Sein[s] für Anderes, das Feuer ist das aktive Sein für Anderes, die Existenz des Wasser[s] ist daher nicht selbstständig zu sein, sondern nur (290) ein Dasein im Sein für Anderes. Wasser ist das abstrakt allgemein Neutrale, es kann sich ferner nicht selbstständig absondern vom Anderen der Gestalt nach, setzt sich nicht selbstständig der räumlichen Begrenzung nach. Es ist neutral gegen die verschiedenen Zustände, tropfbar flüssig, elastisch flüssig, starr, dampfförmig zu sein, dieß hängt nicht von ihm selber ab, sondern von anderen Umständen von denen es zu einer dieser Formen bestimmt wird. Das Erste ist also diese Gleichgültigkeit gegen die Gestalt, das 2te ist daß es nicht kompressible, nicht elastisch ist, es leistet nur als Masse Widerstand, nicht als Vereinzeltes in sich. Dieß ist Folge seiner Passivität, eine Veränderung des Raums der eine Quantität Wasser einnim[m]t, würde eine Veränderung seines Zustandes sein. Es hat nicht die Intensität in sich, wie die Luft. Die Luft ist thätiges, allgemein, ideell Setzen der besonderen (291) Körperlichkeit, Intensität ist nur in der Form der Allgemeinheit wohnende Macht des Fürsichseins. Wasser ist bei dem Mangel derselben gleichgültig gegen das Außereinander. Die Luft kann komprimirt werden.

Die Folge hiervon ist drittens die Leichtigkeit des Wassers separirt zu werden, näher der Trieb sich zu adhäriren, daß es naß macht, daß es mit jedem[b] anderen Körper sogleich in festerem[c] Zusammenhange steht, als mit sich selber. Wo es etwas berührt, bleibt es hängen, macht naß, der Zusammenhang in sich ist sehr schwach.

Hiermit hängt zusammen, daß das Wasser sich sogleich ins Gleichgewicht setzt. Es ist kohäsionslos in sich, es ist schwer und hat nur diese vertikale Richtung, so daß es nach der Seite bestimmungslos in sich ist, in dem es als Körper existirt. Dieß Insgleichgewichtsetzen ist eine zusammengesetzte Folge aus der inneren Kohäsionslosigkeit und (292) seiner Schwere. Es sucht nach außen

---

a Ms. : ihn   b Ms. : jeden   c Ms. : festeren

Halt, in sich hat es den nicht, der Mangel einer Termination als nach der Vertikale hat zur Folge, daß es sich ins Gleichgewicht setzt.

Alle fernere Neutralität ist bestimmte [,] nur Wasser nicht, deshalb ist es von den Alten als die Mutter von Allem angesehen worden, es ist die Möglichkeit davon und hat nur die Determination [,] nicht determinirt zu sein.

Dieß sind die drei phisikalischen Elemente. Die Luft [,] allgemeine Identität, blos Beziehung auf Anderes, als Element zerstört sie in dieser Beziehung das Andere. Das Feuer ist dieselbe Allgemeinheit als Erscheinung, deshalb ist es in der Form des Fürsichseins ; des Anderen zum Scheinen machen, das selbst zur Erscheinung kommt. Das Wasser die erscheinende Passivität, gehaltlose Neutralität. Dieß sind die Gedankenbestimmungen. (**293**)

4. Die Erde, das Element des entwickelten Unterschiedes.

§. 229 « Das Element aber des entwickelten Unterschiedes und der individuellen Bestimmung desselben, ist die zunächst noch unbestimmte Erdigkeit überhaupt. »

Von dieser haben wir hier noch nichts zu sagen, sondern die Bestimmung der Individualität als solche kommt erst durch den Prozeß und durch die weitere Entwickelung. Die anderen Elemente sind erschöpft, aber nicht die Erde, alles Folgende ist die Erfüllung, das Werden dieser Individualität.

Der elementarische Prozeß.

Die Elemente sind nicht selbstständig, sie sind nur Momente des Wassers, sie existiren nur als Beziehung auf Anderes und sind wesentlich im Prozeß. Es giebt keine selbstständige Luft oder dergleichen Feuer, Wasser, sie sind nur im Prozeß, in Beziehung auf ein(294)ander. Wie wir sie in ihrer abstrakten Bestimmung gesehen haben, so sind sie nicht in ihrer Wahrheit, ihre Wahrheit ist nur ihr Werden. Dieß ist das Werden der Erde, die Befruchtung derselben, das so das Treibende, Erregende von individueller Existenz ist. Dieser Prozeß ist den Planeten eigen. Die Sonne, die Trabanten, Kometen sind abstrakte Körper, nur der Planet ist lebendig.

§. 230 « Die individuelle Identität, unter welcher die differenten Elemente und ihre Verschiedenheit gegen einander und gegen ihre Einheit, gebunden sind, ist eine Dialektik, die das phisikalische Leben der Erde, den meteorologischen Prozeß ausmacht ; die Elemente, als unselbstständige Momente, haben in ihm ebenso allein ihr Bestehen, als sie darin erzeugt werden. »

Zu sein in Beziehung auf Anderes ist die (295) Rolle des Elements im Prozeß, die individuelle Identität ist ihr Tragendes. Dialektik heißt daß etwas die Bestimmung von einem Realen hat, dieß aber nicht wahrhaft ist, sondern sich aufhebt nach diesem Scheine etwas zu sein. Im Allgemeine[n] kann von Dialektik gesagt werden, daß es alle Regung, Bewegung, Widerspruch in sich ist, seine Existenz in der es scheint aufhebt. Diese Dialektik ist an sich Prozeß und diesen darzustellen ist ihre Wahrheit.

Die Elemente sind unselbstständig [,] haben nur Sinn im Prozeß, ihr Sinn ist [,] erzeugt und wieder reduzirt zu werden.

Es ist hier das näher anzugeben was besonders der richtigen Betrachtung dieses Prozesses entgegensteht.

Die phisikalischen Elemente sind allgemeine Bestimmtheiten, erst abstrakt, wesentlich noch nicht individualisirt, noch nicht das was man im gemeinen Leben, Körper nennt. (296) Sie sind gegen einander specifisch bestimmt, aber Subjektivität fehlt ihnen. Was von ihnen gilt, gilt nicht von der individualisirten subjektiven Materie, dem Körper.

Die Hauptschwierigkeit bei dem Proceße ist nur, daß man die Elemente als Körper in diesem Sinne behandelt. Der Mangel dieses Unterschiedes, bringt viel Verwirrung in die Naturwissenschaften, man will hier alles auf gleiche Linien bringen. Wasserstoffgas, Stickstoffgas, Gold, Phosphor und Schwefel stehen auf einer Linie als Körper, aber jeder der sie mit einfachem Sinne ansieht, findet ihre Verschiedenheit. Man kann sie freilich auf eine Weise chemisch oder mechanisch behandeln, aber man findet sogleich daß eine Weise der Behandlung die Natur des einen Körpers erschöpft, während sie dieß bei einem anderen nicht kann. Niemand wird glauben, durch Chemie (297) die Natur des Menschen zu erkennen, während Wasserstoffgas wesentlich nur so zu erkennen ist. Man muß also die verschiedene Körperlichkeit nach ihrer besonderen Sphäre behandeln und verschiedene Sphären nicht auf gleiche Linie stellen.

Ferner ist noch zu bemerken, daß das was wir Elemente genannt haben, ganz anders erscheint, wirkt, sich zeigt in seinem großen, freien, elementarischen Zusammenhang in der Sphäre, in die es gehört, als wenn es Bedingungen einer anderen Sphäre unterworfen wird. Wenn man also Wasser im Zusammenhange mit Luft und Erde betrachtet, so wirken sie anders, als wenn man sie endlichen Bedingungen unterwirft, sie in den Kreis anderer Bedingungen bringt, als sie im freien Zusammenhang haben. Und wenn man nur die Erscheinungen dieses Kreises in jenen großen Zusammenhang bringen und anwenden will, so ist dieß unpassend. (298) Man sagt, was das Wasser in unserer Küche, in der Retorte zeigt, muß es auch als freies Element sein.

Von den Elementen will man zwar auf allgemeine Weise Bestimmungen geben. Was sind sie ? Was thun sie ? Dieß sollen Erscheinungen sein, sinnliche Weisen der Existenz, nicht Gedankenbestimmungen. Dazu gehört aber immer zweierlei, immer noch ein anderer Gegenstand, die Äußerung ist dann nur Resultat dieser beiden, dieses Gegenstandes den man in Verbindung mit dem Elemente bringt und dieses. Dieser Gegenstand ist aber ein partikularer, die Wirkung hängt daher nicht nur von dem Einen ab, sondern auch wesentlich von der partikularen Natur des Anderen. Eine solche Erscheinung läßt sich daher nicht für eine allgemeine Erscheinung ausgeben. Was thut die Wärme ? Sie expandirt einmal, das andere Mal aber contrahirt sie : Allgemeine Erscheinungen (**299**) ohne Ausnahme lassen sich nicht finden. Man geht nur aus von solchen Erscheinungen die die Elemente zeigen, nicht wenn sie mit Elementen zusammen kommen, sondern mit individueller Materie. So werden in der Phisik häufig Erscheinungen zum Grunde gelegt die im bedingten Prozeß sich zeigen und werden für das Allgemeine ausgegeben und die Erscheinungen des großen, freien Prozesses in dem allgemeinen Zusammenhang der Elemente werden den[n]och erklärt, nach Erscheinungen die einer ganz anderen Sphäre angehören. Es ist dieß ebenso unpassend als wenn man das Leben mechanisch oder chemisch erklären und aufzeigen wollte.

Die Elemente sind noch nicht individuell, können noch nicht aushalten, sich erhalten im Verhältniß zum Anderen. Die abstrakte Identität hält der Verstand fest. Sie sind noch nicht individuell und sind deshalb der Umänderung in einander fähig, die nicht oberflächlich, (**300**) sondern reale Verwandlung in einander ist, dieß ist der endlichen Phisik schlechthin entgegen, diese sucht durchaus abstraktes Erhalten, Verstandes Identität.

Im phisikalischen Prozeß sind Wasser, Luft und Feuer im Konflickt. Wasser ist so zu sagen die Materie dieses Prozesses, das Materielle, Neutrale, Passive, das der Bestim[m]ung Fähige, die Luft ist die thätige Idealität, das Reduziren, Aufheben des Bestimmten, das Verwandeltwerden, näher die Idealität die zur Erscheinung kommt, das Verzehren.

Das einfache Verhältniß ist, daß das Wasser in Luft verwandelt wird, das Wasser verschwindet und statt seiner ist nun Luft oder umgekehrt die Luft schlägt um aus dem Fürsichsein in das Gegentheil [,] in die Neutralität [,] wird zu Wasser, wird dieß wieder gespannt zum Fürsichsein [,] so entsteht wieder Luft.

Die Beobachtung dieser Verwandlung hat gar keine Schwierigkeit, die Erscheinung zeigt sich (**301**) täglich. Wir sehen Wasser in Luft verdunsten, die Form des Dunstes ganz verschwinden und Regen wieder aus der Luft niederfallen.

Man stellt dieß so vor, als löse sich das Wasser nun in der Luft auf, so daß es nur ganz fein zertheilt, quantitativ aus einander getrieben werde, sich jedoch erhalte und daß dann die Erscheinung der Wolken, des Regens, nur die Näherung, Versammlung der unmerklich kleinen Wassertheilchen sei. Dieß ist eine durchaus sinnliche Vorstellung, ebenso sind die Ausdrücke gebunden, Latentwerden leer. Diese Vorstellung von Auflösung hat Lichtenberg[24] am tüchtigsten widerlegt indem er in einer besonderen Abhandlung einer gekrönten Preisschrift die Krone genommen hat.

Wasser wird durch Wärme zu Dunst, Dampf gesteigert, so hat sich sein ganzer Zustand geändert, man glaubt aber es sei nur unendlich fein zertheilt. *De Luc*[25] und Lichtenberg haben hingegen gekämpft.

Es spricht gegen diese Vorstellung, die Erscheinung daß die Luft ganz trocken sein kann im (302) Moment wo Regen entsteht, so daß der Hÿgrometer gar keine Feuchtigkeit anzeigt. Der Regen kommt so zu sagen aus trockener Luft, gerade im Sommer wo die Verdunstung am stärksten ist, die Luft daher am feuchtesten sein sollte ist sie am trockensten. Wo das Wasser bleibt ist bei dieser Vorstellung nicht nachzuweisen. Man könnte glauben die Wasserdämpfe steigen wegen ihrer Elastizität höher, da es indessen in höheren Regionen kälter ist, so würden sie sehr bald comprimirt und wieder zu Wasser werden.

Man sagt ferner das Wasser werde chemisch zerlegt in Sauerstoffgas und Wasserstoffgas, und als Gas habe es nun keine Fähigkeit mehr, wahrgenommen zu werden. Hingegen ist zu bemerken, daß man nicht sagen kann, daß es daraus besteht, mit Recht kann man nur sagen daß es verschiedene Formen sind in die das Wasser gesetzt wird, indem man es sich nicht aus Theilen zusammengesetzt denken kann.

Ritter[26] hat dieß durch einen Versuch unumstößlich bewiesen. Er nahm eine gebogene (303) Glasröhre die er mit Wasser füllte, dieß theilte er durch Quecksilber und indem er es durch einen Metalldraht wieder verband und galvanisirte, verwandelte sich der eine Theil des Wassers in Sauerstoffgas und der andere in Wasserstoffgas. Ist keine solche Sperrung vorhanden, so sagt man bei dieser Erscheinung das Sauerstoffgas marschirt herüber und das Wasserstoffgas hinüber, so daß jeder Schenkel der Röhre nur eins zeigt.

Man sagt diese sogenannten Bestandtheile des Wassers gehen in die atmosphärische Luft. Dagegen ist zu bemerken daß die Luft fast überall ganz gleichviel Sauerstoff enthält. *Humboldt*[a][27] hat Luft von hohen Bergen und sogenannte verdorbene Luft aus einem Tanzsaale, beide chemisch zersetzt und gefunden daß beide dieselbe Quantität von Oxigen enthalten. Besonders müßte aber im Sommer sich mehr Sauerstoffgas in der Luft finden, was jedoch nicht der Fall ist. – Wasserstoffgas findet sich nun nir(304)gend.

In der Vorstellung von Auflösen, verwickelt man sich so immer in Widersprüche gegen die unmittelbare Beobachtung und die ganze Vorstellung gründet sich nur auf Erfahrungen und Beobachtungen die in einer anderen Sphäre gemacht sind, da sich doch der meteorologische Prozeß in einer freien Sphäre zuträgt.

Der *General Allix*[b][28] läßt die Sonne durch Wasserstoffgas ernährt werden, es ist dieß zwar eine leere Vorstellung, indessen doch noch Verstand darin.

Gebunden und Latentwerden ist auch so ein Ausdruck der häufig gebraucht wird. Latentwerden heißt blos, daß das Wasser nicht mehr bemerkt werde, aber doch noch existire, was sich aber nicht bermerklich macht ist nicht, existirt nicht in diesem Felde. Das Existiren ist das Dasein für Anderes, sich bemerklich machen gegen die eigenthümlichen Reagentien Stoffe ; gegen die dieß

---

a Ms. : Humbold   b Ms. : *Alix*

seine Natur ist. (**305**) Latentwerden ist eine der hohlsten Formen. Um nur nicht zu sagen, es ist nicht mehr, erhält man es auf diese Weise. Dieß Vorhandensein behauptet man ohne Erfahrung blos durch Schlüsse.

> §. 231 « Der Prozeß der Erde wird durch ihr allgemeines Selbst, die Thätigkeit des Lichts, ihr ursprüngliches Verhältniß zur Sonne, fortdauernd angefacht. Das eine Moment dieses Prozesses ist die Diremtion ihrer substantiellen Identität, die Spannung in die Momente des selbstständigen Gegensatzes, in die Starrheit und die selbstlose Neutralität, wodurch die Erde der Auflösung zugeht, einerseits zum Kristall, einem Monde, andererseits zu einem Wasserkörper, einem Kometen, zu werden und die Momente ihren Zusammenhang mit ihren selbstständigen Wurzeln zu realisiren suchen. »

Das Licht ist das allgemeine Princip der Idealität, zunächst haben wir es im Gegen(**306**)satz gegen das Finstere gesehen, hier im Phisikalischen ist es näher nicht blos das ideelle Setzen des Einen für das Andere, sondern das der realen Idealität. Das Licht der Sonne ist nur im bestimmten Zusammenhang, ist nicht blos Licht als Licht. Hierher gehört die Stellung der Erde zur Sonne in ihrer Bahn, als Moment des Sonnensystems. Hiervon hängt die Bestimmung der Jahreszeiten, der Klimaten ab, der Berge, der Flüße pp. Dieß gehört alles in das reale, thätige Verhältniß des Lichts zur Erde.

Die nähere Weise wie diese Wirkung erscheint ist erstens als Veränderung des Zustandes, die andere Weise ist die qualitative im Prozeß.

Die erste Seite ist vornehmlich der Unterschied von Wärme und Kälte pp, von Sommer und Winter nur nach dieser Seite genommen. Was indessen diese Veränderung des Zustandes anbetrifft, so ist sie nicht blos quantitativ, sondern zeigt (**307**) sich auch als eigentliche Bestimmtheit.

Davon daß die Achse der Erde auf ihrer Bahn immer denselben Winkel macht hängt die Verschiedenheit der Jahreszeiten ab, der Fortgang von einer zur anderen ist so zunächst nur ein quantitativer Unterschied, daß die Sonne täglich scheinbar höher steigt und wenn sie den höchsten Punkt erreicht hat, sich bis zum niedrigsten wieder senkt. Hinge nun die größte Wärme und die größte Kälte blos von diesem quantitativen Unterschied und von der Bestrahlung ab, so müßte sie in die Monate *Juni* und *December* zur Zeit der *Solstitien* fallen. Die Veränderung des Zustandes wird jedoch qualitativ und so fällt die größte Kälte zwischen den 15ten *Jan[uar]* und 15ten *Febr[uar]*, und die größte Wärme in den *Juli*. Dieß ist nicht nur bei uns, sondern überall, selbst bis zu den Polen wie Kapitain *Parry*[a]29 versichert [,] der Fall. Im Anfang *November* tritt eine Kälte [ein] (**308**) die sich wieder mildert und so ist auch im Sommer eine gewisse Veränderung der Temperatur.

---

a Ms. : Parrÿ

So tritt also auch bei der Veränderung des Zustandes eine Innerlichkeit ein. Siedendes Wasser läßt sich auf einer gewißen Höhe nicht mehr heißer machen, eben so nicht kälter.

Die Hauptveränderung des Prozesses[a] ist jedoch wesentlich qualitativ, und hat eine doppelte Seite, zu vergleichen mit dem Anstreben zum kometarischen und lunarischen Moment, mit dem Elementen, wie wir sie als selbstständig gesehen haben.

§. 232 « Das andere Moment ist daß das Fürsichsein, welchem die Momente der Entgegensetzung zugehen, sich als die auf die Spitze getriebene Negativität aufhebt ; – die sich entzündende Verzehrung des versuchten unterschiedenen Bestehens der Momente, wodurch ihre substantielle Identität sich herstellt, (309) und die Erde sich als fruchtbar Individualität geworden ist.»

Hier ist zunächst das[b] lunarische Moment, das Neutrale in die erste Bestimmung des Gegensatzes [,] die[c] Starrheit zu setzen, zu nehmen. Daß die Erde als lunarisch wasserlos sei, Kristall. Es ist dieß die Trockniß der Erde, und damit ist verbunden das Verschwinden des Neutralen, so daß die Atmosphäre wolkenlos wird. Diese Bestimmung ist nicht dieß, daß das Wasser verschwindet und als Dunst bleibt, sondern wahres Verschwinden des Wassers. Diese Bestimmung ist nicht privativ, sondern es ist die Spannung in sich selbst gegen sich, Starrheit die zum Fürsichsein zur Spannung in sich wird, die ein Drängen, Treiben zu verzehren ist. Wärme und Kälte sind da nur Anhängsel die dem Zustande angehören nicht der Bestimmung des Prozesses. Mit der Spannung ist verknüpft die größere Dichtigkeit, specifische Schwere der Luft, der Barometerstand (310) der ein Zeichen des größeren Drucks der Luft ist, nicht ein Zeichen ihrer Vermehrung, es ist die höhere Intensität, die Spannung in sich, welche auf den Barometer wirkt. Die Luft, welche mit Dünsten angefüllt ist, hat eine geringere specifische Schwere, als wenn sie ganz trocken ist.

Dieß ist das eine Moment der Diremtion, das andere ist das Verzehren des abstrakten Fürsichseins, das Herabsinken zur Neutralität zur widerstandslosen Gleichgültigkeit.

Das[d] was wir als selbstständige Himmelskörper betrachtet haben, sind am Proceß nur Momente und so tritt nun hier die kometarische Form hervor, das Zerreißen dieser Spannung. Die vollständige Erscheinung ist das Gewitter mit Blitzen und diese Reduktion hat die doppelte Form, erstens die in sich selbst entzündete Luft, dieß Selbstverzehren, zweitens kann sie auch an der Erde aufgezeigt werden, sie zeigt die Materie in der sich verzehrenden Spannung, dieß sind die Wolken. Sie sind nicht blos mechanisch (311) zu fassen, als Erdbrände, brennende Kohlenflötze. Atmosphärische Gewitter und Erdbeben [,] Eruptionen der Wolken haben die nächste Verwandschaft. Daß sie von eingeschlossenem

---

a Ms. : Proßes   b Ms. : der   c Ms. : die die   d Am Rande : Anmerkung zum §. 232.

Gase pp entstehen ist zum Theil Erdichtung und steht in Widerspruch mit dem Vorhandenen. Das Erdbeben ist das Gewitter der Erde. Thiere und Barometer zeigen es mehrere Tage lang vorher an, die Thiere fühlen es wie wir die Gewitterschwüle.

Das Gewitter ist nach den Klimaten verschieden ; in *Chili* ist täglich Nachmittags um 3 Uhr die Erscheinung des Gewitters. Berge, Ströme pp wirken darauf ein. Ueberhaupt aber sind in den tropischen Ländern die Erscheinungen der Witterung konstanter wie bei uns, z.b. die Winde, die tropischen Regen pp der Barometerstand ist viel gleichförmiger, in Indien verändert er sich nie. Bei uns wird der Proceß des Gewitters oft unterbrochen oder nur begonnen, Wolken, Regen pp (**312**) sind Momente der Gewitterbildung.

Im hohen Norden und Süden sind nie Gewitter, wie Parry und andere angeben, dafür fortwährend Nordlichter, auch diese sind ein unvollständiges Moment des Prozesses, trockenes Leuchten.

Wärme und Kälte damit verknüpft, wirken sekundär und bilden Hagel pp. Dieß sind jedoch nur einzelne Erscheinungen.

Goethe[30] hat zuerst über die Gestalt der Wolken gedacht und sie in drei Seiten unterschieden. 1. Fein gekräuselte Wolken wollen sich entweder[a] eben auflösen oder bilden sich eben. 2. Die runde Form in sich geschlossen, 3. die breite Regenwolke.

Atmosphärilien ist so auch dieß Ueberschlagen des Wassers zum lunarischen Körper, in welchem der Prozeß bis zum Beginn eines irrdischen Steines fortgeht. Die Sternschnuppen sind ebensolche Uebergänge, die nur nicht so weit fortgegangen. (**313**)

Die Quellenbildung wird gewöhnlich ganz mechanisch genommen, so daß die Berge Sammler, Reservoirs für das Wasser seien. Indessen ist sie nicht blos so mechanisch zu fassen, sie kann mit dem verglichen werden, daß die Atmosphäre zur Wolke zum Regen übergeht, so daß das Kristall der Erde sich reduzirt zu dem Neutralen [,] dem Wasser.

§. 233 « Der Begriff der Materie, die Schwere, legt in der elementarischen Natur seine Momente aus, zunächst in Gestalt selbstständiger Realitäten. Die Erde zunächst der abstrakte Grund der Individualität, setzt sich in ihrem Prozeße als negative Einheit der außer einandergehenden abstrakten Elemente und hiermit als reellen Grund und Wirklichkeit der Individualisirung, in welcher nun die Elemente als in konkretem Einheitspunkte zusammengeeint sich darstellen.» (**314**)

Die Schwere ist noch keine Qualität, erst hier fängt das Qualitative an und somit das Physikalische. Wir haben die Himmelskörper als Qualitäten genannt und so die Erde das individuelle Subjekt des Prozesses. Individualität ist jedoch hier noch leerer Name, jetzt erst wird sie wahre Individualität, diese ist fürsichseiendes

---

a Ms. : etweder

Fürsichsein, das nur als Negation, Reflecktirtes, Rückkehr in sich besteht, nicht als Unmittelbares. In ihm werden die Unterschiede der Elemente reduzirt zur Einheit, Spannung zur fürsichseienden Neutralität.

Die Erde ist erst reale Individualität, individuelle Thätigkeit die gethan hat, gewirkt, phisische Thätigkeit, Individualität in der die Unterschiede [,] phisikalische Bestimmungen [,] Elemente selbst sind, verwandelt werden sie weil sie noch nicht individuell sind, sondern nur phisikalische Bestimmtheiten. Damit ist nun die Erde als Individuum gesetzt und diese Bestimmung ist es die wir (315) nun zu betrachten haben.

[ZWEITER BAND]

Ms. Germ. 4°. 543.

Philosophie der Natur

vorgetragen

vom Professor *Hegel* im Winterhalbenjahre 1823/24

IIter Theil

nachgeschrieben von
v. Griesheim

(1) **II. Die zweite Sphäre** ist die der besonderen Individualität.

Unser Gegenstand ist nun die phisikalische Individualität, das Insichsein nach subjektiver Weise. Bei der Schwere ist das Centrum nur der gesuchte Einheitspunkt ; für die noch durch Raum und Zeit, Entfernung, Unterschiedenen, deswegen ist das Centrum noch abstrakt, nur gesucht. Hier handelt es sich aber um den realen, phisikalischen Einheitspunkt.

Die Individualität ist aber erst geworden, ist selbst nur erste Individualität, darum erst bedingte noch nicht realisirte Individualität, noch nicht Individualität als Totalität. Es ist erst hier Individualität welche herkommt aus der Reduktion des nicht Individuellen darum ist sie nur als different gegen anderes, noch nicht selbst erfüllt, sie hat ihre Bestimmungen noch nicht ausgefüllt. Die totale Individualität hat die Momente (2) die wir als Elemente gesehen haben, selbst gesetzt und dieß ist dann das Dritte, die Gestalt, dieß Zweite ist erst das Werden der Gestalt. Das Bestimmen derselben ist daher erst ein Setzen einzelner Bestimmungen, sind diese alle gesetzt, so ist erst die Individualität als Totalität. Dieß Zweite ist so die abstrakte, bedingte Totalität, es ist die Seite des Differenten, die äußerlichste, endlichste Seite, deshalb hat dieser Theil nicht das Interesse als diejenige Seite, wo man es mit der Totalität zu thun hat.

Von der Totalität ist ihr Werden zu betrachten, wir haben zunächst die unvollkommene Individualität. Die Erde ist befruchtet, ist kräftig, was ist nun das, was durch sie bestimmt wird. Die Individualität hat noch nicht ihre Bestimmungen an ihr selbst gesetzt, es ist dieß ein Anderes. Wir haben Individualität, Insichsein überhaupt, das (3) Bestimmen hat nun die Bedeutung das Außereinander aufzuheben, es näher zu bestimmen, es zum Insichsein zu bringen.

Das Außereinander ist zuerst zu betrachten. Die Individualität ist abstraktes Insichsein, es hat die Form noch nicht an sich selbst, dieß Außersichsein gehört zur Schwere, in ihr ist die Materie wesentlich außereinander, sucht den Einheitspunkt, dieß Suchen thut dem Außereinander keinen Eintrag, die Materie ist repellirt, unterschiedslos, nur im Raum ist der Unterschied. Auf diskrete Weise ist es der Unterschied einer Menge von Theile[n], dieß ist jedoch nur relativ, da es willkürlich ist, was man als Theil annim[m]t. Die erste Weise des eigenthümlichen anderen Zusammenhangs, als die der Schwere, ist die specifische Schwere. Zuerst hatten wir nur schwere Materie deren Maas der Raum war, jetzt kommt Innerlichkeit, Idealität in diese Materie, sie geht in die Zeit über. Die freie Zeit, für (4) sich existirende, phisikalische Zeit ist der Klang. Die specifische Schwere und der Klang sind die beiden Extreme, das Mittel ist die Cohäsion.

1. Specifische Schwere. Die Schwere ist ein Außereinander, eine Richtung auf einen Mittelpunkt. Der Unterschied der Materie in sofern sie nur schwer ist, ist die größere oder kleinere Entfernung, sie ist gegen einander unterschieden durch die Masse und dieß äußert sich durch den Druck, das Gewicht indem der Druck äußerlich verglichen wird. Hier ist der Raum das Maas, wir haben noch keinen anderen Unterschied, oder wenn man zählen will die Menge der Theile, deren Maas wieder ist, daß sie einen so großen Raum erfüllen. Dieß ist bisher für die Materie genug gewesen. Jetzt aber in der Individualität, tritt ein verschiedenes Maas ein, und dieß specificirt die Materie, die verschiedene Dichtigkeit, verschiedene (5) specifische Schwere, ein verschiedenes Verhältniß von Gewicht zu Raume. Als abstrakte Materie hat gleicher Raum ein gleiches Gewicht, aber als specificirte Materie können sie verschiedenes haben. Ein Kubikzoll Gold ist 19 Mal schwerer, als ebenso viel Wasser oder 1&[a] Gold hat 19 Mal weniger Volumen, als 1& Wasser.

Bei der specifischen Schwere gilt die Schwere als solche nicht mehr, sondern es tritt eine andere Determination ein. Nach der Schwere als solcher ist die Materie einander gleich, und nur als Masse verschieden, jetzt wird bei der specifischen Schwere der Unterschied qualitativ, Insichsein. Die specifische Schwere ist etwas anderes als nur die Richtung nach dem Mittelpunkt der Erde, durch sie thut sich eine andere Determination kund, als die nur Materie zu sein.

Die specifische Dichtigkeit ist die einfache Grundbestimmung der Individualität, (6) des Insichseins, der abstrakte Erweis des Insichseins gegen [den] des Außersichseins, eine Centralität der Körper in sich selbst, verschieden von der des Raums, der Schwere überhaupt.

Diese specifische Schwere kommt der Erde, als Individuum überhaupt auch zu, sie zeigt sich eben da durch als Individuum. Die Individualität ist der Prozeß den wir gesehen haben, auseinander gelegt als besondere Existenz. Im meteorologischen Prozeß kommt die specifische Schwere als Barometerstand zum Vorschein.

Goethe[31] spricht im ersten Heft seiner *Morphologie* davon, und giebt mit Selbstgefälligkeit Ansichten über den Barometerstand. Die Hauptsache ist eine Tafel des Vergleichs des Barometerstandes vom Monat *December 1820* zu Weimar, Jena, Wien, Täplitz, London und Boston. Das Resultat ist, daß der Barometerstand sich in gleichem Verhältniß, auf der nördlichen (7) Erdhälfte ändert, gleichförmig ist und daß er auch in gleichen Höhen über der Meeresfläche einen gleichen Gang hat. Daß er so nicht abhängt von der Stellung der Sonne, daß er nicht kosmisch, nicht atmosphärisch, sondern rein tellurisch ist und daß die Erde nur ihre Anziehungskraft gegen die Atmosphäre ändert.

In der specifischen Schwere zeigt sich die[b] Individualität als solche bestimmend. Man stellt sich vor, Gold habe ebensoviel Theile als Wasser nur in einem engeren Raum, daß der größere Raum in so fern er angefüllt ist Poren enthalte, die man sich dann leer oder mit Luft gefüllt denkt. Dieß sind jedoch leere

---

a I.e. : Pfund   b Ms. : in

Vorstellungen, Erdichtung für die sich kein Grund in den Erscheinungen und Beobachtungen findet.

2. Kohäsion. Die specifische Schwere ist die ganz einfache Bestimmtheit, specifische Schwere hat jeder Körper, es ist das Ver(**8**)hältniß des Gewichts zum Raum. Kohäsion ist ebenso eine Bestimmtheit gegen die Schwere, die sich von dem unterscheidet, was durch die Schwere gesetzt ist, sie realisirt sich auf Mannigfaltigkeit, Vielheit materieller Theile und setzt einen anderen Zusammenhang der Theile als den durch die Schwere.

Kohäsion ist ein specifischer Zusammenhang, die Schwere ist gleichfalls ein Zusammenhang, das Centrum der Schwere ist dadurch gesetzt, aber es ist ein äußerer, es ist eine andere Einheit.

Kohäsion ist nur ein Wort, was in mehreren Naturphilosophien in sehr unbestimmtem[a] Sinne gebraucht wird.

§. 241 « Die gemeine Kohäsion betrifft blos das einzelne Moment der quantitativen Stärke des Zusammenhangs der Theile eines Körpers. Die concrete Kohäsion ist im[m]anente Form und Bestimmtheit dieses Zusammenhangs, und begreift die (**9**) äußerlichen Kristallisationen und die Bruchgestalten oder Kerngestalten, die innerliche sich durch und durch gehend zeigende Kristallisation. »

Hier haben wir die Kohäsion als eigenthümliche Weise des Zusammenhangs, er ist ein anderer als der durch die Schwere, er betrifft das Insichsein der vielen materiellen Theile, setzt sie erst in Verbindung. Die specifische Schwere ist Vielheit ohne Zusammenhang, denn jeder Theil kann für sich genommen werden.

Die Kohäsion hat verschiedene Formen.

1. Die unbestimmte Kohäsion, eigentlich Kohäsionslosigkeit, Adhäsion.
2. Kohäsion.
3. Elastizität.

a. Erste Form ; sie ist die <u>allgemeine Kohäsion</u> d.h. passive Kohäsion, d.h. Nichtzusammenhalten, Kohäsion die nicht Kohäsion ist, Adhäsion. Sie ist nicht Kohäsion in sich (**10**) sondern eine Kohäsion als kohärirend mit Anderem, wie das unbestimmte Licht, das nur am Anderen scheint und mit diesem mehr Zusammenhang hat als mit sich selbst. So das Wasser, das Passive Neutrale, es adhärirt sich, macht naß. Auch Körper adhäriren sich in so fern sie glatt sind und sich berühren. In so fern sie Unterschiedenheiten an ihrer Oberfläche haben sind sie rauh, wenn sie sie nicht haben, glatt, so haben sie also keine Unterschiede

a Ms. : unbestimmten

gegen das Andere das auch glatt ist, und adhäriren sich aneinander, z.B. Glasflächen, und um so mehr noch, als man durch dazwischen gegossenes Wasser alle Unterschiede der Oberfläche vertilgt. Die Adhäsion der Körper ist verschieden.

b. Das zweite ist die eigentliche Kohäsion, ein sich selbst bestimmendes Insichsein, unbestimmtes Insichsein ist keins, ist Passivität. Diese Kohäsion ist gedoppelt, erstens blos (11) quantitativ was man Kohärenz nennt, ist die Stärke, Festigkeit des Zusammenhalts, die zweite Seite ist die qualitative Kohäsion, im eigentlichen, näheren Sinne Kohäsion. Es ist Zusammenhalt der homogenen Masse. Die Materie als schwere Materie hängt nur eben als schwer zusammen, Kohäsion aber ist Zusammenhalt als im[m]anente Form der Materie, durch Einheit in ihr selbst. Es ist ein anderes Zusammenhalten als durch die Schwere und ist gegen die Schwere. Die Materie erhält auf diese Weise in sich Richtung nach vielen Seiten die ihr eigenthümlich ist und verschieden von der der Schwere.

Diese Kohäsion obgleich Individualität ist immer noch bedingte und kommt nur zum Vorschein beim Einwirken anderer Körper, es ist noch nicht freie Gestalt, erst die Totalität ist diese Gestalt, und dieß hier sind nur Formen, Momente in der Totalität.

Selbstständige Gestalt ist da, aber da die (12) Bestimmung der Kohäsion nur erst einzelnes Moment der Form ist, so ist sie nur abstrakte Kohäsion, die sich als Widerstand äußert. Wahre Kohäsion ist die Weise des Widerstandes die specificirt bestimmt ist.

Die näheren Formen sind folgende.

Der Körper zeigt sich indem er sich nicht als Ganzes erhalten will, sondern in der Form der Punktualität, dieß sind die spröden Körper. Sie lassen sich nicht die Form der Linie und Fläche geben, erhalten sich aber in der des Punkts, lassen sich nicht hämmern, z.B. Glas. Die zweite Form ist die der Linie, in der die Körper fähig sind sich beim Einwirken von außen zu erhalten[a], dieß ist die Form der zähen Körper. Die dritte ist die in der die Körper sich auch in der Richtung der Fläche erhalten können, sie sind dann dehnbar, streckbar, z.B. Metalle. Dieß sind die drei Formen der aktiven Kohäsion. Der Magnetismus gehört nicht hierher. (13) *Schelling* hat denselben mit Unrecht mit der Kohäsion zusammengefaßt[32]. Magnetismus ist eine andere Weise der Kohäsion, als die auf dieser Stufe, er gehört zur Gestalt, ist total in sich. Der Magnetismus gehört zur vollständigen, freien Individualität, die Kohäsion aber nur zum Werden der Individualität, zur Bestimmung der nöthigen Form der Momente gegen die Schwere.

---

a Ms. : erhälten

c. Die Elastizität, nämlich Kohäsion die sich in der Bewegung darstellt. Elastizität haben wir schon bei der Materie überhaupt gehabt, hier nehmen Körper, indem sie sich drücken, den Raum des Anderen ein, vernichten ihre Räumlichkeit und stellen sie wieder her. Jetzt aber ist die Elastizität konkreter, ist den Körpern im[m]anent, ist innere Elastizität, während jene äußere ist. Der kohärente Körper, der die specifische Einheit in sich hat, wird gedrückt von einem anderen, seine Materialität wird Örtlichkeit und wird lädirt[a], aber die Kohä(14)sion ist im[m]anente Form sie erhält ihn und durch sie bestimmt die Materie ihren Ort.

Es ist dabei Aufheben, Negation des Außersichseins, aber zugleich auch Negation dieser Negation. Dieß Aufheben ist nicht abstrakte, sondern qualitativ, specifizirte Elastizität, der Körper stellt sich nicht als Masse wieder her, sondern jedes Partikelchen gerirt sich als Mittelpunkt und erhält seinen Ort gegen das andere Partikelchen, indem es sich wieder herstellt, so ist die Elastizität im[m]anent, nach innen thätig, wirksam. Die Materie hängt so in der Form zusammen, der Eindruck theilt sich dem ganzen Innerlichen durch und durch mit, sie wird so zu sagen flüssig. In dieser Formbestimmung ist jedes Partikelchen ein Mittelpunkt, ist in der Form bestimmt und erhält sich.

In der abstrakten Elastizität stellt sich der Körper als Masse wieder her, ist dieß geschehen, so ist es erfüllt, bei dieser Elastizi(15)tät aber dauert die Bewegung fort, da sie in dem Körper ist, er oscillirt, schwingt fort wenn der äußere Anstoß auch aufgehoben ist. Dieß ist die innere qualitative Elastizität und die Kohäsion als Totalität, die Flüssigkeit der Körper in sich, gleichheit in sich.

Die Erscheinung hiervon, das Dasein der Elastizität sieht anders aus, als die Bestimmung die wir gehabt haben, es ist der Klang, der Ton.

3. Der Klang. Klang können wir die materialisirte Zeit nennen, es ist die specifizirte Innerlichkeit, wodurch der Zusammenhang der Schwere, das Suchen des Mittelpunkts aufgehoben ist. Dieß determinirt, erscheinend als Bewegung ist die Zeit, die Negation dieses Außereinander, das Verhalten nach dem Mittelpunkt. Diese Zeit ist, kann man sagen, materiell. Es ist die Negation als Negation des Materiellen, ist reale Negation, welche der Form angehört, (16) ist Thätigkeit der Form, des Inneren ; sie kommt als Zeit zum Dasein, aber darin daß sie als Negation des Materiellen sich äußert.

In dem Klange geht etwas anderes an als die Schwere, aber selbst in der Sphäre der Schwere thut sich ein Farbenhaftes hervor, die Freiheit der schweren Materie, von dieser Schwere. In dem Klange tritt dieß als Seele, specifizirte Idealität hervor, Klang ist so das Selbst der Individualität, zu dieser gehört Schwere und Form, beides ist im Klange.

---

a Ms. : ladirt

Blos Flüssiges ist nicht klingend, da es einen Eindruck zwar mittheilt, ihm aber alle Form fehlt und es Mangel innerer Determination hat. Der Klang setzt aber diese innere Determination voraus.

Der Klang kann auf zwei Weisen hervorgebracht werden, durch Reibung und durch eigentliches Schwingen, Elastizität des Insichseins. Bei der Reibung ist (**17**) dieß auch vorhanden, daß eine Mannigfaltigkeit in eins gesetzt wird, die äußeren Partikelchen werden momentan in Berührung gebracht, es ist ein oberflächliches Aufheben des Orts und augenblickliches Wiederherstellen. Diese Elastizität thut sich durch den Ton kund. Das andere Tönen ist die innere gegenseitige Negation und das Wiederherstellen von derselben, als manifestirt.

Der Klang gehört in das Reich des Mechanischen. Es ist die Form des Mechanischen welche es mit der Materie als schwer zu thun hat und zeigt sich inderselben als frei.

Zum reinen Klang gehört Gleichheit der Materie in sich, besonders haben dieß die Metalle und Glas. Der unreine Klang ist ein Geräusch, wir hören ungleichförmige Reibung darin.

Mit dem Klange ist zugleich das reale Aufheben der Materie verbunden, durch die Wärme.

Das specifische Insichsein, verschieden von der (**18**) Schwere erhält sich und thut sich kund im Klang. Es ist hier noch zu bemerken, daß dieß Insichsein das Ideelle ist, was sich hier kund giebt. Es ist ein äußerer Stoß der sich in der Materie fortsetzt, das Ideelle, die Kohäsion erhält sich und beweist seine Erhaltung gegen dieß Mechanische im Klang. Es ist hier ideelles Insichsein das sich als etwas Phisisches darstellt, und sich zur Erscheinung bringt auf phisische Weise. Dem was sich hier zeigt liegt nichts materielles zum Grunde. Behufs der Erklärung nim[m]t der Verstand jedoch ein Objectives eine specifische Schallmaterie an, es ist dieß eine Erdichtung die der bloße Verstand braucht sich eine Existenz zu erklären, dieß Existiren ist aber hier ideell. Ein Aehnliches finden wir bei der Bewegung, wo die bloße Geschwindigkeit beim Fall so wirkt, daß sie quantitativ wirksam erscheint, das Ideelle, Raum und Zeit vertreten hier die Stelle dessen was im gewöhnlichen[a] Sinn Materie genannt wird. Uns kann eine solche Erscheinung die auf die Thätigkeit des (**19**) Insichseins gegründet ist und als phisisch zur Existenz kommt nicht wundern.

In dieser Rücksicht will ich hier einige specielle Bestimmungen hinzufügen.

1.   Die Klänge, Schälle, Töne, können Harmonie haben, oder sind disharmonisch. Die Harmonie gründet sich auf Zahlenbestimmungen. Es sind Schwingungen, Erzitterungen der Materie in sich, durch Vernichten und Erhalten hervorgebracht, sie sind bestimmt bei Saiteninstrumenten durch die Länge, Dicke

---

a Ms. : gewohnlichen

und Spannung der Saiten, bei Blasinstrumenten durch die Luftsäule die ins Schwingen gebracht wird, diese wird verkürzt oder verlängert durch die Offnungen anderer Schwingungskanten entstehen, die Luft ist nicht allein tonleitend, sondern auch die meisten anderen Körper. Man hat Versuche an weiter langen Röhren gemacht und hörte dann zwei Schläge, wenn am entgegengesetzten Ende einen gethan wurde. Der erste war durch die Mittheilung des Materials der Röre und der zweite erst durch die Luftsäule. Das Harmonische in den Tönen hat ideellen Grund und beruht auf der[a] Leichtigkeit der Zahlenverhältnisse, durch die man die Schwingungen bestimmt (20) welche die Körper machen. Wenn man die übrigen Umstände gleich setzt oder den Ton nach den Schwingungen bestimmt, so liegt das Harmonische in den Zahlen die näheren Verhältnisse zu einander haben, wo also dieß Verhältniß leicht, leicht zu fassen ist.

Wenn in einer gegebenen Zeit der Grundton eine Schwingung macht, so macht die Oktave dann 2, die Terze in derselben Zeit 1¼ Schwingung, die Quinte 1½ Schwingung, die Quinte ist daher die Dominante. Die Quarte hat schon ein schwieriges Verhältniß zum Grundton, während er eine Schwingung macht, macht sie 1¹/₃, das Verhältniß von 1 zu 1¼ und 1½ ist einfacher, als das von 1 zu 1¹/₃. Die Quarte ist deshalb ein frischerer Ton. Das Harmonische wird also durch die Leichtigkeit dieses Verhältnisses hervorgebracht.

2.   Es können Töne mittelbar hervorgebracht werden, durch das Anschlagen, Erwecken anderer.

Eine Saite hat einen gewissen Ton, es ist begreiflich daß sie ihn von sich giebt, wenn man sie anschlägt. Man kann aber verschiedene Töne anschlagen und doch wird nur einer hörbar, oder man (21) hört bei zwei angeschlagenen Tönen einen dritten der nicht angeschlagen ist. Dieß beruht ebenfalls auf diesem[b] Zahlenverhältniß.

Bei einem Orgelregister werden durch das Anschlagen einer Taste 5 Pfeifen eröffnet und ihre Töne hervorgebracht, während man, obgleich jeder eigenthümlich ist, doch nur im Resultat einen hört. Diese 5 Töne sind, c, die Oktave von diesem c, g die Quinte aber nicht in derselben Oktave, sondern in der nächsten, das dritte c und endlich die Terze des c in der noch höheren Oktave ; nun hört man nur den Grundton c. Die Töne müssen jedoch in einer gewissen Höhe genommen werden, da sonst die eigenthümliche Helle der einen oder anderen ihn hervortönen lassen könnte. Das untere c, der Grundton macht hier eine Schwingung, während derselben Zeit macht das zweite c, zwei Schwingungen, der 3te Ton g die Quinte macht 3 Schwingungen, der 4te Ton macht deren 4 und endlich die Terze in der 4ten Oktave deren 5. Alle diese Schwingun-

---

a Ms. : die   b Ms. : dieß

gen fallen mit der einen des Grundtons (22) zusammen. Man hört nur eine, den Grundton c.

Wenn c und g zusammen angeschlagen werden so hört man das eine Oktave tiefere c auch mit. Wenn nämlich der Grundton eine Schwingung macht [,] c, so macht die Quinte g 1½ Schwingung, die zweite Schwingung von g fängt an wenn die erste des Grundtons c noch dauert, das Ende der 2ten Schwingung von c und das der 3ten von g fallen zusammen und noch der 3ten der Quinte, es entsteht so ein abwechselndes Zusammenfallen der Töne nach zwei Schwingungen von c. Das Schwingen von dem Ton[a] wird daher doppelt langsamer oder halb so schnell wie das von c, doppelt langsames Schwingen ist aber das Hervorbringen der nächsten unteren Oktave, welche sich zur nächsten höheren verhält wie 1 zu 2. Auf dem Monochord kann man so Töne hervorbringen die man nicht unmittelbar darauf anschlagen kann.

Der Klang ist das Sichkundgeben des Insichseins, es wird sinnlich, hörbar als Insichsein das im Materiellen her[r]scht, welches selbst materialisirt ist. Indem der Materie Gewalt angethan (23) wird, beharrt es, erhält sich, wird hörbar als materielles Insichsein.

Der Ton ist die Erscheinung des Insichseins, aber das Tönen ist bedingt, der Körper muß angeschlagen werden, es ist noch kein Selbsterwecken der Töne. Wasser rauscht nur, es klingt nicht. Das Tönen ist bedingt denn wir stehen in der Sphäre der bedingten Individualität. Der Ton ist einfache aber abstrakte Seele der Körper. Das Insichsein was so zur Erscheinung sich bringt, ist noch nicht reale Totalität. Die eine Seite ist also das Erhalten, die zweite ist, daß die Materialität durchdrungen von diesem Insichsein zerstörbar ist.

4. Die Wärme. Indem sich die Materie erhält, wird sie zugleich flüssig, wird zerstört, dieß ist dann die Wärme. Hier ist beides Erhalten und Zerstörtwerden so mit einander verbunden. Metall erhitzt sich geschlagen, tönend, bis zum Schmelzen. Diese Erhitzung ist hier aber nur ideales, abstraktes Insichsein, damit zugleich verbunden reales Aufheben der Kohäsion (24) des materialisirten Insichseins.

Indem sich so eine Seite im Klang erhält, hebt sich eine andere Seite auf, die der mechanisch bestimmten Materie ; die freie ideelle Seite giebt sich Dasein im Klang, die Existenz derselben ist aber gebunden an die reale Seite, diese ist der Form des Insichseins noch nicht wahrhaft unterworfen, denn der Standpunkt ist der der bedingten Individualität. Die Materie ist zwar hier bestimmt, aber so zu sagen nur theilweise nur in einzelnen Figurationen, daher ist die Form noch nicht in der Materie, noch nicht wahrhaft real für sich. Diese bedingte Individualität ist es die zugleich zur Existenz kommen, manifestirt werden muß in diesem

---

a Ms. : des Tons

Verhältniß, in dem sich das Insichsein sich erhaltend zeigt, es muß sich also auch als sich nicht erhaltend, bestehend, darthun, dieß ist die Seite der Materialität dieser äußeren Realität. Mit dem Klingen ist daher zugleich das verbunden, daß der reale Zusammenhang der Gewalt weicht, sich (25) in sich auflöst, es ist jedoch kein zerreißen, zerprengen der blos massenhaften, quantitativen Körper.

Der Körper angeschlagen erzittert in sich, es ist dieß eine innere Bewegung der Theile die nicht ausweichen können, diese Bewegung setzt sich fort und jeder Theil erhält sich und dieß ist die specifische Kohäsion. Der Klang ist so die Repulsion des Äußeren. Es bleibt jedoch nicht bei diesem Erhalten, die andere Seite ist die Attraktion, so daß indem der Körper nun erzittert, er der Gewalt wesentlich weicht, denn die Kohäsion ist noch bedingt, auf diese muß die Gewalt Einfluß haben. Die Idealität dieser Kraft ist die eine Seite, die andere Seite ist die Realität derselben, diese giebt der äußeren Gewalt nach, wird überwältigt und dieß erscheint als Wärme.

Die Theile werden verändert, einestheils erzittern sie nur, anderentheils werden sie aber auch aufgehoben, die Körper werden in sich flüssig. Dieß ist die Geburtsstätte der Wärme nach dieser Seite. Die Wärme, Erhitzung (26) ist Aufheben des specifischen Bestehens der Theile gegen einander, dieß geht fort bis zum Schmelzen, endlich bis zur einfachen Idealität dem Auschlagen des Lichts. In anderen Sphären entsteht ander[e]s. Das Licht ist die Idealität, das theoretische Setzen des Einen im Anderen, es wird an der Materie auch real und geht so zur Wärme fort.

Klang und Wärme sind so einerseits mit einander verbunden. In dem realen Auflösen des Bestehens der specifischen Bestimmtheit des Zusammenhangs der Theile, wird der Ton getödtet, die Flüssigkeit klingt nicht. Einerseits ist beides verbunden, andererseits aber auch einander entgegengesetzt.

Dieser Gegensatz geht auch ins Organische über. Unter den Thieren haben nur die Vögel Gesang. Die tropischen Vögel haben schöne bunte Farben, bis zum metallischen Glanz, die nordischen haben diese Farbenpracht nicht dagegen den Gesang der jenen fehlt. Die Hitze ist es die dieß Insichsein das zum Ton kommt nicht in sich erhält, dieß Insichsein wenn es gleichsam schwitzt heraustreibt (27) und zum Glanz der Farben bringt.

Wärmematerie läßt sich nun nach dieser Seite nicht denken. Die Phisiker haben lange gestritten ob es eine solche gäbe oder nicht. Bei der Vorstellung von Wärmematerie liegt die gewöhnliche Verstandes Kathegorie zum Grunde, daß der sinnliche Eindruck, einem sinnlichen Äußerlichen entsprechen muß, dieß nennen sie Materie, ob wägbar oder nicht. Die Schwere ist jedoch eine Grundbedingung der Materie, dieß ist aber aufgegeben und angenommen daß die Wärmematerie ein Abgesondertes, Selbstständiges sei, ein Objektives, Bestehendes, dessen Veränderung nur darin besteht, daß es an einen Ort kommt oder von ihm weicht. So hat man auch Schallmaterie angenommen, denn der Schall wird objektiv empfunden. Der Graf *Rumford*[33] hat besonders Versuche über die Wärmematerie angestellt. Die beim Kanonenbohren entstehenden Späne sind heiß, so daß sie sich dem Glühen nähern, obgleich man in der Nähe in der Temperatur der Luft keine Verminderung oder Veränderung (28) der Wärme bemerken kann. *Rumford* ließ den ganzen Ap[p]arat mit Holz, einem sehr schlechten Wärmeleiter umgeben[a], so daß die in der Nähe supponirte Wärmematerie abgehalten werden müsse, dennoch glühten die Bohrspäne. Wärmematerie erscheint daher als ein Unding.

Die Wärme ist sinnlich und daher quantitativ bestimmbar, was zum Wesen eines Zustandes wird, kann mitgetheilt werden, wie der Klang, Metalle sind besonders der Mittheilung der Wärme fähig, Holz, Glas und Stein sind schlechte Leiter, weil diese Körper eine punktuelle Kohäsion in sich haben, ihre Kohäsion auf die Absonderung der Theile geht. Luft, Wasser sind ebenso schlechte Leiter, aus dem entgegengesetzten Grunde, weil sie kohäsionslos in sich sind, sie klingen deshalb auch nicht, sie sind der Mittheilung des Klanges fähig aber sie klingen nicht in sich.

Wärme ist quantitativ bestimmbar, aber (29) diese quantitative Bestimmtheit macht es nicht aus, daß Wärmematerie voraus gesetzt werden muß.

Wir haben so zunächst die Entstehung der specifischen Kohäsion genommen, eigentlich innerliche Entstehung der Wärme. Sie entsteht aber in diesem mechanischen Felde auf doppelte Weise, erstens durch Erzittern zweitens durch Reibung. Die Reibung hält sich auf der Oberfläche, erschüttert nur die Theile der Oberfläche, nicht die inneren Theile es ist kein Erschüttern durch und durch. Diese Reibung ist nur die gemeine Entstehung der Wärme. Stahl und Stein, das Reiben von Hölzern giebt nach der Wärme sogar Flamme.

Da die Wärme noch bedingt ist, so kann sie auch auf diese äußere Weise durch Reibung hervorgebracht werden. Die Entstehung der Wärme beim Reiben ist nichts anderes, als daß dabei die außereinanderseienden materiellen Punkte, durch die schnelle Be(30)wegung in Bewegung kommen, sie momentan zusammengebracht werden in einen Punkt, und indem dieß geschieht ist es die Negation der Materie, der reellen Punkte, diese reale Negation welche als Wärme und gesteigert als Flamme, als Licht erscheint, als Licht die freie abstrakte Idealität im Triumph über das Außereinander ist.

Der Stein giebt nur Funken, das Holz Flamme, der Unterschied ist nur der daß beim Holze gleich ein Material vorhanden ist was die Flamme ernähren kann.

Dieß ist die Natur der Wärme in diesem Felde.

Specifische[b] Wärmecapacität, dieß ist das Letzte in dieser Sphäre.

Wie der Klang, wie die Kohäsion sich specificirt, so specificirt sich auch die Wärme. Es giebt Körper die für die Wärme ungleiche Qualität haben, sie erwärmen sich in gleicher Temperatur ungleichförmig. In gleicher Temperatur

---

a Ms. : umgeben, umgeben   b Am Rande : Siehe § 244.

wird (**31**) Quecksilber 13 Mal stärker erwärmt als Wasser. Dieß ist die specifische Wärme der Körper.

Hier ist die Mittheilbarkeit der Wärme zu erwähnen, welche in ihren Erscheinungen etwas ganz bekanntes ist. Der Körper welcher warm ist, ist in einem gewissen Zustande für sich, daß er nun auch anderen Körpern diesen mittheilt, und daß andere Körper die Wärme so erhalten, ohne daß sie sich in ihnen erzeugt [,] dieß frappirt.

Die Wärme drückt die Stimmung der realen Negation der Körper aus, in ihr ist der Körper gesetzt als nicht mehr sein eigen, als sich selbst nicht mehr angehörig, hieraus geht hervor daß er sich sogleich in Gemeinschaft mit anderen setzt, oder als Erscheinung sich zeigt. Die Wärme ist diese Erscheinung, jedoch nicht abstrakt, sondern indem die Realität der Materie vorausgesetzt ist, hier hat die Wärme (**32**) die Bestimmung des Erscheinens. Sie ist Sein das zugleich Schein, oder Schein der zugleich noch Sein ist. Sein ist noch der kohärirende Körper, daß er als Schein gesetzt wird ist die Auflösung, Negation der Kohäsion, insofern ist er Nichtsein. Die Wärme ist daher kein Reales, sondern nur die Negation des Realen, aber noch nicht vollführte Negation dieß ist das Feuer. Wärme ist nur Negation die erst Erscheinen ist, sie ist zugleich Sein und Nichtsein. Das Erscheinen ist aber dieß nicht für sich zu sein, sondern abhängig, in Gemeinschaft mit Anderem. Die Wärme ist daher wesentlich mittheilbar, verbreitet sich, ist das Sichgemeinsamsetzen, das Fürsichsein zugleich als Negation gesetzt. Daß nur die anderen Körper fähig sind als erscheinende gesetzt zu werden, dieß können sie ebenso nicht von sich abhalten, denn sie sind an sich, was in der Wärme zum (**33**) Dasein kommt. Dieß Negiren der Kohärenz, dieß Auflösen der Materiatur ist ihre Natur, sie sind dieß an sich, dieß ist die Passivität, was nur an sich ist, ist passiv. Dieß ist wie in der Natur, so auch im Geistigen, wer nur an sich frei, an sich vernünftig ist, ist ein passiver Mensch. Diese Passivität der Körper ist es die zum Dasein kommt, insofern sie nicht selbst thätig sind, nicht Wärme erzeugen sind sie passiv.

In der Wärme zeigt sich zugleich die specifische Kohäsion. Die Frage ist, wie bestimmt sich das, was sich als das Specifische zeigt, welche Form des Insichsein[s] ist es auf der[a] diese Bestimmung beruht. Die Bestimmung des Insichsein[s] welche sich in Beziehung auf Mittheilung der Wärme zeigt, kann nur die des einfachen Insichsein[s] sein. Das was also sich hier als specifisch zeigen kann ist die specifische Schwere. Das Gesetz ist dann auch, daß die specifische Wärme im (**34**) Verhältniß steht mit der specifischen Schwere, und zwar im umgekehrten, so daß je specifisch schwerer die Körper sind, je leichter sie erwärmt werden, in gleicher Temperatur mit specifisch leichteren. Von diesen letzteren sagt man bei ihnen werde der Wärmestoff gebunden, latent, dieß sind nur hypothetische Ausdrücke.

---

a Ms. : die

Die specifische Schwere ist hier das Bestimmende. Die Körper von hoher specifischer Schwere sind die, deren Insichsein sich einfach verhält, bei denen das Specifische noch nicht entwickelt ist, die in sich noch nicht individualisirt sind. Das Entwickelte, Individuelle, Organische verhält sich ganz anders gegen die Wärme. Die specifische Schwere ist noch nicht Kohäsion, viel weniger Individualität ; dieß Insichsein ist daher am bereitwilligsten die Negation des Außereinander in seiner Erscheinung aufzunehmen und an sich existirend (35) zu haben. Das Kohärente, Individualisirte giebt sich die Bestimmung sich viel stärker gegen die Seite dieses bestimmte Außereinander zu verhalten. In dieser Sphäre z.B. beim Metall ist die specifische Schwere und die Wärmecapacität von der höchsten Wirklichkeit, bei den Pflanzen sind beide[a] schon unbedeutende, herabgesetzte Bestimmungen.

Wir sind so zum Aufheben der bedingten äußeren Kohäsion gekommen, zum Auflösen dieses Außereinanderbestehens in der Kohäsion, es ist ein Aufheben derselben selbst, was bleibt ist aber die specifische Schwere. Damit haben wir nun diese Sphäre geschlossen, wir haben die Materie gesehen, das Letzte der Klang ist Freiheit, Ideelles der Form und reale Idealität, durch sie geht die Kohäsion zu Grunde in der Wärme. Diese Seele die sich im Klange kund thut und die (36) Flüssigkeit der Materie, sind die zwei Momente die die reale Bestimmung der Individualität ausmachen. Die Erde ist Individuum, der Prozeß befruchtet sie, macht sie zum Trieb der Individualität, dieser Trieb bringt hervor, dieß Hervorbringen ist so beschaffen, daß es die Materie der Individualität setzt als in Figurationen. Wie im Raum die Figurationen als Punkt, Linie und Fläche erscheinen, so macht dieß Insichsein Punktualen-, Linien- oder Flächenhaften-Zusammenhalt, es sind reale Figurationen in der Materie.

Das Schwierige ist hier zu zeigen wie die Bestimmungen die durch den Begriff gesetzt sind, sich in der Existenz vorfinden, was ihnen in der Natur entspricht. Der Gedanke geht schnell mit wenig Worten fort, die Schwierigkeit ist es in solchen Kapiteln, wo das Ganze noch als Trieb erscheint, wo die Bestimmungen nur abstrakte Seiten sind, als endliche Eigenschaften [,] und was deshalb weniger Interesse gewährt, das Entsprechende in der Natur aufzuzeigen.

(37) **III. Die dritte Sphäre, die der Gestalt**, die der Individualität als Totalität, so daß alle ihre Momente realisirt sind und in ihrer Realisirung Einheit bleibt und als bestimmte Einheit sich zeigt. Zur Gestalt gehört Beides, Einheit der Form mit sich selbst, und der entwickelte Unterschied des Begriffs, sie erweist sich in ihrer Sphäre als unbedingte Einheit dieser Unterschiede. Die Materie wird hier durch den Begriff dahin bestimmt als im[m]anente Form gegen die Schwere, die Materie ist unmittelbar so beschaffen daß sie die Form gewähren läßt. Wir

---

a Ms. : beides

haben nun freie Form und flüssige, durchdringbare Materie für sich, dieß ist die Totalität der Körperlichkeit. Der Uebergang zur Gestalt liegt nun darin, daß diese für sich existirende (38) Form die sich auf sich beziehende Identität ist, das Andere ist die Materie welche auflösbar ist, diese existirt nur als das Allgemeine in sich nicht mehr Widerstrebende und daß so beides diese Identität ist, dieß macht die Einheit derselben aus.

Das Materielle ist so das in sich Unterschiedslose, die Form an sich ist Materie, ist ebenso unterschiedslos, ist Bestehen, die Materie ist selbst die allgemeine Form. Die Identität dieser beiden Seiten ist der abstrakte Begriff der phisischen Körperlichkeit. Materie deren Begriff ihr im[m]anent ist, nicht wie bei der Schwere der Mittelpunkt, nur ein Gesuchtes, sondern Materie die Bestimmtheit in sich hat, dieß ist totales Insichsein durch die Form gesetzt, ist die Gestalt.

Die Form ist das Seelenhafte, sie ist als Totalität frei. Die Specifikationen des Insichseins zeigen sich nur bei äußerem Anstoß, sich erhaltend gegen äußere Gewalt. In der vollendeten Form ist es jedoch, daß (39) sie sich nicht erst auf einen Impuls von außen zeigen, sondern hier in der Form der Totalität zeigt der Körper seine Form an sich ohne Impuls, nicht als Reaktion. Die Körper sind in sich organisirt und auch nach außen geformt, ihre Oberfläche ist nach außen begrenzt, die Körper zeigen ihre specifische Bestimmtheit an sich, im ruhigen Bestehen, ohne Einwirkung von außen. Dieß ist der Begriff der individuellen Körperlichkeit, dieß ist die Gestalt. Das Fernere ist dann, daß es nicht bei diesem Begriff bleibt, er entwickelt sich. Die Gestalt ist der Begriff, die in ruhiger Beziehung auf sich bestehende Totalität, sie ist aber wesentlich Entwickelung der Form, des Begriffs.

Wir sind durch den Begriff auf die Gestalt gekommen, die Gestalt ist an sich hervorgetreten, dieß ist das Eine, das Andere ist aber, daß das was an sich ist, auch gesetzt werde, wir müssen sehen wie die Gestalt sich erzeugt, erzeugt wird. Das Weitere ist dann (40) die Rückkehr zum Anfange und zugleich der Uebergang in eine weitere Sphäre.

Wir haben nun zu betrachten :

1. Die Gestalt als solche, phisikalische Individualität ihrem Begriffe gemäß.
2. Daß der Unterschied der Gestalt sich zeige, sie sich im Unterschiede setze, in qualitativer Individualität gesetzt werde, diesem entsprechen die Elemente, die aber nicht mehr elementarisch, sondern individualisirt sind, specifische Individualität.
3. Die Beziehung der specifisch differenten Individualitäten auf einander, dieß ist dann der Prozeß, der chemische Prozeß wodurch die Gestalt erzeugt wird. Dieser enthält zugleich in seinem Begriff den Uebergang zum Organischen. Wir haben bisher den Prozeß gehabt als Bewegung, als elementarisch, jetzt haben wir den Prozeß der individualisirten Materie. (41)

174

1. Individuelle Körperlichkeit dem Begriff nach.

Die Gestalt überhaupt ist Materie die eine Form in sich hat, diese ist der geheime stille Werkmeister der den Körper bildet. Die Kristalle sind nicht äußerlich gemacht, nicht mechanisch, sondern sind durch die Form, die den Partikelchen eigenthümlich ist, bestimmt, doch gehören sie der Sphäre des Mechanischen an, denn es ist die Form des ruhigen Bestehens. Wenn man sie betrachtet, so sieht man sie durch und durch geformt, dieß stumme Leben setzt den Menschen in Verwunderung, die nächste Vorstellung ist aber daß es Menschenwerk sei. Die Regelmäßigkeit deutet auf zweckmäßige Thätigkeit, diese sind wir gewohnt auf äußere Weise zu nehmen. Hier ist aber diese Regelmäßigkeit der Zweck, das Thätige selbst. Eine chemische Auflösung obgleich vollkommen durchsichtig kann den Keim in sich haben Kristall zu konstruiren. In jedem einzelnen Theil desselben, ist dieselbe Form wirksam (42) die sich auch im Ganzen zeigt. Es treten jedoch hierbei zwei Seiten hervor, die Eine ist die bestimmte Begrenzung der Oberfläche die zweite die innere Determination, dieß ist nun nicht mehr die bloße Determination der Kohäsion sondern eine weitere aller Theile, so klein man sie nehmen mag. Bei den Kristallisationen sind alle Theile durch diese Form bedingt z.B. beim Kalkspath. Dieß was die innere Gestalt durchdringt, ist nun nicht mehr dasselbe wie bei der Kohäsion, sondern Totalität. Die Kohäsion zeigt sich erst im Untergange, im Widerstande als Determination nach einer Richtung. Die Determination der Gestalt ist total, nach allen Dimensionen des Raums bestimmt. Ein zerschlagener Kristall zeigt sich nach allen drei Dimensionen fest bestimmt. Ebenso ist zweitens die Gestalt nach außen bestimmt umgrenzt, dieß ist die Macht der Form. In Madagaskar und auf dem[a] St. Gotthardt finden sich 3 bis 4 Fuß lange und ¾ Fuß dicke Kristalle, deren Masse (43) die regelmäßigste Gestalt hat, sie sind sechsseitige mit sechsseitiger Zuspitzung, zerschlagen zeigt sich in jedem Theile dieselbe Form, die Form wacht über diese ganze mechanische Masse. Die Form ist also äußerlich aber auch wesentlich innerlich. Der Zusammenhang beider ist ein delikater interressanter Punkt welcher empirisch vielfach beobachtet ist, er muß jedoch auf Allgemeines gesetzt werden. Die innere Konstruktion ist jedoch nicht immer identisch, gleich-förmig mit der äußeren[b].

Wenn wir die Gestalt in ihren einzelnen Momenten hier betrachten, so finden wir in dieser Sphäre drei Bestimmungen.

    a.   Die abstrakte Gestalt, gestaltlose Gestalt, wesentlich konkret.
    b.   Die werdende Gestalt, Thätigkeit des Gestaltens, das noch nicht vollführt ist.

---

a Ms. : den   b Ms. : Äußer

c. Die vollständige Gestalt, das Kristall als solches.

a. Die abstrakte Gestalt, gestaltlose Gestalt, ist ein Gegensatz in sich, es ist das Spröde, Erdige (**44**), das Punktuelle[a], die Kugel. Die Kugel ist die Gestalt der realen Gestaltlosigkeit der flüssigen Unbestimmtheit und der gleichgültigen Verschiebbarkeit der Theile, es ist die Totalität aller drei Dimensionen, so daß die Bestimmtheit der sich entwickelnden Gestalt noch nicht vorhanden ist. Das Flüssige kugelt sich, die Gestalt wird hier durch den Druck der Atmosphäre bestimmt, ist dieser aufgehoben so zerfährt der Tropfen, die Gleichheit des Drucks bringt seine Kugelgestalt hervor, sobald die Determinationen gleich sind entsteht die Kugel.

b. Das Zweite ist die Gestalt in ihrer Thätigkeit. Die Totalität der Form die real ist, ist die Gestalt, noch nicht real ist sie die erst thätige Individualität, es ist die ganze Form welche sich als Dasein setzt, sich realisirt. Diese Weise des Daseins ist die Bestimmung des materiellen Dasein[s] der Materie im Raum, es sind dadurch blos räumliche Verhältnisse (**45**) bestimmt, die Materie ist noch mechanisch ein ruhiges Außereinander, es ist noch keine specifische Bestimmtheit derselben, diese ist erst das Weitere, und gehört nicht der abstrakten Gestalt an. So sind denn hier alle Unterschiede nur in der Bewegung, Bestimmungen der Räumlichkeit, in Beziehung auf die Materie.

Dieß Bestimmte muß nun weiter als Trieb, Thätigkeit vorhanden sein. Trieb ist nur Zweck, eine Totalität in sich, die die Bestimmung in sich hat sich zu realisiren. Als total ist es Beziehung auf sich und ist Sicherhalten in Beziehung auf Anderes. Es ist materielles Dasein das sich in dieser Bestimmung erhält und zugleich gegen Anderes ist : Das materielle Dasein ist noch nicht vollführt, sondern ist hier erst gesetzt als different, als Trieb, es ist so thätig in Beziehung auf anderes materielles Dasein. Die Schwere können wir nicht Thätigkeit, nicht Trieb nennen, denn der schweren Materie schreiben wir Attraktion zu, die sich attrahiren sind jedoch an sich identisch, nicht thätig gegen (**46**) einander. Thätigkeit setzt ein Individuum voraus und ein Anderes nicht an sich identisch dem ersten, die Thätigkeit besteht darin das Andere zu inficiren, schwer zu machen. Das materielle Dasein mit dem Triebe ist thätig, bestimmt ein Anderes mit sich in Beziehung zu setzen. Diese Thätigkeit kann hier nur Bewegung sein. Näherung oder Entfernung, die Verhältnisse sind nur räumlich weil wir bei der abstrakten Gestalt sind, es ist der Trieb der Materie auf räumliche Verhältnisse. Das materielle Dasein ist nicht Punkt, das Punktuelle ist das Gestaltlose, und es ist hier konkrete Individualität. In dem Punkte ist noch nicht das Konkrete. Die

---

a Am Rande : Siehe § 237, 239.

Ausdehnung kann daher nur linear[a], flächenhaft oder nach allen drei Dimensionen sein. Aber es ist nur noch Trieb, seine Unterschiede sind deshalb nur abstrakte. Seine Richtung ist also nur Trieb, spaeterhin erlischt dieser und die Materie erscheint im Dasein. In der realen Totalität ist nun mit zwei Dimensionen, auch gleich die dritte (47) gesetzt, Fläche wird wesentlich Oberfläche.

Da nun dieser Trieb nur noch Trieb ist, so ist sein Dasein abstrakt, seine Richtung linear. Diese Linearität ist die der geraden Linie, der natürlichen Linie, der Linie als solche. Bei jeder krummen Linie ist nicht nur eine Determination der Räumlichkeit, sondern mindestens zwei. Diese gradlinige materielle Wirksamkeit erscheint auf der Fläche des Körpers als Linie, im Inneren als Achse. In der linearen Wirksamkeit ist nun schon ein Unterschied, der dem Punkte mangelt, dieser Unterschied ist noch formell, ist nur hier oder dort. Der Unterschied ist nur um sich als solcher zu setzen. Identität und Nichtidentisch, diese erscheinen hier als räumliche Bestimmungen der Materie, es ist Annäheren und Entfernen. Das Erste ist das Identischsetzen, das zweite ist das Nichtidentisch-, Unterschieden-Setzen. Dieß Annäheren und Entfernen oder Abstoßen sind die beiden Bestimmungen, sie sind nicht abwechselnd sondern zugleich im Raume, in einer linearen (48) Determination. Ihre Bestimmung ist an ihnen, sie sind die im[m]anent eigenen Bestimmungen, Wirksamkeiten an der Linie selbst. Es ist keine Gewalt von außen, die Form ist hier Totalität in sich selbst. Was nun angenähert oder entfernt wird, ist ein Anderes. Nicht sie selbst, das wäre Schwere, das Andere soll identisch gesetzt werden oder nicht.

Das Nähern ist nun daß dieß Andere nur in sofern identisch gesetzt wird, als es vorher entgegengesetzt war, es wird infizirt, wird zum Anderen, Entgegengesetzten und nur nachdem dieß geschehen [,] wird es identisch gesetzt. So ist dann die Wirksamkeit, die wir an der linearen Materialität sehen, existirender Prozeß gegen das Andere. Wir haben ein Lineares, das Andere was in seinen Kreis kommt wird zum Entgegengesetzten gemacht, und so identisch gesetzt. Die gemeine Attraktion der Schwere ist daß beide an sich identisch sind. Das Andere ist nun identisch, die Infektion, (49) Mittheilung ist auch linerare Wirksamkeit, Determination. Indem es infizirt ist so ist das Extrem des Ersten identisch mit dem Extrem des Zweiten, beide repelliren sich ; was nicht identisch war wird identisch und dieß wird repellirt, dieß ist die konkrete Wirksamkeit.

Es ist dieß das Dasein des Magnetismus, er ist noch abstrakte Form, Prinzip der Gestaltung als Trieb, im Kristall ist dieser Trieb befriedigt, er ist keine Thätigkeit mehr, hier ist er noch als Trieb und ist Magnetismus.

----

a Ms. : Linear

Die Erscheinungen des Magnetismus haben wir nun zu vergleichen mit dem was hier bisher aus dem Begriff geflossen ist.[a]

Der Magnet stellt auf naive Weise die Natur des Begriffs vor. Die positive Räumlichkeit ist die gerade Linie, sie hat keine Unterschiede an sich, diese werden erst durch Extreme die sich so an ihr entwickeln. Die Pole sind keine besonderen Dinge, sie haben nicht die sinnliche, mechanische Realität, sondern (50) eine ideelle, der Indifferenzpunkt[b] in welchem sie ihre Substanz haben, ist die Einheit, in der sie nur als Bestimmungen des Begriffs sind, und die Polarität ist eine Entgegensetzung nur solcher Momente. Der Indifferenzpunkt ist das Unterschiedslose, die Mitte, das Unwirksame, ohne Thätigkeit : Die Unterschiede der Pole sind untrennbar. An jedem Stück des Magnets ist immer wieder der Unterschied derselben.

Der Magnetismus ist besonders in neuerer Zeit sehr hervorgehoben worden, er ist jedoch nur die gestaltende Form als Trieb.

Im Magnet sehen wir zwei Extreme wirksam und eine unwirksame Mitte, diese Extreme sind auf entgegengesetzte Weise wirksam. Wir sagen der Magnet wendet sich nach Norden, dieß ist eine Bestimmung die vom Sonnenlauf hergenommen ist, etwas was nicht eigenthümlich wesentlich dem Begriff der Materie anzugehören scheint. Eisenstäbchen werden durch den Magnet in Bewegung gesetzt so daß (51) sie sich an ihn[c] anschließen. Die ganze magnetische Wirksamkeit ist dieß in Bewegung setzen und in Wirksamkeit mit sich erhalten, worin jedoch beide selbstständig bleiben. Der Magnet macht das Eisen schwer gegen sich, er ist ein freier äußerer Mittelpunkt für das Eisen, ein Einheitspunkt für dasselbe. Wenn nun das Eisenstäbchen von dem einen Pole weggebracht wird und dem anderen Pole genähert, so wird es hier abgestoßen. Wir sehen so Annäherung und Entfernung, das andere Extrem erscheint repellirend. Hierin ist noch keine Bestimmung enthalten, daß beide Enden an ihnen selbst entgegengesetzt sind, es scheint vielmehr im Gegentheil daß beide identisch sind das Ende des Stäbchens und das Extrem. Wenn wir es aber mit einem Dritten, der Erde, vergleichen, so bekommen wir den Magnet determinirt in einer Richtung, die durch die Erde angegeben ist. Diese Richtung ist wie wir sagen ungefähr nach Norden, die (52) Chinesen sagen mit demselben Recht der Magnet weise nach Süden. Von dieser Richtung heißt nun das eine Extrem der Nordpol[d], das andere der Südpol. Diese Richtung ist nun nichts anderes als daß die Richtung aller kleineren Magnete determinirt ist durch den Magnetismus der Erde. Zwei magnetische Stäbchen, von welchen das eine Ende eines jeden nach Norden gerichtet ist zeigen eine gleiche Determination, wenn nun zwei Nordpole einander genähert werden so stoßen sie sich ab, verschiedene Pole dagegen ziehen sich einander an, machen sich schwer gegen einander. So sehen wir daß die Extreme

---

a Am Rande : Siehe § 238.   b Ms. : Indeferenzpunkt   c Ms. : ihm   d Ms. : Nordpole

die sich berühren von ungleicher Art sind, das identisch Bestimmte setzt sich different im Raume, das Differente setzt sich identisch und diese Differenz ist Differenz des Raums. Dieß ist die Natur des Magnets, der Begriff, das Konkrete was identisch ist, wird unterschieden gesetzt, was heterogen ist, setzt sich identisch blos (53) durch die Thätigkeit. Der Verstand bleibt bei der Identität und bei der Verschiedenheit stehen, nur das Leben bringt diese Umwandelung hervor.

Man stellt sich den Magnetismus als eine unbekannte, innere wohnende Kraft vor, er ist aber in dem Begriff begründet und besteht auf räumliche Verschiedenheit. Es giebt daher keine magnetische Materie, der Magnetismus ist nur real als Wirksamkeit. Die Erscheinung desselben begreifen ist nur dieß Erkennen von dem was wir gesehen haben, er ist der Trieb des Gestaltens, diese Thätigkeit des Begriffs und das Setzen der Bestimmungen desselben.

Einige Nebenpunkte sind hier noch anzuführen. An welchen Körpern kommt der Magnetismus zur Erscheinung ? Es ist dieß vornehmlich das Eisen, außerdem aber reiner Kobalt, reiner Nickel, dieß wird häufig geleugnet, da man in ihnen beiden auch Eisen vermuthet. (54)

Der verstorbene *Ritter*[34] hat jedoch die Erscheinung des Magnetismus an eisenfreiem[a] Kobalt beobachtet. Es ist gleichgültig warum er nur an Eisen erscheint ; er ist Trieb des Gestaltens, daß nun gerade nur das Eisen diese Struktur, dieß Eigenthümliche seiner Kristallisation hat, daß sich an ihm der Trieb zeigen kann, ist etwas was dem Begriff nichts angeht. Das Eisen ist überdieß von ganz eigenthümlicher räthselhafter Beschaffenheit, es ist von niedriger specifischer Schwere, verschiedenartiger Kohäsion, elastisch und doch spröde, endbrüchig und auch weich, der Säure offener als edle Metalle von hoher specifischer Schwere und doch hat es keine Mühe sich im regulinischen Stande zu erhalten, wie die sogenannten Halbmetalle. Es ist eine eigenthümliche Kohäsion die so in ihm zum Triebe des Gestaltens kommt. Der Magnetismus kann dem Eisen genommen werden, indem seine Kohäsion verwandelt (55) verändert wird z.B. beim Schmelzen.

Geschmeidiges Eisen wird leichter magnetisch verliert diese Eigenschaft aber auch wieder leichter als sprödes Eisen, Stahl. Eisenkalk, Oxyd ist nicht magnetisch, die Kohäsion ist hier aufgehoben, zerstört. Nur das Metall ist des Magnetismus fähig, denn es ist allein von dieser gediegenen Kontinuität in sich, von dieser eigenthümlichen Kohäsion.

Daß auch von der Erde gesagt werden kann, sie habe freien Magnetismus, eine bestimmte Determination ihrer Wirksamkeit, dieß hängt davon ab, daß sie nur die Gestalt der Gestaltlosigkeit ist, sie muß beim Triebe stehen bleiben, ist abstraktes, allgemeines Individuum, das Gebären aller Individualität, daher wird der Magnet durch sie determinirt. Die zweite Frage ist, unter welchen Bedingungen erscheint der Magnetismus ?

---

a Ms. : eisenfreien

Die magnetischen Eisensteine zeigen sich erst in ihrer magnetischen Form, nachdem sie zu (**56**) Tage gefördert werden. Das Licht ist also hier dieß Erregende was die Spannung hervorbringt. Künstliche Magnete werden durch bestreichen hervorgebracht und hierbei zeigt sich ganz besonders die Beweglichkeit dieser Eigenschaft. *Brugmans*[a][35] und *Van Swinden*[b][36] haben merkwürdige Versuche darüber angestellt.

Der Indifferenzpunkt fällt nicht ganz in die Mitte des magnetischen Stabs dem Gewichte nach. Bei einem Stabe der in dem Schwerpunkte aufgehängt ist, wird wenn man ihn magnetisirt die eine Seite schwerer wie die andere. Diese Inklination[c] wird je größer je weiter nach Norden, so daß Kapitain *Parry*[d][37] in sehr hohen Breiten die Magnetnadel gar nicht mehr gebrauchen konnte, da sie sich in ihrer Stellung der Vertikale näherte. *Van Swinden*[e] hat die Kulminationspunkte hierbei festgestellt.

Die Haupterweckungsweisen des Magnetismus (**57**) sind, Schlagen, Stoßen eines Eisenstabs besonders in der Richtung des magnetischen Meridians, schon das Halten in dieser Richtung in freier Luft genügt, Kreuze auf Thürmen sind in der Regel so magnetisch daß sie eine Wirkung auf die Nadel zeigen, ohne auf Eisen selbst magnetisch zu wirken. Der Stoß bringt ein Erzittern in der Kohäsion hervor, dieß setzt eine Spannung und diese erscheint als Trieb sich zu gestalten, sich als Mittelpunkt zu setzen, der anderes schwer gegen sich macht.

In neueren Zeiten hat man die Entdeckung gemacht von dem engen Zusammenhang des Magnetismus mit der Elektrizität, dem Galvanismus und Chemismus. Die Idee war schon lange gefaßt, daß dieß nur Weisen der Form sind, die real ist. Diesen Zusammenhang nach welchem der Grundbegriff einer ist hat man philosophisch schon lange gefaßt, empirisch ist dieß erst jetzt geschehen, und man hatte daher in der Phisik immer nur ein Kapitel vom (**58**) Magnetismus, an dessen Nichtsein nicht viel verloren war, jetzt ist die Verbindung erkannt, aber man geht nun auf der anderen Seite zu weit, so daß man jene Thätigkeiten kaum noch trennen kann, man hat Elektrochemismus, Elektromagnetochemismus pp.

Dieser Zusammenhang liegt im Bisherigen, der chemische Prozeß ist auch Prozeß der Gestalt, aber nicht blos der Gestalt als Gestalt, das[f] Moment des Triebs des Gestaltens aus räumlichen Verhältnissen ist ein Moment des chemischen Prozesses und wird frei, besonders in der galvanischen Kette, eine Wirksamkeit im Ganzen die nicht zum Produkte kommt, wie beim eigentlichen chemischen Prozeß, es ist hier nur der abstrakte Trieb vorhanden, so wie er zum Magnetismus gehört und so zeigt sich dann auch hier Einwirkung auf den Magnet.

---

a Ms. : *Bruczmann*   b Ms. : *Van Switen*   c Ms. : Inklinationen   d Ms. : *Parrÿ*   e Ms. : S. Fn. c   f Ms. : der

c. Der Magnet ist die zur Erscheinung kommende Thätigkeit, die befriedigte Form ist die **(59)** <u>Gestalt des Kristalls</u> als solche. Diese Gestalt[a] ist der zur Realisation gekommene Magnetismus. In der vollendeten Gestalt des Kristalls[b] ist die Thätigkeit erloschen, der Gegensatz ist neutralisirt, es ist materielles Produkt, der Gegensatz der den Trieb begründet ist nicht mehr vorhanden. In dieser Rücksicht muß man sagen, daß alle Gestalt Magnetismus in sich hat, die totale Form ist im Raume begrenzt und diese Begrenzung hängt von diesem Triebe, dieser thätigen Form ab. Indem er aber befriedigt ist, erscheint er nicht so, als er erscheint als Magnetismus. Wenn daher die Naturphilosophie sagt alle Körper haben Magnetismus so ist dieß einerseits ganz recht, andererseits aber auch ganz schief. Alle Körper haben Magnetismus, das heißt sie haben die Bestimmung welche zur Raumerfüllung gehört, aber er ist nicht als Trieb vorhanden, also haben sie nicht die Erscheinung des Magnetismus. Es ist vergeblich den Magnetismus an den Körpern zu suchen, auf diese **(60)** Weise ist er nicht vorhanden. Man muß sich daher dergleichen bestimmten Ausdrücke enthalten.

Der realisirte Magnetismus ist Kristall, als Trieb ist seine Determination nur linear, sein Dasein ist abstrakt und dieß die Linie. Vollführt ist er nicht mehr linear, sondern die Thätigkeit des Triebes geht nach allen drei Dimensionen. Es ist so die erste Vollendung der Form, gegen das was Schwere ist. Schwer ist er noch gegen die Erde, aber ebenso wie der Mensch als Geist nicht schwer ist aber doch als Mensch als Körper. Der Körper ist nun nach allen Dimensionen bestimmt, die Form ist der innere stille Geometer der die Körper durchdrungen hat und die Linien und Winkel bestimmt.

Die räumlichen Bestimmungen der Gestalt sind hier blos auch verständige Bestimmungen, gerade Linien, ebene Flächen und bestimmte Winkel, es ist noch keine organische Gestalt, diese ist nicht mehr Ge**(61)**stalt der einfachen Verständigkeit. Verständig sind diese Bestimmungen weil es hier noch die erste Form, noch nicht die subjektive Form ist. In der ersten individuellen Form sind die Verhältnisse auf das Gradlinigte, Ebene gegründet, es ist noch der abstrakte Verstand der Gestalt. Das Krummlinigte tritt hier noch nicht auf. Die Mannigfaltigkeit der Gestalten näher anzugeben gehört der Mineralogie, Kristallographie an, ebenso muß auch diese den chemischen Zusammenhang angeben, welche chemischen Materiale einer gewissen Gestaltung eigenthümlich sind und dergleichen.

Besonders sind die Salze kristallisch nach innen und außen. Die Metalle sind hier neutral, indifferent, die Kerngestalt ist hier problematisch. Es zeigt sich jedoch ein Anfang des Kristallisirens, beim moirirten Metall entstehen durch den Einfluß von Säure Erscheinungen von Anfängen von Figurationen welche auf die

---

a Am Rande : Siehe § 243.   b Ms. : dem Kristall

Anfänge (**62**) einer inneren Organisation deuten. Die Metalle sind jedoch mehr substantiell gleichförmig.

Das Kristall ist die erste Weise der körperlichen Totalität, die unmittelbar noch ruhende Totalität; das Zweite ist daß die Gestalt sich besondert, die Thätigkeit der Gestalt geht nun auf räumliche Verhältnisse, ist mechanisch, das eigentlich Phisikalische beginnt erst in der weiteren Besonderung der individualisirten Materie, und dieß ist das Zweite was wir zu betrachten haben.

2. Die erste Totalität ist wie gesagt die ruhende Totalität. **Das Andere ist daß sie sich in sich unterscheidet** , die Momente selbst in sich individuell setzt, sie realisirt, ihnen eine besondere Weise der Existenz giebt. Die phisikalischen Unterschiede sind das Licht, Feuer und das Wasser das Neutrale. Diese Elemente, diese phisikalischen Allgemeinheiten sind es die zunächst dem allgemeinen Individuum der (**63**) Erde angehören, sie hatten aber keine individuelle Existenz. Am individuellen Körper wie die Erde ist es nichts anderes was in seinen Momenten er darstellt, als diese phisikalischen Bestimmungen die wir Elemente nannten, sie sind jedoch nicht mehr auf elementarische Weise, sondern auf individuelle Weise, er individualisirt sie an sich.

Licht als Eigenschaft eines Körpers ist die Farbe, was auch materiell dargestellt werden kann, als Pigment. Feuer das andere Moment des individuellen Körpers ist sein Geruch, das Verzehrtwerden, verbrannt werden, aber nicht nach chemischem[a] Sinn, sondern im allgemeinen Sinn. Das Dritte ist das Wasser die individualisirte Neutralität, es ist der Geschmack, dieß deutet schon hin auf Auflösbarkeit der Körper, auf chemischen Prozeß.

So wird das Elementarische erfüllt und unter die Qualitäten der Körper gesetzt; diese phisikalischen Eigenschaften der Körper haben (**64**) wir nun näher zu betrachten.

Schon der Name erinnert an die sinnliche Empfindung. Objektiv sagen wir der Geruch kommt dem Körper zu, aber es ist zugleich auch unsere Empfindung, ebenso der Geschmack, und schon durch die Namen werden wir so an das Verhältniß zu unseren Sinnen erinnert. Wir können in dieser Rücksicht sagen, es sind die Sinne der Körper, welche wir hier betrachten.

Ueber dieß Verhältniß zur Empfindung ist zu bemerken, wodurch dieß Verhältniß zum subjektiven Sinn und daß es hier ein Hauptmoment ist.

Wir haben fünf Sinne und was entspricht ihrer objektiven Weise [?] Wir haben hier nur drei genannt, wo haben die beiden anderen ihre Stelle oder das Objekt was dem Subjektiven der Empfindung entspricht [?] Hier ist folgendes zu bemerken.

---

a Ms. : chemischen

Der Standpunkt ist der der Gestalt, der (65) in sich geschlossenen Individualität, der individuellen Totalität, als Totalität hat sie die Bedeutung für sich zu sein, fertig zu sein, und deswegen in keiner Differenz zu einem Anderen zu stehen, keine Beziehung, kein praktisches Verhältniß zum Anderen zu haben. In der Kohäsion ist noch keine Totalität, es ist erst Äußerung bei einer Gewalt von außen, weil hier die Körper noch nicht in der Gestalt als solcher gefaßt sind. Weil nun die Gestalt als solche das Geschlossene [,] das sich auf sich Beziehende ist, so hat das Andere, was sich auf sie bezieht nur ein theoretisches Verhältniß zu ihr, ein solches haben nur die empfindenden Naturen und noch höher die denkenden Naturen. Das theoretische Verhältniß ist ein Verhältniß zum Anderen, worin aber eine solche Beziehung daß das Empfindende frei gegen den Gegenstand bleibt, wodurch dann andererseits auch dieser freigelassen ist, obgleich er Beziehung auf das Andere hat. Die Körper, die Gestalten lassen sich zwar auch frei aber (66) diese Freiheit besteht darin, daß sie gar keine Beziehung gegen einander haben, nur ich vergleiche sie im Raume. Die Empfindung hingegen steht in wirklicher Beziehung zu der Gestalt, so daß beide frei gegen einander bleiben. Zu der Gestalt findet daher, insofern überhaupt ein Verhältniß zu [ihr] stattfindet nur ein theoretisches statt.

Die Gestalt, die individuelle Totalität hat wesentlich ein Verhältniß zu empfindenden Naturen. Deswegen ist es hier bei der Gestalt das Verhältniß zu den Sinnen was uns wesentlich auffällt. Bei dieser Bestimmung der Gestalt treten nun nur drei Sinne wirksam hervor, wo sind nur die beiden anderen ? Welche Stelle haben sie ? Sie sind schon vorbei, wir hatten sie schon.

Die Gestalt in der mechanischen Sphäre gehört für das Gefühl, vornämlich die Bestimmung die wir als Wärme gehabt haben. Man kann sagen wir verhalten uns zur Wärme theoretischer als zur Gestalt, wir fühlen (67) diese nur indem sie Widerstand leistet, dieß ist schon praktisch, bei der Wärme hingegen ist kein Widerstand. In Ansehung der blos räumlichen Verhältnisse verhalten wir uns theoretisch. Der Klang ist für das Gehör, er ist die erste ideelle Totalität des Mechanischen, die deshalb verschwindend ist noch keine Gestalt hat. Diese beiden Extreme das ganz Ideelle und ganz Reale haben wir in den beiden Formen der Totalität gehabt als Klang und Gestalt.

Die Besonderung der Gestalt in ihrer Totalität beschränkt sich daher auf die drei übrigen Sinne.

Insofern sich die individuelle Totalität besondert, bestimmt sie sich, dieß Besondere ist Verhalten zu seinem Anderen, ein reales phisisches Verhältniß fängt hiermit zugleich an, das blos theoretische gleichgültige Verhältniß fängt an aufzuhören. Das Verhalten zu seinem Anderen in seiner Sphäre beschränkt sich hier darauf daß das Andere ein Elementarisches ist, ein allgemeines phisikalisches Element. Es wird jedoch (68) auch zugleich ein differentes, pro[ze]ssualisches Verhältniß damit begründet. Zuerst haben wir also das Verhalten der individuellen Totalität zum Anderen, welches ein Allgemeines ist, dann daß der phisische

Körper nicht blos eine besondere Individualität ist, sondern Totalität, daß er so sich zugleich different erhält überhaupt different nicht specifisch sich so zum Anderen verhält, dieß Verhalten begründet das Verhältniß der Elektrizität. Wir haben also.

1. Besonderung der individuellen Materie, man könnte sagen, nach ihrer besonderen Besonderung, das Verhältniß der Gestalt zum Licht.
2. Die differenten Verhältnisse, dieß ist Geruch und Geschmack.
3. Die individuelle Materie als total genommen in ihrem Verhältniß zum Anderen, so daß die differenten Besonderheiten in der Totalität sind, dieß ist das elektrische Verhältniß. **(69)**

Wir sehen diese Besonderheiten als Eigenschaften; wie z.B. die Farben Eigenschaften sind indem sich der Körper zum Licht verhält. Die Farbe ist aber auch als Pigment, sie ist dann Materie für sich und nicht mehr Eigenschaft, gehört nicht mehr als solche dem individuellen Körper an, sie wird als Pigment herausgeschieden vom totalen Körper, durch die chemische Auflösung. Durch die Chemie ist die Farbe erst für sich gesetzt, die Totalität des individuellen Körpers ist dadurch aufgelöst. Hier betrachten wir sie jedoch noch als Eigenschaft, nicht außer ihrem Verbande mit dem Individuellen, nicht als selbstständig. Man kann zwar auch Pigment eine individuelle Totalität nennen indem es kristallisirt ist, aber in der chemischen Sphäre ist es eine Hauptbestimmung daß die Farbe so nicht eigentliche sondern nur formelle Totalität ist. Das Metall, das wesentlich Färbende ist nur neutral nicht individuell.

1. <u>Verhältniß der Gestalt zum Licht</u>. Die **(70)** Gestalt hat zuerst ein theoretisches Verhältniß, eigentlich zwar gar keines, ist[a] gleichgültig gegen das Andere, und durch das theoretische Verhältniß ist schon eine Beziehung auf das Andere bestimmt. Das Verhalten der Gestalt zum Licht kann eigentlich theoretisches Verhalten genannt werden, es ist ein Verhalten zum Anderen in dem die Gestalt bleibt. Sie scheint, setzt sich für Anderes bleibt aber darin was sie war. Es ist die Lichtseite, der Aufgang des Lichts am individuellen Körper.

Dieß Licht was so am Körper aufgeht, ist aber noch nicht das innere Licht, die innere Beziehung des Körpers auf seine Allgemeinheit, dieß ist das Empfindende. Hier ist es noch trockene, abstrakte Individualität, das Allgemeine ist noch Anderes, Äußerliches diesem individuellen Körper. Erst das Organische ist ein eigenes inneres Scheinen für Anderes. Der individuelle Körper hat ein Verhältniß zum Licht zur Sonne ein reales Verhältniß.

---

a Ms. : ist ist

Es könnte scheinen, daß erst hier von den Farben gesprochen werden müßte, da wir (71) erst hier reale Körper haben und ihr Verhältniß zum Licht. Allein die Farbe ist das Verhältniß des Lichts zum Finsteren und entsteht in den Modifikationen dieses Verhältnisses. Finsterniß ist eine Bestimmung des Individuellen, der Materie überhaupt, nicht blos des realen individuellen Körpers, sondern der Individualität überhaupt. Die Individualisirung ist nicht nur nicht finster an und für sich, sondern hebt durch ihre Form, durch ihre Gewalt, ihr Durchdringen der Form jene abstrakte Verfinsterung auf. Die Farben sind nun überhaupt gestellt in das Verhältniß des Lichts zum Finstern. Sie kommen theils dem realen individuellen Körper zu, sind aber außer ihm. Sie sind schattigte, wozu nun Finsterniß als das andere Moment gehört, diese ist als unkörperlich zu be-trachten. Die Farben sind oft ganz subjektiv nur dem Auge angehörig, ob die Helligkeit oder Dunkelheit im Auge liegt oder nicht, ist oft schwer zu bestimmen. Bei der Farbe brauchten wir nur hell und dunkel. Hier ist subjektiv (72) weder hell noch dunkel, objektiv aber haben wir auch nicht Finsterniß, sondern individuelle Materie, in ihrem Verhältniß zum Licht.

Folgende Bestimmungen treten nun hier hervor.

a. Durchsichtigkeit oder Undurchsichtigkeit der Körper.
b. Das Brechen im durchsichtigen Medium, in specifischer Materie.
c. Die körperliche materielle Farbe als Eigenschaft.

a. Die Finsterniß gehört nur der abstrakten Individualität an, dem irrdischen, der Erde : die reine Gestalt ist durchsichtig, nicht finster, sie ist dieß das Finstere überwunden zu haben, das abstrakte Insichsein hat die Gestalt überwunden und sie hat sich durchsichtig gemacht. Die Individualität der Materie, die materielle Individualität verschließt sich der Manifestation, sich manifestiren ist eine Entwickelung der Form, sich setzen im Dasein für Anderes. (73) Das Spröde ist durchsichtig, der Mond, der Komet ist durchsichtig. Die individuelle Materie hat das Spröde, das unerfüllte Fürsichsein überwunden, ist die entwickelte Form, hat sich in die Manifestation gesetzt.

Von der Gestalt müssen wir sagen sie sei durchsichtig. Diese Durchsichtigkeit der Gestalt, des Kristalls, ist anders als die der Luft, des Wassers, sie ist von anderer Natur. Diese sind durchsichtig, weil sie noch nicht zur Individualität zur Verfinsterung in sich, zum Irrdischen gekommen sind. Der entwickelte Körper in seiner Form der Bildung die frei ist, hat an der Materie kein Hinderniß, ist nicht finster, er hält sich in der Manifestation und in der Gleichgültigkeit mit sich, in dieser ist Helligkeit. Der Kristall verhält sich daher durchsichtig zum Licht, er ist die Form die sich frei entwickelt hat und so ist hier nicht (74) Verfinsterung. Die einzelnen Theile sind im Ganzen gleich gemacht, daher sind sie selbst vollkommen gleich, unabgesondert von einander. Kristall kann ohne Chemie undurchsichtig gemacht werden, durch Zerschlagen in einzelne

Theile, es wird weißes undurchsichtiges Pulver, man hat hier in die Form des vereinzelten Fürsichseins gebracht, was früher homogene Kontinuität war.

Goethe sagt vom Weißen, man könnte den zufälligen Zustand des durchsichtigen, der undurchsichtig ist, weiß nennen.

Kieselerde, Thonerde sind weiß, wenn sie kristallisirt werden, so entsteht erst die Durchsichtigkeit. Wenn man Flüssigkeiten wie z.b. Wasser, die durchsichtig sind, schäumen macht, so werden sie weiß und undurchsichtig, das Homogene wird vereinzelt. Hÿdrogen[a] ist dunkel, in Wasser geworfen wird es[b] durchsichtig, das Wasser macht die poröse Masse erst homogen, ebenso der *Borax* in Oehl geworfen. (75) Das chemische Neutrale ist mehr oder weniger durchsichtig. Metall Kristallisationen wie z.B. Metallsalze, Vitriol sind durchsichtig, denn sie haben diese Neutralität.

Der Kristall ist zunächst durchsichtig.

b. Das Phänomen des Brechens des Lichts indem es aus einem Medium ins Andere übergeht. Dieß Zweite ist die Sichtbarkeit im durchsichtigen, beides zugleich. Beides ist im einfach Durchsichtigen nicht unterschiedene Bestimmung, und die Sichtbarkeit ist das was wir schon gehabt haben. Der räumlichen Bestimmung nach ist sie das gradlinigte Verhalten sich ideell zu setzen in einem Anderen. Hier haben wir die Sichtbarkeit in sofern etwas gesehen wird durch verschiedene durchsichtige Medien, es ist Durchsichtigkeit der Gestalt, des individuellen Körpers, es ist Durchsichtigkeit in specifisch bestimmten Körpern. So specifisch bestimmt tritt nun das Medium hervor und in Beziehung auf ein anderes durchsichtiges Medium, für sich sind beide durch(76)sichtig. So sind nun die verschiedenen Medien das Vermittelnde, ihre specifische Natur tritt hervor in der Veränderung des Gesehe[n]werden[s], und das was eintritt ist das Phänomen der Brechung. Dieß Brechen stellt man so vor. Ein Medium ist ein Gegenstand, das zweite Medium ebenso durch welches gesehen wird, wenn nun das Sehen durch beide geht, so hat es nicht mehr seine gradlinigte Bestimmung, die Veränderung gehe vor in der Berührung der beiden Medien. Die Erscheinung ist ganz bekannt. Man sieht bei trüber Luft die Gegenstände an einem anderen Orte als wo sie sind. In den Polargegenden sieht man die Sonne, während sie sich noch unter dem Horizont befindet. Im Wasser erscheint ein Stock gebrochen. Die Gegenstände auf dem Boden eines mit Wasser gefüllten Gefässes werden näher gesehen, erscheinen gehoben.

Alle diese Phänomene beziehen sich auf die Sichtbarkeit durch verschiedene Medien. Man sagt hier, das Licht werde gebrochen ; in jedem Medium geht es gerade fort ; (77) aber da wo sie sich berühren werden sie abgelenkt,

---

a Ms. : Hÿdroghen   b Ms. : er

die Lichtstrahlen nämlich. Dieß hat aber keinen Sinn. Ein Medium hat keine Brechung es ist gleich in sich, wenn nun das Licht aus diesem in ein anderes Medium eintritt so hat es keine eigene besondere Qualität erlangt, wonach seine Richtung von diesem anderen Medium verändert würde. Die Wirksamkeit welche das Brechen hervorbringt ist vielmehr zu suchen in dem Verhältniß beider Materien zu einander, dieß bringt die Aenderung hervor.

Es ist ein schwieriges Phänomen da hier das Sinnliche geistermäßig wird, und zwar in dem Felde der Sichtbarkeit wo die ideelle Bestimmtheit körperlos wirksam ist, Wirksamkeit im Ideellen hat und nicht mit ihrem körperlichen Dasein wirksam ist.

Zunächst liegt uns das Beispiel von Luft und Wasser [vor], obgleich sie eigentlich hier nicht her passen, da beide elementarisch durchsichtig sind, nicht durch die Gestalt, realisirte Form die die Schwere überwunden hat. Als Beispiel (**78**) können wir uns doch daran halten.

Wir haben also Luft und Wasser und einen Gegenstand, diesen sehen wir durch beide Medien an einem anderen Ort. Blos im Wasser sehen wir ihn wie in bloßer Luft. Die Frage ist nun, was geschieht bei dieser Erscheinung.

Die Sichtbarkeit ist sich ideell setzen in einem Anderen, das was sich in die Luft setzt ist das Ganze das Medium, mit seinem Objekt, das Wasser nach seiner qualitativen Natur. Es ist durchsichtig, daher ist es nur die qualitative Natur die in die Sichtbarkeit eintritt, seine körperlose Bestimmtheit die in die Luft in das andere Medium eintritt. Es ist nicht das Wasser als flüssig, mit seinen chemischen Qualitäten pp was hier wirkt, es kann nur seine körperlose qualitative Bestimmtheit in die Luft übergehen, dieß ist seine specifische Schwere. Es wird gesehen als ob es Luft wäre, seine qualitative Bestimmtheit ist Wirksamkeit in der Luft. Sein Seheraum wird in den anderen Seheraum gesetzt in (**79**) dem wir sind. Dessen Bestimmtheit ist nichts anderes als die specifische Schwere, der zweite Seheraum wird in den ersten versetzt, wird gesehen als ob er Luft wäre, er ist wirksam in Rücksicht des Sehens. Seine specifische Schwere kann nun keine andere Wirksamkeit haben, als den anderen Seheraum zu setzen mit der specifischen Schwere die dem Wasser zukommt. Es ist gleichsam ein gewisser Umfang des Wassers, welcher zu Luft gemacht wird, mit Beibehalt seiner specifischen Schwere. Beide Medien grenzen an einander, sie erhalten sich aneinander körperlos nur nach specifischen Besonderheiten. Das Luftquantum in welches das Wasser verwandelt worden ist, und welches war : gleicher Größe als der Wasserraum ist, erhält die specifische Schwere des Wassers. Dieser Inhalt wird specifizirt durch die specifische Schwere des Wassers, dadurch wird er, der an die Stelle des Wasserraums tritt mit der specifischen Schwere des Wassers gesetzt, wird auf ein kleineres Volumen reduzirt, (**80**) auf ein Volumen was die Luft einnehmen würde, wenn sie so dicht wäre als Wasser, dadurch wird das ganze Sichtbare verengert, hervorgehoben und nach der Seite reduzirt. Das Wasser setzt sich ideell indem es sichtbar ist, das Wasser ist ideell praesent in der Luft, wie man von dem Licht sagt daß es sich verbreitet, es ist ideell praesent mit seiner specifischen Bestimmtheit, diese ist es allein die es geltend machen kann, und diese specifische Schwere beschränkt den Luftraum auf den Wasserraum.

Die Welt des Vorstellens ist das beßte Beispiel, da es sich hier um etwas Ideelles handelt. Die Thaten, Handlungen, Weisen eines Helden sind in uns vorhanden, in eine kleine Seele gesetzt, so nim[m]t sie diese nach ihrer eigenen specifischen Bestimmtheit in sich auf, verzwergt den Helden, so daß die eigene Bestimmtheit der Seele, ihn nur nach der Größe sieht, die sie ihm mittheilt. So ist der Held ideell gesetzt, (81) und doch auch reell wirksam. Das Reale wird so wirksam, doch nur auf ideelle Weise. So ist das Wasser ideell in der Luft vorhanden, wirkt aber und äußert sich in seiner specifischen Bestimmtheit.

Durch die Durchsichtigkeit ist der materielle Körper zum Licht verklärt und beweist sich in einem verwandten Medium wirksam nach seiner innerlichen Bestimmtheit.

Das Phänomen ist also dieß, daß der Gegenstand im Wasser von der geraden Linie abweicht, gebrochen erscheint. Der hier entstehende Winkel kann gemessen werden, er entsteht durch die Einfallslinie und durch die Durchgangslinie. Der Sinus des Winkels in einem[a] Medium hat ein bestimmtes Verhältniß zum Sinus des Winkels im anderen. Es folgt indessen daraus unmittelbar, daß wenn kein Winkel vorhanden ist, wenn das Auge sich senkrecht über die Oberfläche des Mediums sich befindet, wir den Gegenstand am rechten Ort sehen müssen. Hierin liegt (82) aber noch nicht, daß er gehoben erscheint und dennoch sehen wir ihn näher. Es folgt daraus daß die Bestimmung der Ablenkung nicht ausweicht. Es muß vielmehr bei der Fassung des Phänomens von der Hebung angefangen werden und daraus ergiebt sich dann die weitere Bestimmung der Winkel.

Specifisch schwere Materien brechen in der Regel stärker, leichtere weniger, indessen treten hier auch noch andere specifische Bestimmtheiten ein, wie z.B. das Oehligte. Da ist die Brechung nicht so bestimmt, das Brennliche ist hier die Natur eines solchen Körpers, es ist eine Specifikation, welche sich auf eigenthümliche Weise kund giebt.

Das Prinzip der Verdunkelung des Hellen ist das Bestimmen seiner Durchsichtigkeit. Die erste Bestimmung die wir betrachtet haben ist das Verhältniß zweier Medien und die hier entstehende Brechung. Es ist ein Beginnen der Verdunkelung, die Gestalt als durchsichtig hat sich in diese Form zur Neutralität, Gleich(83)förmigkeit gebracht, welche in Beziehung auf das Licht Durchsichtigkeit ist, eine Durchsichtigkeit welche formell ist und daher dem Kristall gemeinschaftlich ist mit der Luft und dem Wasser die in sich formlos, gestaltlos sind. Diese Durchsichtigkeit ist zunächst das Sein der Möglichkeit durch etwas zu sehen, diese ist aber nicht blos Passivität, sondern das Medium ist materiell,

---

a Ms. : im einen

indem sich der Gegenstand zeigt setzt er sich theoretisch im Anderen, ist in diesem vorhanden, dieß Medium ist durchsichtig, indem es noch keine eigenthümliche Bestimmtheit in Ansehung desselben hat, seine specifische Bestimmtheit ist in dem in ihm ideell Praesenten wirksam. Diese Wirksamkeit tritt hervor in dem Verhältniß zweier durchsichtiger Medien in diesem Unterschiede.

Das Weitere ist dann die nächste Form, daß sie Bestimmung in einem Medium ist, daß die Brechung auch in einem Medium zur Erscheinung kommt. Das kristallische, durchsichtige Medium ist in sich specifisch gestaltet und ist zugleich (**84**) wirksam auf seine Helligkeit und Durchsichtigkeit. Das Phänomen der doppelten Strahlenbrechung ist auffallend und interessant, besonders ist diese Erscheinung an einigen Kristallen z.b. isländischer Kalkspath, es erscheinen beim Durchsehen zwei Bilder des Gegenstandes, woran das zweite schwächer gehoben ist, während das erste an seiner natürlichen Stelle sich befindet.

Der Kristall hat so ein extraordinaires Bild, dieß ist eigenthümlich, es ist die qualitative Natur des Kristalls welche die räumliche Bestimmung des Bildes verändert. Durch Spiegel kann man dieß zwar auch, es ist dann aber nur Spiegelung, wogegen es hier die reine Natur des Kristalls ist, welche wirksam wird. Es haben sehr viele Kristalle diese doppelte Strahlenbrechung, es finden sich sogar mehr als mit einfacher. Man hat gefunden, daß in allen den Kristallen sich doppelte Strahlenbrechung findet deren Molekülen nicht Kubi oder regelmäßige Oktaeder sind, wo hingegen (**85**) die Kerngestalt rhomboidalisch ist, verschoben, da findet sie statt. Wir sehen hier eine qualitative Form, in der die Winkel nicht rechte sind, wo nicht diese Gleichheit herrscht, das Prinzip ist, sondern das Verschobensein. Diese qualitative Form welche als Gestalt im Äußeren wirkt, streckt auch ihre Macht aus auf die Sichtlichkeit der Gegenstände die dadurch gesehen werden.

Das Prinzip ist körperlich vorhanden, äußert sich aber auf körperlose Weise im Felde der Idealität, der Sichtbarkeit. Es sind hier bei der doppelten Strahlenbrechung zwei Medien in eins. Das eine Medium ist das formelle Durchsichtige, in dem zweiten ist die Sichtlichkeit bestimmt durch die qualitative Wirksamkeit, welche auf seelenhafte Weise in der Natur der Gestalt selbst ist.

c. Die Verdunkelung tritt nun weiter in anderen Erscheinungen hervor. Den Anfang daran haben wir in der rhomboidalischen Form gesehen, die eigenthümlich ist, nicht mehr formell in Gleichheit sich hält, eine Bestimmung die in der Form ist. (**86**)

Die letzte Bestimmung gegen die ruhige Neutralität, die Klarheit, Helligkeit, ist die Punktualität, das Zerfallen in Punkte, hier muß die Verdunkelung bestimmt hervortreten. Der helle Körper verdunkelt sich indem er galvanisirt wird. Dieß ist jedoch nicht vorhanden, nur das Prinzip in dem Durchsichtigen ist und beweist sich als wirksam, beim Zerschlagen des Kristalls, er zeigt sich spröde insofern er Form der Kohäsion ist.

In dieser Rücksicht gehört folgende Erscheinung hierher. Glas welches erhitzt und schnell gekühlt wird ist sehr spröde, und an diesem spröden Glase zeigen sich die entoptischen Farben. Goethe[38] hat in der Morphologie diese Erscheinung sehr sinnreich dargestellt. Wenn man einen Glaskubus oder eine Glasplatte von dergleichem[a] spröden Glase hat, ihr eine schwarze Unterlage giebt und sich nun so stellt daß man die helle Himmelsgegend welche der Sonne entgegen ist, gegenüber hat, so spiegelt sich der Schein der Helligkeit des (87) Himmels in der Glasfläche, aber hier ganz eigenthümlich so, daß in den vier Ecken ein dunkeler Fleck entsteht in der Mitte aber ein weißes Kreuz bleibt. Stellt man sich nun auf dem rechten Winkel zu der vorigen Linie, so sieht man ein schwarzes Kreuz und die Ecken helle. Wenn man die Verdunkelung durch Spiegel weiter treibt, so entstehen in den Ecken Farbenkreise. Man hat hier überhaupt die Entstehung von einem Dunkelen in der Helligkeit hervorgebracht durch die Grenze der Glastafel und die unterbrechende Natur des Mediums, dieß ist die Sprödigkeit, die Punktualität. Dieß Verhältniß von Dunkel und Helle übereinander gebracht giebt die Farben nach der Reihenfolge. Sind die Ecken weiß und die Mitte schwarz, so quillt durch Trübung zuerst gelb, dann grün, dann blau hervor, ist die Mitte im Gegentheil weiß und die Ecken dunkel so entsteht zuerst blau, das Helle wird in die dunkele Grundlage getrieben. Es ist eine Verdunkelung wobei die spröde Natur (88) Moment ist und die bis zur Farbe geht.

Hiermit verwandt sind die epoptischen Farben. Wenn man eine Glaslinse auf eine Glasplatte drückt, so erscheint zuerst der Punkt der Berührung schwarz, bei stärkerem Druck entstehen Farbenkreise. Diese Kreise sind grün, roth pp.

Hier ist blos der mechanische Druck auf ein durchsichtiges Medium das Widerstand leistet, die Ursache, die die Farben erzeugt. Der Druck bringt nichts hervor, als Veränderung der Kohäsion in den nächsten Theilen. Wie beim Klang das Schwingen, so verbreitet sich der mechanische Eindruck, hier aber wird herstellend, dort beharrend. Der Druck bringt Verdunkelung hervor und die Verschiedenheit der Farben, entsteht daraus daß eine Stelle nicht so verdunkelt ist, wie eine andere. Durch die Unterbrechung der Kohäsion des Glases entsteht Verdunkelung und so die Farbe.

Diese Unterbrechung noch weiter getrieben, läßt die paroptischen Farben entstehen. Es bilden sich Lamellen, Ritzen, feine Spalten, die oft (89) nicht zu erkennen sind. Dieß ist besonders bei kristallinischer Bildung der Fall, woraus das Schillern vieler Stoffe zu erklären ist. Hier ist eine Verdunkelung die dadurch bewirkt ist, daß die Durchsichtigkeit bis zur Unterbrechung des Zusammenhangs fortgetrieben worden.

---

a Ms. : dergleichen

Es sind dieß Bestimmungen die zu dem Uebergang von der Helligkeit zur Verdunkelung gehören, und hier ist nun der Punkt daß der phisische Körper fertig in sich ist. Farben entstehen durch das Zusammenkommen des Hellen und Finsteren, durch helle oder verdunkelte Medien durch welche man dunkeles oder helles sieht.

Hier ist nun aber von körperlichen Farben die Rede. Wie kommt das helle Licht in die Körperlichkeit hinein? Wie gerinnt das Licht zur Materie, daß es mit der finsteren Körperlichkeit eine Farbe bildet? Bei diesen Fragen gehen wir von der Finsterniß der Materie aus, und betrachten das Licht als Äußeres, Selbstständiges, was hineinfällt, was frei für sich ist, und fragen wie wird es in der finsteren Materie (**90**) gebunden. Bei unserem Gange haben wir jedoch von der Helligkeit angefangen und so müssen wir auch bei dem Fassen des Pigments von der Helligkeit ausgehen und sie als das Erste betrachten.

Der Kristall ist hell, die Gestalt ebenso, dieß ist ihr Erstes hell nicht verdunkelt in sich zu sein. Der Körper ist so Sichtlichkeit, die Gestalt bestimmt nun ihre Theile zur Punktualität, so ist ein Fortgang zur Verdunkelung von jener Möglichkeit gesehen zu werden, und dieß ist ein Aufheben der inneren Kristallisation, der Freiheit der Form, der Durchsichtigkeit. Diese ist das Erste und sie wird verdunkelt. Der Körper ist jetzt also hell, gleich in sich, das Andere ist nur seine Verdunkelung, Verfinsterung.

Die Verdunkelung ist ein Aufheben der Identität, Gleichförmigkeit, zu der sich die Form gebracht hat. Dieß Aufheben ist ein Fremdwerden der Einzelnheiten der Punkte, zunächst, überhaupt aber das Gesetztwerden einer Indifferenz in sich, die formlos ist. Die reale Form verdunkelt sich, wird aufgehoben, bestimmt sich, negirt sich, der Unterschied wird negirt (**91**) worin die Form bleibt, die durchgehende Einheit geblieben ist. Die Verdunkelung ist das Aufheben der Bestimmungen die die Totalität bilden, und Setzen einer einzelnen Bestimmung, dieß ist die abstrakte Indifferenz, Gediegenheit, die nicht mehr innere Kristallisation in sich ist, nicht mehr bestimmte Form ist, nur Identität in sich formlos. Das Verdunkeln ist so näher bestimmt, das Dunkele ist die formlose Indifferenz, nicht Neutralität, die innere Kristallisation verschwindet zur gleichgültigen Indifferenz in sich. Die Existenz hiervon ist, daß diese gleichgültige Indifferenz zurückkehrt zur Materie, zur specifischen Schwere, die Materie nun die in sich formlos, dieß Gediegene ist, ist die Metallität. Die Metalle sind dieß Dunkele worin alle Farben gesetzt sind. Organisch ist dieß Ander[e]s, in der Sphäre der phisischen Körperlichkeit ist alles farbige Metallität. Alle Farbe kann aus Metalle hervorgebracht werden, jedes Pigment ist metallisch, selbst der Indigo hat einen metallischen Glanz, hat die Regel in sich. Die Metallität ist Gleichförmigkeit in sich, Identität in sich, wie die des Kristalls Identität der Form ist. (**92**)

Durchsichtigkeit ist die entgegengesetzte Indifferenz gegen die des Dunkelen. Die Seele ist klar, es ist die helle, die herrschende Form, die alles unter die Form gebracht hat. Die Indifferenz des Dunkelen ist dagegen blos die der Gediegenheit, die Herrschaft des Materiellen.

Wir haben in den epoptischen und paroptischen Farben die Trennung von der Form, als Prinzip, als Weise der Verdunkelung gesehen, dieß ist auch Formlosigkeit, aber mehr äußerlich. Die Verdunkelung an sich ist zwar auch formlos, aber jenes ist als Vielheit, dieß Indifferenz in sich, als ungestaltetes, während jenes verschieden als äußerliche Weise ist.

Die regulinische Metallität hat ihre besonderen Farben an sich, welche sehr flüchtig und reduzirbar sind. Im chemischen Verhältnisse haben die Metalle als oxidirt verschiedene Weisen, Stufen und haben diese verschiedenen[a] Farben[b]. Die Wärme allein schon ändert die Farbe und zeigt die Flüchtigkeit des Farbenspiels, leichte Zuckungen der Kohäsion. Wenn Silber geschmolzen wird, so entstehen bei einer gewissen Hitze verschiedene Farben[b], welche schnell wechseln, roth, gelb, grün, blau, dann (93) tritt ein Moment ein, wo sie alle verschwinden, der Silberblick: Das Farbenspiel hört auf, kann nicht zurückgeführt werden, der höchste Grad der Schmelzung ist vorbei. Ebenso hat am Eisen die Farbe besondere Modifikationen, z.B. polirter Stahl wird in einer Flamme zuerst gelb, heißer gemacht, erzeugt er Purpur welches schwer festzuhalten ist, dann wird er Hochblau und endlich Hellblau, welches sich erhält.

Die Metallität ist überhaupt das Prinzip der Farbe. Das Metall ist wesentlich dunkel und an ihm sind es besonders die Wärmegrade und der chemische Zustand, welche die besonderen Farben hervorrufen. Der individuelle Körper ist also noch Totalität. Dieß Ganze der Gestalt, die Verdunkelung ist die Aufhebung derselben zur Indifferenz und dieß ist der Ort der Farbe im individuellen Körper.

Das 2te ist nun der Gegensatz.

§. 246 «Der Körper individualisirt a) das äußerliche Selbst des Lichts an seiner Dunkelheit zu einer specifischen Trübung desselben, zur Farbe; b) die Luft als die abstrakte, selbstlose Allgemeinheit, zur (94) Einfachheit seines specifischen Prozesses, oder im Geruche ist vielmehr die specifische Individualität des Körpers in ihrer Einfachheit, selbst nur als Prozeß; c) das Wasser die abstrakte Neutralität, individualisirt er zur bestimmten Neutralität der Salzigkeit, Säure und sofort, zum Geschmack.»

Der vollendete Kristall ist hell, er verdunkelt sich in sich, seine Durchsichtigkeit trübt sich, und dieß ist der Uebergang zur Farbe.

Die beiden Sinne des Gegensatzes sind nun Geruch und Geschmack, beide sind genau mit einander verwandt, in Schwaben hat man nur vier Sinne, denn man sagt die Blume schmeckt gut.

---

a Ms. : verschiedene   b Ms. : Färben

Genau genommen so ist die Indifferenz die wir Metallität nennen, die Brennbarkeit. Oxidirt wird im chemischen Sinne verbrannt genannt werden müssen. Das Metall ist so das Brennbare, aber nur erst die abstrakte Möglichkeit des Brennbaren. Oxidirt ist das Metall Kalk und die Chemie sagt : die Säure oxidirt erst die Metalle und dann neutralisirt (95) sie sich mit dem Oxid. Das Metall für sich ist indifferent. Wenn also Metallität in sofern Brennbarkeit heißt, so ist es nur die Fähigkeit eine Seite des Prozesses der Verbrennung auszumachen, nur die Möglichkeit der Thätigkeit ist einseitig. Der Gegensatz in den wir eintreten aus der Indifferenz, ist zunächst ganzer Gegensatz, noch nicht einseitiger Gegensatz nach keiner Seite real, sondern Gegensatz als Ganzes, so ist er nun nicht blos Möglichkeit einen Theil in der Verbrennung zu construiren, sondern das Ganze. Dieser Gegensatz der Metallität ist das Ganze, er ist der ganze Prozeß, und dieser ist nun Thätigkeit des Gegensatzes.

In dem Gegensatz sind nun verschiedene Seiten. Die Metallität füllt eine Seite. Das Metall haben wir gesehen als den Gegensatz in sich, und dieß ist das Verbrennliche, aber noch in einem anderen Sinne als das Metall, denn dieß konstruirt nur eine Seite des Prozesses, das Ganze ist beide Seiten in eins, dieß macht das Grundprincip im Geruch. Es ist noch kein Verhalten (96) zur Flamme, nicht Erhalten derselben, das Verbrennliche hat nur erst ein Verhältniß zum Elemente des Verzehrens, zum elementarischen Prozeß, die Flamme ist die Erscheinung des Prozesses an einem Individuum. Dieß Element des Verbrennens ist die Luft, der Geruch aber dieß, daß der individuelle Körper auf diese stille Weise verzehrt wird, verdunstet, verduftet, verwandelt wird in Luft, seine ganze specifische Totalität geht auf diesen Prozeß ein, die Empfindung dann ist der Geruch. Die Metalle riechen. Der Prozeß hat die allgemeine Form des Auflösens.

Das Andere zu diesem Verhalten, ist das zum Wasser. Die Brennlichkeit hat zum Gegensatz die kometarische Materie. Das Verhältniß zum Wasser ist dieß, darin aufgelöst zu werden. Die Körper als neutral sind salzigt überhaupt, das Verbrennen ist das Prozessualische in eins vereint, ununterschieden ; das Unterschiedene in sich, das Neutrale kann zerlegt werden. Nach seiner Salzigkeit hat der Körper das Element des Wassers zur Grundlage : Salz (97) ist individuelle Neutralität, diese Fähigkeit im Wasser gelöst zu werden ist der Geschmack. Dieß sind also die Bestimmtheiten, Eigenschaften der Körper, Geruch, Geschmack, Farbe. Im chemischen Prozeß haben wir dieselben Körperlichkeiten im Zusammenhang mit einander im realen Prozeß, in Individualisirung gegen einander.

Das Dritte ist nun das Verhalten der Körper zu einander als Individualitäten, hier ist der Ort des elektrischen Verhältnisses.

Der phisische Körper, welcher Totalität ist ist an sich different ; diese einzelnen Differenzirungen, die einzelnen elementarischen Unterschiede haben wir gesehen. Der Körper ist nun aber auch Totalität, wie die Gestalt, der Kristall, diese Totalität hat die Eigenschaften an sich individualisirt ist aber auch individuelle Totalität derselben. Dieß Verhältniß der Totalität haben wir zu betrachten, der Körper ist entwickelt und eben deshalb differente Totalität, aber nur different (98) überhaupt, er bleibt Totalität. Hiermit haben wir das als ein Gesetztes was wir bisher als unmittelbare Qualitäten hatten, z.B. im Verhältniß zum Licht die Durchsichtigkeit. Der Körper ist als Kristall nicht selbstleuchtend, es ist nur das Scheinen eines Anderen in ihm oder durch ihn[a]. Denn als Kristall hat er zwar als vollführte Gestalt die Einheit der Form, aber sie ist noch nicht phisikalische Idealität, sondern nur in sich selbst bestimmte Totalität. Er ist aber diese Idealität an sich und dieß ist es was in dem Resultat, in der entwickelten Totalität gesetzt wird, seine Gleichheit mit sich selbst, sich zeigt als phisikalische Eigenthümlichkeit. Die Idealität ist jetzt in die entwickelte Totalität gesetzt, die Einheit mit sich und der Form setzt sich, der Kristall ist sich selbst leuchtend, er constituirt sich hier als Sonne, zeigt sich als einfache phisikalische Totalität, als Licht, in einfacher phisikalischer Existenz. Das Licht ist es, das in diesem Verhalten hervortritt. (99)

Fassen wir die Gestalt auf, wie wir sie haben, so finden wir einen Körper als phisikalische Totalität, die Vielheit der Körper ist unmittelbar vorausgesetzt, wir haben also mehrere Körper, diese phisikalischen Totalitäten sind zunächst gleichgültig gegen einander, jede ist für sich. Das Weitere ist daß sie nicht gleichgültig bleiben sollen, sie sind unbestimmt different als Totalität zu einander, es tritt hier kein Verhältniß zum Elementarischen ein, sondern ein Verhältniß in dem sie selbstständige Totalitäten sind und bleiben sollen, denn sie sind hier für sich vollständige Ganze.

Das nächste Verhältniß in welches sie treten ist ein mechanisches, reiben, drücken der Oberfläche durch äußere Gewalt, es ist nur äußerlich und geht nicht zu den Erscheinungen fort die wir früher hatten. Diese Berührung versetzt die Körper in eine Spannung gegen einander. Sie gehen hier nicht mechanisch zu Grunde, es ist kein Zertrümmern durch Gewalt, kein Zeigen der Kohäsion, kein Klingen, keine Flamme, keine chemische Zersetzung, sondern dieß (100)[b] Berühren dieß Reiben zerstört die Körper nicht, sie bleiben Ganze, enthalten sich der Eine gegen das Gesetztsein des Anderen in ihm ; es ist wesentlich Beziehung, aber ebenso wesentlich auch nun Spannung, da die Körper in ihrer Totalität bleiben sollen. Es ist dieß das elektrische Verhältniß. Das Klingen ist nun eine Äußerung seiner als mechanische Totalität, der Körper erhält sich, es ist aber nur ein fortgesetztes sich immer zurücknehmendes Bewegen. Hier ist ein Sicherhalten nach phisikalischer Realität, kein mechanisches Erhalten. Das Dasein die Äußerung dieser Spannung ist nur phisikalisch, nicht etwas was nur auf Raum und Zeit sich bezieht. Die Schwierigkeit hierbei ist, daß wir gewohnt sind die Körper,

---

a Ms. : ihm   b Ms. : dieß (100) dieß

als todt zu nehmen, das schlechthin nur in äußere Berührung kommt, das nur auf mechanische oder chemische Weise verändert werden kann. Jene Spannung wird nun von der Reflexion so angesehen als ob die Äußerung derselben etwas ist, was nicht dem Körper im[m]anent ist, so daß der Körper aus dem Spiele (101) bleibt, nur Vehikel ist. Das Andere, was nun wirkt ist dann die elektrische Materie. Der Körper wird gedacht als ein Schwamm der die Materie in sich cirkuliren läßt bald leichter, bald schwerer, aber immer theilnahmslos. So als Materie aufgefaßt, ist die Elektrizität keine Thätigkeit, keine im[m]anente Wirksamkeit des Körpers selbst. Wir fassen dagegen diese Spannung als die Selbstigkeit, als im[m]anente Natur des Körpers, als Seelenhaftes dieser phisikalischen Natur auf, dieß ist es was beim Berühren mit Anderem auftritt, sich erhält. Es ist das Erhalten des Körpers in der Sphäre worin er phisikalische Totalität ist, diese ist different und fähig in Differenz mit Anderem[a] zu treten. Es ist der eigene Zorn, das eigene Aufbrausen, des Körpers in der Selbsterhaltung, sein jugendlicher Muth schlägt aus, nur er ist dabei, weiter niemand. Die phisische Natur rafft sich gegen Anderes zusammen, und zwar als abstrakte Idealität des Lichts.

Die Berührung theilt sich den zusammengebrachten Körpern durch und durch mit, es (102) ist die phisische Selbstigkeit die sich zusammenrafft. Der Körper hält an sich und setzt sich dem Anderen als phisischer Körper entgegen, er spannt sich nach seiner phisischen Seite. Es ist die im[m]anente Widersetzlichkeit des Körpers, welche das Thätige ist.

Diese Spannung ist nun nicht blos innerlich, sondern sie muß sich wesentlich äußern, muß ein eigenthümliches Dasein haben. Diese Existenz muß wesentlich verschieden, abgesondert von der Körperlichkeit des Individuums sein, weil der Körper als Totalität bleiben soll, was er ist, daher ist sie abstrakte Weise des Daseins, nicht reale Körperlichkeit ist in dieser Spannung. Das reale Eingehen ist erst im chemischen Prozeß :[b] Hier ist noch nicht abstrakter Prozeß. Die Äußerung seiner Spannung ist nun verschieden von der Körperlichkeit ist phisikalisch : aber abstrakt phisikalisches Dasein.

Dieß Dasein ist nun nichts anderes als das Licht, daß der Körper seine phisische Totalität als Licht zeigt. Es ist nicht Flamme die hier hervortritt, kein Verzehrendes, Zerstörendes. (103) Beim Reiben entsteht auch Licht aber als Flamme, welche im Verzehren triumphirt. Hier ist die Idealität als nicht verzehrend, als kalter Funken der nicht brennt, als reines Licht. Die Funken des Stahls sind hingegen Flammen, Vernichten der Kohäsion. Hier hingegen ist das Licht nicht flammend, kraftlos [,] die Materiatur geht nicht auf dasselbe ein, als nur elementarisch, seelenhaft bestimmt. Der elektrische Funken hat Geschmack, Geruch und Farbe aber keine Körperlichkeit ; die phisischen Bestimmtheiten sind idealer, sie sind aus dem Phisischen hervorbrechende Idealität, sie zeigen sich als

---

a Ms. : Anderes b Ms. : Prozeß, : Hier

einfache Idealität des Lichts, als die seelenhafte abstrakte Einheit des Lichts, dieß aber ist das Sichzeigen des individuellen Körpers, und ist noch etwas phisisch bestimmt, ohne daß eigentlich die Materiatur des Körpers eintritt. Elektrizität ist überall vorhanden, bei der geringsten Reibung zeigt sie der Elektrometer. Sie ist nicht immer gleich Funken, ist aber durchaus allgemein. Bei schlechten Leitern, Feuchtigkeit pp verschwindet freilich die Spannung so(104)gleich in der Neutralität. Die Elektrizität ist ein Verhältniß von allgemeinem[a] Dasein, es zeigt, daß die Körper sich nicht blos mechanisch zu einander verhalten, sondern zeigt sie als phisische Körper mit einander kämpfend.

> §. 249 « Das Fürsichsein, das sie in der Berührung manifestiren, ist durch die Differenz des anderen in jedem gesetzt, und ist daher nicht frei, sondern eine entgegengesetzte Spannung, in welcher aber nicht die Natur des Körpers in ihrer ganzen Bestimmtheit eintritt, sondern nur die Realität seines abstrakten Selbsts, ein Licht und zwar ein entgegengesetztes, sich produzirt. Die Aufhebung der Diremtion, das andere Moment dieses Prozesses, hat ein indifferentes Licht zum Produkt, das als körperlos unmittelbar verschwindet, und außer dieser abstrakten phisikalischen Erscheinung daher vornehmlich nur die mechanische Wirkung der Erschütterung hat. »

In dem Verhältniß der Elektrizität, setzt (**105**) sich jeder Körper für sich, dadurch ist jeder im Anderen und alle sind gespannt. Dieß ist das erste Moment, das zweite ist die Aufhebung der Diremtion, dieß Aufheben ist das Beweisen des Körpers als individualisirt, als Licht, das aber da es keine Nahrung hat verschwindet. Vom Klang traten wir zur Gestalt und ihr Letztes ist, daß sie sich als Licht kund giebt, die reine mit sich identische Form zu sein, ohne im chemischen Prozeß aufgelöst zu werden.

Wenn man gewöhnlich von Elektrizität spricht so weiß man nicht weshalb die Materie derselben da ist, man verlöre nichts, wenn sie nicht da wäre. Man hat sie aber auch im Gegentheil zum Sündenbock gemacht, der Alles machen soll, was in der Natur vorgeht. Was sie aber eigentlich bei Gewitter pp thut, wird nicht gesagt, sie ist ein *occultus agens*, etwas was sich nicht sinnlich zu erkennen giebt, aber doch thätig ist. Den Zweck der Elektrizität sieht die Phisik nicht ein, er ist (**106**) nothwendiges Dasein durch die Natur der Körper bestimmt, diesen Zweck zeigt man nicht auf, sondern macht die Elektrizität zur besonderen Materie. Was das Gewitter anbetrifft, so ist der Prozeß einer solchen großen Naturerscheinung nicht als analog zu betrachten, mit der Erscheinung in der chemischen Küche. Um Elektrizität hervorzubringen ist Reibung nöthig, die Wolken aber reiben sich nicht, ferner ist allgemein bekannt, daß nichts so sehr ein Verschwindenmachen der elektrischen Spannung hervorbringt als die Feuchtigkeit, die Wolken aber sind schlechthin feucht. Es ist hier eine Spannung zwischen den Wolken und der Erde,

---

a Ms. : allgemeinen

196

beides vollkommene Leiter die die Elektrizität also sogleich verschwinden lassen müßten.

Was nun die näheren Bestimmungen betrifft, so gingen wir davon aus, daß phisikalische Totalitäten als Individuen in reale[a] Beziehung treten. Diese Differenz als Existenz ist ein Anderssein, das in beiden Körpern gesetzt ist durch das Andere. In dieser Differenz, diesem Anderssein zeigt sich zugleich aber jeder Körper (107) selbstständig, somit ist nicht die reale Materialität different, sondern die Idealität, die allgemeine Beziehung der Körper auf sich, ihr allgemeines Erscheinen, nicht die besondere reale Erscheinung ist das Licht. In diesem erscheint der Körper als allgemeine Idealität seiner Materiatur. In diesem Licht wo nun die Körper different auftreten ist das Differente selbst, das sich darin zu zeigen hat. Das Licht ist die Weise der Existenz der Allgemeinheit der Körper. Indem sie nun in derselben different erscheinen ist dieß Licht selbst ein differentes. Es kann polarisirtes genannt werden, denn es ist sich entgegengesetztes. Bei den Farben ist von keiner Polarität des Lichts zu reden. Nur das irrdische Licht, der Schein des individuellen Körpers in seiner Differenz gegen anderes kann polarisch sein, wenn man überhaupt den Ausdruck gebrauchen will.

Die Körper sind zunächst nur gespannt, durch Reibung wird diese Spannung hervorgebracht, die Aufhebung derselben ist die Erzeugung des Lichts. Dieß ist schmeckend, riechend und farbig. Läßt man es in Staub schlagen, so bringen die positiven und negativen Punkte verschiedene (108) Figuren hervor. Die Frage ist nun wie sich die negative und positive Elektrizität zu den Qualitäten der Körper bestimmt. Früher unterschied man nur eine Glas- und Harz-Elektrizität, indem nämlich die Haupterscheinung ist, daß bei einer Reibung des Glases positive und bei der von Harz, Siegellack pp negative Elektrizität erscheint. Aber diese unterschiedenen Elektrizitäten sind nicht an die verschiedenen Qualitäten der Körper gebunden. Man kann mit *Haüy*[b39] sagen, daß die Elektrizität des Mineralreichs sich in drei Theile theilt.

1. Alle Salze, Steine und Erden sind positiv, das Neutrale überhaupt.
2. Die unterschiedeneren Substanzen haben negative Elektrizität, wie die brennlichen, Schwefel, Harz pp an sich dem Negativen angehörend.
3. Die Metalle sind Leiter, als an sich indifferent, gleichförmig haben sie gar keine Spannung, denn sie sind abstrakt in sich.

Dieß sind die Hauptunterschiede der entgegengesetzten Elektrizitäten. Diese Entgegensetzung (109) hat zwar den allgemeinen Zusammenhang mit den allgemeinen Qualitäten, aber dieser ist so oberflächlicher Art, daß der geringste Unterschied eine andere Elektrizität zur Folge hat.

---

a Ms. : realer   b Ms. : *Heim*

Leiter sind außer den Metallen, alle Flüssigkeiten, Wachs, Seide sind schlechte Leiter, doch geschmolzenes Wachs und erwärmte Seide sind gute Leiter, weil die Wärme sie flüssig macht. Reibt man Glasröhren, so entzweien sie sich in positive und negative, ebenso Siegellackstangen. Polirtes und mattes Glas zeigen verschiedene Elektrizität. Die vielfachsten Versuche sind angestellt, und man hat gefunden, daß die geringsten Umstände eine verschiedene Elektrizität verursachen können. Nim[m]t man zwei seidene Bänder und streicht eins der Länge nach und das andere quer, so entstehen entgegengesetzte Elektrizitäten. Streicht man die Kleider einer isolirten Person, so erhält sie positive, der Streichende negative. Ein Hauptumstand macht, daß die Körper positiv werden, welche ihre Theile bei der Reibung am wenigsten verändern. Wenn z.B. eine animalische oder vegetabilische Substanz auf (110) einer rauhen Oberfläche gerieben werden so zeigen sie sich negativ, auf einer glatten Oberfläche gerieben werden sie positiv. Die Haare eines Katzenfells, wenn sie auf eine Metallfläche gerieben werden und in ihrer Lage bleiben sind positiv, als Gewebe gerieben zeigen sie sich negativ. Reibt man einen weiß seidenen Stoff gegen einen schwarzen der rauh ist, so erhält der geriebene negative Elektrizität. Das allgemeine Resultat also ist, daß einerseits die Entgegensetzung an große Grundunterschiede der Körperlichkeit gebunden ist, während andererseits die leiseste Veränderung eine andere Bestimmung hervorbringt. Dieß zeigt die Oberflächlichkeit des elektrischen Prozesses an, denn nicht die specifische Realität des Körpers tritt in den Prozeß ein.

Das Weitere nun ist, zu sehen wie sich die entgegengesetzten Elektrizitäten zu einander verhalten. Die wesentliche Bestimmung dabei ist, daß die eine und die andere zu ihrer Existenz ein eigenes Körperindividuum nöthig hat. Was die eine (111) Elektrizität ist, ist in einem Anderen nothwendig die Andere, jede besteht aber in einem eigenen Individuum. Beim Magnet differencirt sich dasselbe Individuum. Hier aber ist der Gegensatz in zwei Individuen. Das zweite ist nun, daß ebenso dann die entgegengesetzten Elektrizitäten sich verhalten, wie die Thätigkeit der Entgegensetzungen des Magnetismus. Differente ziehen sich an, in-differente stoßen sich ab.

Denn wo die Indifferenz ist muß die Differenz gesetzt sein. Die Thätigkeit der Elektrizität ist also auch mechanisches Bewegen, Verändern der Raum-bestimmung. Drittens gehört hierher, daß indem der Körper elektrisch bestimmt ist, er seine Elektrizität mittheilen kann, besonders den Leitern wie z.B. den Metallen. Obgleich das Metall auch kann elektrisch gemacht werden als sich differenzirend. Die mitgetheilte Elektrizität, macht die Elektrischen gleichnamig und entfernt sie.

Die Phisiker unterscheiden nun Mittheilung und Vertheilung. Die Erscheinung der Vertheilung ist, daß wenn z.B. an einem positiv elektrischen (112) Körper A ein Leiter gebracht wird ohne daß er den anderen negativ elektrischen B berührt, so zeigt sich der Leiter auch elektrisch und zwar so daß die

Enden die entgegengesetzten Elektrizitäten zeigen, wird er aus der Sphäre der differenten weggenommen, so ist seine Elektrizität verschwunden. Wird an den Leiter ein dritter Körper gebracht, so theilt der Leiter seine Elektrizität diesem mit und von ihm weggenommen hat er dann negative Elektrizität. Die Hauptsache ist, daß man sehen muß daß ein Leiter keine eigenthümliche Elektrizität hat, wird aber an sein Ende ein Körper gebracht, so wird dieser positiv, der Leiter dann negativ, weil die Elektrizität um zu haften zwei Individuen gebraucht. Zunächst ist der Leiter indifferent und hat in der elektrischen Sphäre beide Elektrizitäten. Er selbst ist also noch nicht wahrhaft elektrisch und wird es erst wenn ein Anderes sich ihm entgegensetzt. Dieser Gegensatz bedarf eines eigenen individuellen Körpers zu seiner Existenz, (113) ist mittheilbar, und so finden dann Anziehungen und Abstoßungen statt.

Was die Erscheinung dieser Thätigkeit betrifft, so ist sie wie die des Magnetismus beweglich, und äußert sich durch Abstoßen und Anziehen. Die Äußerung ist jedoch nicht allein auf das Verhältniß von Zeit und Raum beschränkt, sondern es erscheint hier auch das Licht, es ist ein Ueberströmen differenten Lichts. Auch dieß gehört zur Spannung, zur elektrischen Differenz.

Das Weitere ist nun das Aufheben dieser Spannung. Dieß geschieht schon darin, daß ein elektrischer Körper in ein Verhältniß zur Erde oder zum Wasser kommt, es verschwindet die Elektrizität dann sogleich. Das eigentliche Aufheben ist aber, daß beide differente Elektrizitäten zusammengebracht werden, sie vereinigen sich, aber es giebt diese Vereinigung kein Produkt, das einzige was entsteht ist das Verschwinden. Es ist noch nicht die Materiatur, sondern nur die ideale Selbststigkeit die zur Erscheinung kommt, in der Neutralisation ist sie dann verschwunden.[a] (114)

Indem sich so beide Existenzen der differenten Elektrizitäten negiren, entsteht leicht Form, Körper die die Verbindung der Berührung ausmachen, gehen leicht in Flammen auf, Metalle schmelzen. Das Licht geht so bis zum Feuer fort, dieß Feuer ist physikalische Existenz, ist nicht idealisirt wie das Licht, es gehört Nahrung, Materie dazu. Das Resultat ist hier jedoch kein Feuer, sondern die Wirkung ist nur mechanischer Art. Bei den Differenzen der Elektrizität ist angegeben worden, daß weil sie different ist, sie sich mechanisch zeigt, Geruch und Geschmack hat, sie ist also different mithin ist physische Bestimmtheit darin, diese ist aber nur ein Anfang, wie die Farbe nur Anfang der Verdunkelung ist. Der Entladungsfunken und das Beginnen des Feuers ist hier noch kein eigentliches Feuer. Die Hauptwirkung ist die Zertrümmerung dessen was den Zusammenhang bildet, Gold kann hier verflüchtigt werden, ein Erfolg der Erhitzung, der jedoch auch durch den mechanischen Schlag hervorgebracht werden kann. In der elektrischen Pistole wird aus Wasserstoff(115)gas und Sauerstoffgas Wasser hervorgebracht. Durch den mechanischen Schlag geschieht dieß aber auch. Es ist

---

a Am Rande : Anmerkung zum § 249.

nur Wirkung der Erschütterung, die dieselben Erfolge hat, wie die Wirkung des Feuers.

Der Galvanismus der hier nahe zu liegen scheint, ist jedoch als eine eigenthümliche Form des chemischen Prozesses zu betrachten und wird dort abgehandelt werden.

3. Der chemische Prozeß.

Das Erste war die individuelle Körperlichkeit, die räumliche Gestalt, das Zweite die phÿsikalische Differenz der Gestalt, der Prozeß dieser differenten Gestalt ist zunächst der abstrakte Prozeß der Elektrizität, wo nur sie selbst hervorgerufen, different sich zeigt. In der Gestalt ist, wenn sie noch nicht vollendet, auch ein Prozeß, dann ist der Prozeß des Gestaltens der Magnetismus vorhanden. In diesem tritt auch der Unterschied hervor, aber nur an einem Individuum und seine Thätigkeit ist nur die der Bewegung. Die Elektrizität dagegen ist ein zerhauener Magnet, die Differenzen sind frei selbstständig für sich, jede in einem besonderen Individuum, es ist nicht die ganze Gestalt die (**116**) auf diesen Prozeß eingeht.

Der chemische Prozeß ist der der ganzen phÿsikalisch bestimmten Gestalt. Die Materie tritt als schmeckende, riechende Materie ein, es ist der ganze phÿsische Körper und die Veränderung ist nicht blos in der Bewegung, sondern in der ganzen Gestalt. Es ist aber nicht nur ein Ganzes was darauf eingeht, sondern viele individuelle Ganze, es ist der Prozeß der Totalität. Er ist zugleich Einheit der vorhergehenden Prozesse des Magnetismus und der Elektrizität, diese sind aber nur abstrakte Formen des chemischen Prozesses. Sie existiren als besondere Stufen, hier aber sind alle vereinigt, man ist jedoch im Stande diese Momente auch in ihrer verschiedenen Wirksamkeit aufzuzeigen. Sie sind besondere formelle Seiten des chemischen Prozesses. Wie sie an den besonderen Körpern hervortreten, so treten sie auch an dem allgemeinen Individuum, der Erde, hervor, aber diese geht nicht fort bis zum chemischen Prozeß, weil sie als allgemeines Individuum bleibt. Als einzelne, (**117**) individuelle Körper, als existirende, einzelne Individuen, sind es die besonderen Körper der Erde in die sie sich theilt und diese gehen in den chemischen Prozeß ein. Die Erde hat so die Elektrizität als besondere Existenz an sich, deren hervortretende Bedingungen von ganz anderer Art sind als die an den besonderen vereinzelten Individuen.

Der Körper ist wesentlich Produkt ; bei der Gestalt ist dieß uns durch den Begriff hervorgegangen, nicht der Existenz nach, sie ist aber deshalb noch kein Gesetztes, sie muß sich daher am Ende als solches zeigen, gesetzt werden. Im Organischen sind die Aeltern ein Unmittelbares dem Begriff nach, aber auch ein Gesetztes, Erzeugtes, ihrer Existenz nach.

Der chemische Prozeß ist so das Hervorbringen, das in die Existenz Setzen der Gestalt, daß sie ist und zwar durch Vermittelung und in sofern muß ihr Dasein aufgezeigt werden. Der Körper setzt als unmittelbare Gestalt das Ende in das er übergeht voraus. Es ist dieß die Stufe wo die ganze Körperlichkeit in das Dasein (118) übergeht.

§. 251 « Der chemische Prozeß hat seine Produkte zu seiner Voraussetzung und beginnt daher von ihrer Unmittelbarkeit. Dem Begriffe nach unmittelbar ist der besonderte Körper, insofern seine Eigenschaften oder Materien in einfache Bestimmung zusammengeeint und der Einfachheit der specifizirten Schwere, der Dichtigkeit gleichgeworden sind. Die Metallität ist diese Gediegenheit, durch welche die Besonderheit flüssig, und sich in ungetrennter Ganzheit und Allgemeinheit in die bestimmte Differenz gegen eine andere zu setzen fähig ist.»

Zunächst haben wir noch die allgemeine Natur des chemischen Prozesses zu betrachten. Der chemische Prozeß ist der der Totalität, die Thätigkeit darin hat eine doppelte Richtung, Trennung und Reduktion zu eins. Was als eins gesetzt ist, wird als different gesetzt und dieß Differente wird vereint zu eins. Hier treten nun die gestalteten Körper ein, sie als solche ruhende Totalitäten in Berührung gebracht, setzen den (119) elektrischen Prozeß, indem sie aber als ganze Totalitäten in Berührung kommen, ihre wesentlichen Bestimmtheiten sich berühren sollen, dieß können sie als mechanische Körper nicht, so ist ein Drittes nöthig, in dem sie zusammenkommen sollen, dieß ist die Indifferenz beider, das gegen ihre Realität Gleichgültige, die Möglichkeit ihrer Besonderung[a]. Dieß muß nun ein allgemein Physikalisches, ein Element, ein Individualitätsloses sein. Im chemischen Prozeß werden also zwei reale Körper als Extreme [,] und eine Mitte in der sich ihre Bestimmtheiten berühren können gefordert, dieß ist Wasser oder Luft. Diese gehen selbst in den Prozeß ein, sie werden dadurch different und wieder neutralisirt zu Elementen. Der chemische Prozeß ist deshalb ein Schließen. Die Extreme werden in einer allgemeinen Neutralität verbunden, nicht zu einem Besonderen bestimmt. Der Anfang des Prozesses ist ein Schluß und der Verlauf ebenso, die realen Differenzen werden zur Mitte verbunden oder, indem sie neutral sind, geschieden, physikalische Körper werden zerlegt in sogenannte körperliche Bestandtheile. Wasser und Luft werden wie man sagt auch zerlegt, es entsteht also zweierlei Geschiedenes (120) erstlich physisches und dann die abstrakten Elemente, diese werden geschieden in abstrakte Stoffe und hier ist dann die Rolle des Wasserstoffgases pp. Ebenso findet auch eine doppelte Neutralisirung statt, erstens von physischen Körperlichkeiten zu Salzen, Säuren pp und zweitens Neutralisirung zu den Elementen zu Luft und Wasser. Der chemische Prozeß ist also ein Schluß wozu drei gehören, vom formellen chemischen wozu nur zwei nöthig werden wir weiterhin sprechen. In der

a Ms. : Besonderung ist.

Rücksicht, daß drei zum chemischen Prozeß gehören, entstehen folgende Erscheinungen. Ganz koncentrirte Säure greift Metall gar nicht oder nur schwach an, dieß weil sie nicht ganz wasserlos ist, verdünnt greift sie das Metall tüchtig an. Blei verliert in trockener Luft seinen Glanz viel weniger als in feuchter. In destillirtem[a], dichtverschlossenem[b] Wasser rostet Blei gar nicht, tritt Luft hinzu, so rostet es leicht. Ebenso Eisen.

Der chemische Prozeß ist näher als ein Durchgehen von eigenthümlichen unterschiedenen Momenten zu betrachten, er ist keine unmittelbare Verwandlung. Jedes dieser Momente ist selbst ein Prozeß, eine eigenthümliche Form des Prozesses, mit einem eigenthümlichen Produkt endigend. Die Ordnung der besonderen Körper bestimmt sich dadurch, aus welcher besonderen (121) Form des allgemeinen chemischen Prozesses sie hervorgegangen sind.

Zuerst ist das Allgemeine die Endlichkeit des chemischen Prozesses, er ist endlich im Vergleich mit dem organischen Prozesse. Er hat die Stellung, daß er Veränderung der Gestalten ist, die selbstständig aber verschieden sind, und als ruhende Gestalten existiren.

Der Prozeß ist nun daß solche unterschiedene Gestalten in eins gesetzt oder aus dem gleichgültigen Bestehen gerissen und in Differenz gesetzt werden. Sie sind verschieden, das Verschiedene zieht sich an, wird eins, oder die Gestalt ist eins und muß nun verschieden gesetzt werden, das was eins ist muß zum Gericht zum Unterschiede kommen.

Wenn Verschiedenheiten in eins gesetzt werden, so ist hier die Bedingung, die ansichseiende Einheit, nur in sofern sie an sich eins sind, werden sie eins, sie sind es aber nur dem Begriff nach, die Einheit ist noch nicht existirend gesetzt. Die chemischen schlechthin different (122) thätigen Körper sind ihrem Begriffe nach identisch. So Säure und Kali. Die Säure existirt als Säure, dieß ist die eine Seite, aber an sich ist sie auch Kali, dieß treibt sie, sie ist durstig nach dem Kali. Ebenso das Kali. Ihre Einheit ist nur an sich. Das differente Kali hat den Trieb sich zu indifferiren, es ist an sich neutral, sein Begriff ist Neutralität, die Existenz ist nur die eine Seite. Beide, Begriff und Existenz entsprechen sich noch nicht. Es folgt aus den Bestimmtheiten der verschiedenen Körperlichkeiten, daß sie nur an sich identisch sind, nicht ihrer Existenz nach.

Das Weitere ist nun das worin die Endlichkeit des chemischen Prozesses besteht. Im Organischen ist nicht die Identität der Unterschiedenen im Begriff, an sich, hier ist diese Einheit wirklich existirend. Die Thiere sind beseelt, Beseelung ist nun die individuelle Einheit als existirend. Hier hingegen ist sie nur an sich, was existirt sind einseitige verschiedene Gestaltungen, dem Begriffe nicht entsprechend. Das Aufheben der Einseitigkeit ist ein Verfallen in eine andere Einseitigkeit, es kommt nicht zur abstrakten Einheit. Hier tritt also (123)

---

a Ms. : destillirten   b Ms. : dichtverschlossenen

überhaupt die Bestimmung ein, daß die körperlichen Individuen in einer Bestimmtheit existiren auf einseitige Weise, indem sie auf den Prozeß eingehen hebt sich diese Bestimmtheit auf, wird integrirt, der Körper erhält eine andere Bestimmtheit und diese die Neutralität zweier Bestimmtheiten, ist wieder einseitig, das Produkt womit der Prozeß aufhört ist immer wieder einseitig bestimmt.

Die Metall[e] werden Kalke, Säure und Kali wird Salz, und so ist jedes solches Produkt einseitig, dieß fließt aus dem angegebenen Standpunkt.

Hierhin liegt dann weiter daß die Totalität des Prozesses selbst, in unterschiedene Prozesse zerfällt. Jeder einzelne ist unvollständig nicht total, mit seinem Produkt ist er aus, und dieß Produkt ist ebenso einseitig, unvollständig, nicht Totalität, mithin ist der Prozeß selbst auch unvollständig und nur Moment des allgemeinen Prozesses.

Der chemische Prozeß ist endlich, und seine Endlichkeit ist, daß er zwar an sich Totalität ist, diese aber zerfällt in verschiedene Prozesse und Produkte, Bestimmtheiten in einer Reihe, die zusammen an sich für uns das Ganze ausmachen, jedes aber ist einseitig. Der Verlauf des ganzen Prozesses ist ein Ablauf (124) verschiedener Momente, jeder ist Prozeß und hängt weiter nicht mit dem folgenden, der nun ist, zusammen. Sie fangen deshalb auf äußerliche Weise an, dem Produkt ist es gleich ob es auf der Stufe stehen bleibt oder weiter geführt wird, dieß ist ihm äußerlich und zufällig.

In diesen unterschiedenen Prozessen besteht die Natur der Körper darin, welche Stelle sie in dem allgemeinen Prozesse haben, das heißt von welchem der Prozesse sie das wesentliche Produkt, das Bethätigende sind, sie sind dann zwar auch anderer Prozesse fähig, aber sie sind darin nicht das Bethätigende, das Zeugende, Determinirende.

Das Metall gehört so dem galvanischen Prozeß an, hier determinirt seine besondere Natur, seine regulinisch, metallische Form. Ihr Verhalten zur Säure unterscheidet die Metalle untereinander, es ist aber nicht determinirend. Die Eintheilung der Körper, die Klassen derselben, müssen also genommen werden aus ihrer Stelle im allgemeinen Prozeß. In der empirischen Chemie muß jeder Körper beschrieben[a] werden nach seinem Verhalten mit allen chemischen Körpern, er muß durch alle durchprobirt werden. (125) Aber ein Anderes ist es die allgemeine Natur der Körper zu bestimmen, dieß muß geschehen durch den besonderen Prozeß in dem sie das Determinirende sind.

Die Totalität des chemischen Prozesses, sein Verlauf besteht also aus einer Kette besonderer Prozesse. Diese sind.

---

a Ms. : geschrieben

1. Der formelle chemische Prozeß. Prozeß in Ansehung des Substantiellen an dem die Differenz noch nicht reell in der Existenz ist, wo sie noch nicht realisirt wird insofern der Prozeß ein Scheiden ist. Diesen formellen Prozeß will ich nach dem^a vergessenen^b *Winterl*^{c40}, *Sensomasie* nennen.

2. Der wirkliche chemische Prozeß, hier kommt es darauf an wie die Thätigkeit existirt.

   a. Form des Galvanismus, hier existirt die Thätigkeit noch als eine Verschiedenheit der Körper, überhaupt nur als differente Körper, so daß sie noch nicht real vorhanden ist und der Prozeß nur die Verschiedenheit different setzt. Beim Metall wird die Thätigkeit so hervorgebracht daß die Verschiedenheiten sich (126) berühren, in eins gesetzt werden und different sind in dieser Verbindung.

   b. Form des Feuerprozesses, wo die Thätigkeit für sich außer dem Körper existirt, dieß ist das Feuer. Es ist die Existenz des Fürsichseins im Verzehren, dieß in sich unruhige Differente, wirksam die Differenz zu setzen, zu begeistern, kaustisches Kali hervorzubringen.

   c. Der Prozeß der begeisternden Säure und des Kali. Das Gefeuerte^d ist an ihm, die Differenz körperlich existirend. Dieser Prozeß ist die Reduktion zur Neutralität, das Hervorbringen von Salzen.

   d. Die Rückkehr zum Anfang vom Neutralen zur Säure, vom Oxid zum Metall.

Damit ist dann der Kreislauf beschlossen : Das Indifferente fängt an, wird dann unterschieden, dann das Entgegengesetzte was es nicht aushalten kann für sich zu existiren, hierauf folgt die Reduktion zum Neutralen und endlich die Rückkehr zum Indifferenten, zum Metall. Hieraus bestimmt sich dann die chemische Natur der Körper. Die empirische Mannigfaltigkeit, der es (127) nur um das Produkt zu thun ist, wird so in eine feste Form gebracht.

---

a Ms. : den   b Ms. : vergessenem   c Ms. : *Winter*   d Ms. : Gefeierte

1. *Sensomasie*. *Winterl*[a] Professor der Chemie in Pesth, machte in neuerer Zeit den Anfang zu einer tieferen Begründung der Chemie, von ihm ist der Name Senso-masie. Das Zusammenschmelzen von Metallen, das Zusammengießen von Säuren ist noch kein chemischer Prozeß, es sind nur Verbindungen die noch unvermittelt sind, ohne ein Medium das verändert und selbst verändert wird. Das Schmelzen geschieht durch Feuer, dieß ist aber kein Medium, das in den Prozeß eingeht und selbst verändert wird. Der chemische Prozeß ist wesentlich ein Schluß, es gehören Elemente dazu, Wasser und Luft. Die Luft ist es an der sich die Körper be-geistern : Ein solches ist noch nicht vorhanden in dieser unmittelbaren Verbin-dung, es ist dieserhalb kein realer, sondern nur ein formeller chemischer Prozeß.

Was wird an den Körpern verändert, die in den chemischen Prozeß eintreten ? Ihre Unvollkommenheiten werden aufgehoben, sie werden in (128) eins gesetzt, verändert. Was ist das Veränderte, das was sie zu Unterschiedenen macht ? Was ihre ursprüngliche Bestimmtheit ? Dieß ist die specifische Schwere, sie ist das Insichsein die die Unterschiedenheit der Materie begründet, sie frei macht von der äußerlichen Einheit, weiter die Kohäsion. Diese ursprünglich, specifischen Bestimmtheiten gehören der allgemeinen Besonderheit der Körper an. Diese allgemeinen Besonderheiten liegen jenseits der physikalischen Differenz. Hierdurch ist aber die Veränderung dieser Besonderheiten noch nicht der chemische Prozeß, sondern nur die substantielle Veränderung und dieß ist eine eigenthümliche Sphäre, die des Mechanismus. Indem nun diese Veränderung eine eigene Bestimmung ist, so ist sie[b] eine besondere Veränderung zu unterscheiden vom chemischen Prozeß, sie findet zwar auch statt in jedem chemischen Prozeß, ist aber wesentlich auch ein eigenthümliches Verhältniß einer eigenen Sphäre. Dieß ist dann was ich *Sensomasie* genannt habe.

Der Prozeß, indem er sich hierauf beschränkt ist noch nicht eigentlich chemischer Prozeß. Es ist (129) eine Vermischung verschiedener Körper, in welcher Vermischung die specifische Schwere, das was ihre Besonderheit bestimmt, abgeändert wird. Es ist aber nicht blos mechanische Mischung, die sich Vermischenden bleiben nicht äußerlich gegeneinander, sondern es ist wahrhafte qualitative Mischung. Wasser und Alkohol mischen sich wirklich, verschiedene Pulver bleiben dagegen in ihren kleinsten Theilen immer noch dieselben verschiedenen. Das Gewicht beim Wasser und Alkohol bleibt dasselbe, aber die Dichtigkeit die specifische Schwere ist verändert. Gold und Silber zusammengeschmolzen geben ein specifisches Gewicht, was ein anderes ist als die Summe der specifischen Gewichte des abgesonderten Gold[es] und Silber[s]. Archimedes hat vielleicht jenem Goldschmidt sehr unrecht gethan, denn das specifische Gewicht des Gemenges, ist keine Summe der einzelnen specifischen Gewichte.

---

a Ms. : *Winter*   b Ms. : es

Messing ist eine solche *Sensomasie* von Kupfer und Zink, ebenso die Quecksilberamalgame, es ist kein eigentlicher chemischer Prozeß, es (**130**) verändert sich davon nur die specifische Schwere, die Kohäsion und die Farbe. Dabei ist in diesen Verbindungen ein bestimmtes Verhältniß, von gegenseitiger Sättigung. Bei zu wenigem Silber fließt das ungesättigte Quecksilber ab, bei zu vielem Silber wird nicht alles Amalgam. Die Verbindungen haben eine größere Härte als die Metalle wenn sie einzeln für sich stehen, aber sie sind schmelzbarer. Es ist ein Unterschied in ihnen der das Produkt empfänglicher macht für die Wärme und andere Einwirkungen. Wissmuth, Zink und Blei geben eine Masse die so sch[n]ellflüssig ist, daß sie in der Hand zergeht. Auch mit Erden ist es der Fall, daß sie durch einen Zuschlag schnellflüssiger werden.

Diese Verbindungen sind im Ganzen nur Veränderungen der insichseienden Bestimmtheiten, Bildung eines Produkts wodurch sie reduzirt werden.

2. Der eigentliche chemische Prozeß. Hierzu gehört ein Medium an welchem und durch welches die inneren Verschiedenheiten gesetzt, zur (**131**) Existenz gebracht[a] werden. In Ansehung des chemischen Prozesses ist bemerkt daß der galvanische Prozeß die erste Form darin ist, es kommt hierbei darauf an welche Gestalt darin das Bethätigende, Besondernde hat.

a. Der galvanische Prozeß. Diese erste Form kann keine andere sein, als daß es ganz gleichgültige, selbstständige Körper sind, die den Prozeß mit einander eingehen. Die erste Selbstständigkeit ist die abstrakte, unmittelbare, die Körper die indifferent in sich sind, deren Natur indifferent in sich ist. Dieß sind die Metalle. Der Prozeß ist jedoch nicht blos auf die Metallität bestimmt, sondern auch Flüssigkeiten haben ihn, dabei ist aber immer ihre einfache Bestimmtheit es, die das Bestimmende, Agirende ist. Man hat so galvanische Ketten von zwei Säuren, bloße Nerven und Muskeln machen den galvanischen Prozeß; die einfache Bestimmtheit, die den Grundcharakter des Metalls ausmacht, ist aber immer das Agirende.

Der chemische Prozeß hat seine Produkte zu seiner Voraussetzung, er ist das wodurch das was seiner (**132**) Existenz nach unmittelbar ist, was durch den Begriff erzeugt wurde, auch seiner Existenz nach erzeugt wird. In ihm aber fangen wir von einem Unmittelbaren an, was dann aber auch spaeter Produkt ist. Er ist noch nicht der unendliche Prozeß, der das Leben ist, daher hat er Voraussetzung.

Die Metallität ist dieß Gediegene. *Schelling* hat das Metall geronnenes Licht genannt, in ihm ist die specifische Schwere das wesentlich Konstruirende. Alles andere ist auch specifisch schwer, hier hat diese Schwere keine oder nur

---

a Ms. : bebracht

geringe Bedeutung, ist[a] entwickelt zu einer Totalität. Beim Metall ist die specifische Schwere besonders das Unterscheidende, Konstruirende, da nun seine Natur auf diese[r] Bestimmung beruht, so ist es das Indifferente, dieser gediegene Zusammenhang, dieser unkristallinische Zusammenhang. Es ist ferner nicht Neutrales, Zerlegbares in verschiedene Bestandtheile, es ist gediegen, einfach in sich. Diese Gediegenheit in sich ist die Ursache seiner Mittheilbarkeit, es ist Leiter für die Wärme, (133) die Elektrizität, es hat keine Unterbrechung, sondern Gleichförmigkeit in sich.

Diese Kontinuität macht die Metalle fähig, daß wenn sie sich berühren, ihre Differenzen gegen einander offenbar werden, eins seine[b] Differenz im Anderen empfindlich werden läßt.

Das Metall als das Gediegene in sich, ist der Einwirkung der Säure weniger offen, als andere Stoffe, je edler es ist, je weniger ist es offen. Edle Metalle sind die, die an der Luft nicht rosten, im Feuer sich nicht oxidiren, oder verkalkt durch bloßes Feuer wieder regulinisch hergestellt werden können. Die Edelheit gehört also den Bestimmungen an die wir hatten. Gold wird fast gar nicht von der Säure angegriffen, Blei verkalkt schon an der Luft, und Metalloide können sich kaum im regulinischen Zustand erhalten.

Es ist also überhaupt dieser indifferente, nicht oxidirte, neutrale Körper, der erste mit dem wir anzufangen haben, weil er unbestimmt oder nur einfach bestimmt in sich ist. Die Verschie(134)denheit der Metalle ist im galvanischen Prozeß das Bethätigende. Es werden hier verschiedene Metalle an einander gebracht, die Größe ihrer Verschiedenheit bestimmt sich zum Theil erst im galvanischen Prozeß. Silber und Zink und Kupfer und Zink berühren sich so, bringt man zwischen beide einen Wassertropfen, so ist hier sogleich alles in Thätigkeit, der galvanische Prozeß entsteht.

Es ist schon bei der Elektrizität bemerkt, daß man sich vorstellt die Körper seien hierbei gleichgültig. Indessen sind sie in Wahrheit nicht so unthätig als blos schwer gegen einander, sondern sie sind auch agirend, nach ihren weiteren in sich seienden Bestimmtheiten und sie sind so für einander da. Die Metalle haben diese Eigenthümlichkeit, daß die Differenzen ihrer Natur sich berühren können, weil sie Gediegenheit, Kontinuität in sich sind. Vorhanden ist Einheit, durch Gediegenheit, und Unterschied der specifischen Beschaffenheit in sich, beides ist nur in eins, insofern nur Wasser (135) hierin kommt, so ist Thätigkeit vorhanden, diese ist, daß die in sich seienden Differenzen jetzt gesetzt werden, zur Existenz kommen. Zu setzen was bisher an sich war, dieß ist die Thätigkeit, und so ist das Produkt die Einheit von Unterschiedenen. Aus denen, die als different gesetzt sind entsteht ein Oxid.

---

a Ms. : ist ist   b Ms. : seine seine

Die Verschiedenheit macht sich in der Berührung geltend, kommt zur Wirksamkeit. Mit der Berührung ist jedoch nur ein elektrisches Verhältniß gesetzt, weshalb der Galvanismus lange als eine Form der Elektrizität angesehen worden ist. Diese elektrische Differenz geht hier ins Chemische über, insofern ein Anderes als Mitte da ist, an dem die Differenz zur Existenz [,] sich zu setzen [,] gelangen kann. Diese Mitte ist das Wasser und die Luft. Es ist zu bemerken, daß die Elektrizität sich hier sehr überwiegend, hervortretend zeigt, sie ist aber allgemeines abstraktes Moment im chemischen Prozeß und es kommt nun darauf an, ob sie an die Form des chemischen Prozesses treten kann. Am Galvanismus kann dieß die Elektrizität, weil (**136**) dieser auf der[a] Differenz deren beruht die indifferent in sich, selbstständig bestehend, an sich haltend sind. Es ist eben als Hauptweise des elektrischen Verhältnisses angegeben, eben dieß. Die Metalle nun sind indifferent in sich, halten an sich selbst indem sie verändert werden.

Das Metall wird nun im galvanischen Prozeß nicht chemisch angegriffen, wird nicht aufgelöst, dargestellt als an sich selbst neutral. Die reale Differenz die zum Vorschein kommt, ist eine solche die zur Indifferenz hinzukommt. Indem nun ein Drittes dazwischen hineinkommt, an dem die Differenz gesetzt werden kann, so ist die Thätigkeit da, Unruhe, Leben fängt an, chemische Veränderung.

Die welche nun die Mitte ausmachen zwischen den Extremen der Metallität, sind nicht nur eins, sondern zwei, Wasser und Luft. Die Metalle schließen sich an sich zusammen, ihre Verbindung hat keine existirende Mitte, die reale Mitte ist solche wodurch die Differenz ins Dasein kommen soll. Diese Mitte die beim Schluß des Verstandes ein einfacher *terminus medius* ist, (**137**) ist hier wesentlich doppelt, ist Wasser und Luft. Es ist richtig daß in der Natur das, an dem sich die einseitigen Extreme an sich integriren, aus dem sich die Extreme das sich integrirende Moment nehmen, daß dieß nicht ein, sondern in[b] zwei sein müssen, Wasser und Luft. Denn es muß im endlichen Prozeß das Vermittelnde, da es nach beiden Extremen gewendet sein soll, an ihm selbst ein Gedoppeltes, Unterschiedenes sein. Es muß aber nicht blos an sich unterschieden sein, sondern auch in der Existenz ; die Mitte muß eine in sich gebrochene Mitte sein. Hier ist sie nur elementarisch, aber zweifach elementarisch. Oxigengas gehört wesentlich zum Gelingen des galvanischen Prozesses, im Raum der von der Luft abgesondert ist, zeigt sich keine Thätigkeit. Hierher gehört daß die Rapidität der Säule sehr verstärkt wird, wenn man statt Wasser, eine Salz oder Salmiakauflösung nim[m]t, diese hat schon in sich eine chemische Mannigfaltigkeit. In so fern der galvanische Prozeß mit dem Organischen in Verbindung kommt ist es Nerv und Muskel (**138**) die im Organischen verschieden sind und die Erscheinungen des Galvanismus hervorbringen.

---

a Ms. : die   b Ms. : im

Der Name kommt von *Galvani*[41] Professor in Bologna, indessen beobachtete er die Erscheinungen des Galvanismus nur am Organischen, an Frosch Nerven und Muskeln, wo Zuckungen sichtbar werden. Erst *Volta*[42] Professor in *Padua* beobachtete den Galvanismus am Metall, und erfand die Säule. Die Form in der man diese Wirksamkeit schon früher und zuerst gekannt war die, daß verschiedene Metallplatten in[a] Runde einerseits einen sauren, andererseits einen kalischen Geschmack entstehen ließen und dabei vor den Augen Licht entstand. *Volta* befreite den Kreis der Wirksamkeit aus der animalischen Sphäre. In der Elektrochemie hat man den Galvanismus und die Elektrizität verbunden, und zum Theil sind die Chemiker so weit gegangen, daß sie behauptet haben daß die Elektrizität an den chemischen Prozeß gebunden sei, so daß alle Elektrizität nur da wäre wo Oxidation sei. Man kann aber dagegen (**139**) einwenden daß wenn man Glas, ein Katzenfell oder Seidenband reibt wohl Elektrizität erscheint aber kein chemischer Prozeß kein Oxid.

Volta hat die ganze Erscheinung elektrisch genommen und man hört da von feuchten und trockenen Leitern sprechen. Das Metall ist dann der trockene Leiter : der Unterschied aber ist hier anders als blos der von diesem Metall und diesem Wasser, er ist ein anderer als der der Leiter, sondern das Wesentliche ist dieser Gegensatz der Metalle als solcher und daß sie ein Drittes haben, an dem die Einseitigkeit·der Metalle sich integriren kann.

Man kann beim galvanischen Prozeß die chemische und elektrische Wirksamkeit von einander trennen. Je größer die Oberfläche der Platten ist, je höher ist der Glanz der Elektrizität, die chemische Wirksamkeit ist dagegen schwach, umgekehrt zeigt sich bei kleinen Platten die Elektrizität schwach, aber die chemische Erscheinung äußert heftig. *Ritter* in München hat trockene Säulen erbaut bei denen die elektrische Wirksamkeit ganz isolirt ist. Indem man gesehen (**140**) hat, daß bei bloßem Wasser die chemische Aktion nicht stark ist, bei einer Säule die sonst hohe elektrische Spannung hat[b] und chemisch wirksam sein müßte, so haben die Chemiker gesagt, das Wasser wirke hier als elektrischer Isolator. Man hat so die ganze Wirksamkeit in die Elektrizität gesetzt, dieß führt dann wieder auf die Idee von Leitern und endlich dahin, daß das Wasser die Elektrizität hervor[bringt]. Dieß ist aber ganz absurd, denn bekanntlich ist Wasser der allerbeßte Leiter, selbst besser wie Metall. Durch die verschiedenen Säulen ist der wesentliche Unterschied der Elektrizität und des Chemismus zu erkennen.

Das Produkt nun ist überhaupt das was an sich ist, Identität der Differenzen die in den Metallen sind, daß dieß zum Dasein gebracht werde, so daß das Indifferente, different gesetzt wird, Oxidation. Bei dieser Bestimmung der Oxidation kommen wir auf den Standpunkt, wo wir von den abstrakten chemischen Elemente[n] zu sprechen haben.

---

a Ms. : im   b Ms. : haben

Die Oxidation nicht blos überhaupt genommen (**141**) hat sich gegenüber, Hÿdrogenisation, das Prinzip der ersteren ist das Oxigen, das der zweiten das Hÿdrogen. Die Wirksamkeit ist also doppelt. Zink wird verkalkt, oxidirt, das andere Metall bleibt regulinisch und war es oxidirt, so wird es entoxidirt. Eine nähere Form wo diese Gegensätze hervortreten ist die, daß wenn der Prozeß im Wasser geschieht, von dem einen Pole Blasen von Oxigengas, von dem anderen Blasen von Hÿdrogen aufsteigen.

Es kann auch so weit fortgehen daß hÿdrogenirte Metalle hervorkommen. Die allgemeine Wirksamkeit ist Oxidation überhaupt und die andere Seite des Gegensatzes wird vornämlich in der Weise eines Gases zur Existenz gebracht. Diese Gase sind die abstrakten chemischen Elemente.

Es ist dieß Sauerstoff, Wasserstoff, Stickstoff und Kohlenstoff, vier, wie die phÿsischen Elemente. Stoff heißen sie weil sie als Basis betrachtet werden, sie können jedoch nicht als Stoff dargestellt werden, sondern immer nur als Gas oder im Oxid als körperliche Eigenschaft. Die Metalle verkalken und so nehmen sie (**142**) an Gewicht zu, während ihre specifische Schwere geringer wird. Dieß ist etwas Ausgezeichnetes der Metallität, es verliert so den Charakter der indifferenten Gediegenheit.

Zu bemerken sind, 1. daß die Entstehungsweise das Hervortreten dieser Abstraktionen sehr man[n]igfach ist. 2. Die Ansichten die man dabei hat. Man sagt Wasser bestehe aus Sauerstoffgas und Wasserstoffgas, Luft aus Sauerstoffgas und Stickstoffgas. Das Richtige ist daß es nur Formen sind in die Wasser und Luft gesetzt werden.

Diese Stoffe machen zusammen eine Totalität aus, wie die physischen Elemente. Stickstoff ist das todte *Residuum*, das den Metallen entspricht, es ist irrespirable, nicht brennend, das indifferente, abstrakte *Residuum.* Sauerstoff und Wasserstoff hingegen machen zusammen den Gegensatz aus ; Wasserstoff das Positive im Gegensatz, der differente Stickstoff, Stickstoff in der Weise des Gegensatzes, das Negative, Andere dazu ist der (**143**) Sauerstoff. Das Vierte ist dann der Kohlenstoff, ein Todtes, getödtete Individualität, das chemische Element der Individualität überhaupt, das Irrdische. Wesentlich ist zu bemerken daß sie in der Natur die ganz abstrakten chemischen Elemente sind ; von denen nur der Kohlenstoff Existenz hat, die anderen haben nur gewaltsam eine momentane Existenz.

Diese chemischen Elemente sind es die zunächst die Formen ausmachen mit denen sich das Gediegene integrirt, die Metalle oxidiren sich. Stickstoff ist überhaupt das todte Residuum, außerhalb des Prozesses bleibend, die anderen das sind die differenten Bestimmungen die zu den physisch realen Körpern geschlagen werden und durch welche sie sich zu einem solchen integriren, das kein Einseitiges mehr ist.

Das Resultat des Prozesses den wir hier betrachten ist, daß ein Differentes gesetzt wird. Die Metalle sind zunächst Oxid überhaupt, es ist dieß die erste

Differenz die wir haben. Diese Differenz ist Differenz überhaupt, deshalb ist das Metall Oxid überhaupt, es sind nicht zwei Differenzen die herauskommen. Wir haben hier die erste allgemeine Differenz. Die nicht erste be–[a] **(144)** als Entgegensetzung bestimmte ist Säure und Kali. Die Entgegensetzung ist etwas anderes als Differenz überhaupt. Bei der realen Differenz sind es wesentlich Entgegengesetzte, hier aber ist nur das Indifferente als different überhaupt gesetzt, als Oxid.

Zu[b] den Metallkalken gehören der *Strontian*, *Baryt*, sogar die Erden, als Kieselerde, Kalkerde pp, auch das Kalische, Natron. Das was als solches erscheint hat eine metallische Basis, es ist gelungen, diese Basis darzustellen, dieß Metallische kann zwar nicht erhalten werden als Metall, aber seine metallische Natur zeigt sich, indem sie sich mit Quecksilber festhalten läßt als Amalgam. An der Luft und im Wasser oxidiren sich diese Metalloide sogleich.

Das Ammonium ist besonders merkwürdig, weil es einerseits aufgezeigt werden kann, daß seine Basis Stickstoff und Sauerstoff ist, andererseits zeigt sich aber auch ein Metallisches, das Ammonium. Das Metall ist hier zu den Formen getrieben sich als Metall und als abstrakter Stoff, als Gas, zu zeigen. **(145)**

2. Der Feuerprozeß.

§. 254 « Der gediegenen Indifferenz der besonderten Körperlichkeit steht die physikalische Sproedigkeit gegenüber, das Zusammengefaßtsein der Besonderheit in die selbstische Einheit, (das Erz, als Vereinigung des Schwefels und Metalls stellt die Totalität dar.) : Diese Sproedigkeit ist die reelle Möglichkeit des Entzündes, welcher die Wirklichkeit des sich selbst verzehrenden Fürsichseins, das Feuer, noch ein äußerliches ist. Es vermittelt die innere Differenz des brennbaren Körpers durch das physikalische Element der abstrakten Negativität, die Luft mit dem Gesetztsein oder der Realität, und begeistet ihn zur Säure. Die Luft aber wird dadurch in dieß ihr negatives Princip, den Sauerstoff, und in das todte positive Residuum, in den Stickstoff dirimirt. »

Die Metalle sind am meisten als Erze vorhanden d.h. in der Verbindung mit Schwefel.

Wir haben hier überhaupt ein Verbrennliches **(146)** und Feuer. Luft, Feuer und Wasser machen den Körper zur Säure.

Zunächst ist hier zu bemerken, daß der Verlauf des chemischen Prozesses, ein unterbrochener Verlauf ist, ein Prozeß geht nicht in den anderen über, es ist kein Kreislauf, sonst hätten wir Leben, lebendige Thätigkeit. Der galvanische Prozeß hört mit der Erde auf. Weitergeführt tritt die Thätigkeit von außen hinzu, aber wie die Berührung der Metalle äußerlich ist.

---

a *sic* (unvollständiges Wort).   b Am Rande : Anmerkung zu § 253.

Nur im Begriff ist der Zusammenhang, die innere Nothwendigkeit die den Verlauf fortsetzt, nur an sich wird der Prozeß fortgesetzt zum Kreislauf der Totalität. So wie wir dann zu einer anderen Form kommen, so entsteht diese nur für uns, wird im Begriff. Die welche den Prozeß mit einander machen, haben wir deshalb nach ihrer Ursprünglichkeit aufzufassen. Das Oxid ist nicht das gegen welches jetzt ein anderes *Reagens* angebracht werden muß.

Die beiden Seiten des Feuerpro[ze]sses sind nur diese, einerseits Feuer, existirendes Feuer (**147**) Flamme als solche, Feuer ist das schlechthin in sich unruhige Verzehrende, die sich auf sich beziehende Negativität, im galvanischen Prozeß ist das reine Metall, die erste Bestimmung, das zweite ebenso und ihre Beziehung ist die Berührung. Dem Begriff nach ist das Resultat dieß, daß die Einheit der Differenz für sich existire, und dieß ist nun das Feuer als Flamme, dieß ist nun die Thätigkeit und das worauf sie beruht. Das Resultat des vorigen Prozesses ist daß das Differente in eins gesetzt ist, Einheit des Unterschieds in eins. Dieß ist das Feuer einerseits in Form der Unruhe, freie Form des Sichver-zehrens. Das Andere ist nun das Subjekt des Feuers, das Verbrennliche [,] seiner Natur nach hat es dieselbe Bestimmung wie das Feuer, aber als ruhend als metallischer, phÿsikalischer Körper. Das Feuer ist das Thätige. Das Produkt ist dann, daß das Material, das individuell Existirende, an ihm befeuert wird, seine Möglichkeit ist befeuert zu werden.

Das Resultat ist daß das Feuer ist, das Entgegengesetzte ist hier das Befeuerte und (**148**) das Andere das Feuer, das Befeuerte ist ein Solches was schlechthin nicht bestehen kann im gleichgültigen Dasein.

Das Feuer ist also das eine, das andere ist die Möglichkeit des Feuers, an ihm selber als befeuert, begeistert zu sein. Es ist nicht Verbrennen zu Kohle, wie bei den vegetabilischen Körpern, kein Reduziren zur Unthätigkeit, sondern es ist so daß der phÿsikalische Körper selbst die Natur des Feuers an sich hat. Dieß Verbrennen ist erst die Möglichkeit verbrannt zu werden, und deshalb hat es ruhiges Bestehen, Weise der Indifferenz, diese ist jedoch nur Form, nicht Naturbestimmtheit.

Beim Metall macht die Indifferenz die Natur aus, hier hingegen ist sie nur Form des Bestehens. Es sind deshalb hier zweierlei Gestalten des Brennlichen zu unterscheiden, erstens Schwefel, Phosphor was in seiner Unfestigkeit ist verzehrt zu werden, gegen sich selbst das Negative seiner selbst zu entwickeln, zweitens das formell Neutrale, die indifferente Form des Daseins, der Kalk als solcher und in Verbindung mit Kohlensäure. Diese Objekte des Feuers werden (**149**) verbrennend zu Feuer.

Das Feuer ist chemische Thätigkeit für sich existirend, der Gegenstand ist das Material das Brennliche. In diesem Brennlichen ist das Bestehen des indivi-duellen Seins nur Form. Dieß wird also unterschieden in Brennliches als solches seiner Natur nach spröde, ohne indifferente Basis, es ist seine Natur verzehrt zu werden, das Differente von außen zu erhalten nicht in sich zu entwickeln, indem es negativ gesetzt wird kommt es in den Unterschied, kommt es dazu sich selbst innerhalb seiner selbst zu negiren. Das Zweite ist das formell neutral Bestehende, aber auch nur in einer Form, es kann den Prozeß nicht aushalten als Neutrales. Das Erste ist Phosphor, Schwefel, das Zweite, das formell Neutrale ist Kalk, Barÿt, Stro[n]tian, ein Neutrales, neutralisirt durch Kohlensäure. Kalk ist in so fern ein Salz, als das was sich abstumpft nicht ein physikalisches Individuum nicht reale Säure, sondern ein chemisches Abstraktum ist, Kohlensäure. (150) Die im Feuerproceß im Konflikt Stehenden kommen äußerlich zusammen wie dieß die Endlichkeit des chemischen Prozesses bedingt. Als Vermittelndes tritt ein Element hinzu, Wasser und Luft. Wie z.B. die Schwefelsäure nur vermittelst Wasserdampfen erzeugt werden kann. Der ganze Prozeß hat so die Form eines Schlusses, dazu gehören diese drei, die gebrochene Mitte und die beiden Extreme. Die weiteren Schlüsse würden nur das betreffen, in welches die Mitte zerlegt werden kann, oder die Formen an welchen sich diese Mitte bestimmt um sich an ihnen zu integriren. Dieß näher zu betrachten würde sehr delikat sein, und uns zugleich zu weit führen. Das Allgemeine ist, daß das Verbrennliche, Schwefel, Phosphor, pp in diesem Schlusse befeuert wird. Auch Metallisches kann verbrennend befeuert werden und diese Befeuerung geht überall fort bis zur Säure. So entsteht aus dem Arsenikkalk, der schon selbst Säure ist, die Arseniksäure. Das Resultat ist daß aus dem Begeisterten, Befeuerten (151) Säure entsteht und Kalisches. Das Kalische befeuert ist kaustisch. Die Säure als solche ist das Angreifende, Bethätigende, Verzehrende.

3te Form der eigentlich reale chemische Prozeß.

Hier sind die Thätigen, die Extreme die in den Prozeß treten reale phÿsische Körperlichkeiten und solche die an sich als different existiren. Die Metalle sind nun verschieden von einander, Metall ist phÿsisch individueller Körper, blos an sich different. Hier ist der reale phÿsikalische Körper der für sich existirend unruhig, thätig, wirksam ist. Auch sind sie nicht nur different wie z.B. Kohlensäure pp welches nur die Abstraktionen der Differenz sind, keine individuell körperliche[n] Differenzen, sie sind nun different zu sein, zugleich aber sind sie nicht nur different, sondern auch individuelle phÿsische Körperlichkeiten. Das sind die Existenzen, die Formen dieses Prozesses.

Die Art und Weise der Entgegensetzung der Körper die hier den Prozeß mit einander eingehen ist nun, daß sie sind an ihnen selbst nur entgegengesetzt zu sein, jeder ist nur entgegenge(152)setzt zu sein, zu sein in Beziehung auf anderes, d.h. daß obgleich sie für sich existiren, sie es nicht aushalten können. Es ist dieß ihr Begriff. Sie haben zu ihrem Begriff die Totalität deren eine Seite nur in ihnen existirt. Bei Säure und Kali ist dieß auch so, aber nicht blos an sich, es ist zugleich der Trieb ihres Begriffs. Metall ist das nicht, ist einseitige Differenz, in ihrem Begriff liegt auch das Andere ihrer. Hier ist jedes ein Thätiges, der Trieb sich als das zu setzen, was sie ihrem Begriff nach sind.

Die Säuren erhitzen sich daher, rauchen, sie halten es nicht aus so zu bleiben und nur durch Gewalt werden sie so erhalten. Die Gefäße fressen sie an. Sie ziehen wie man sagt Wasser aus der Luft an sich d.h. sie fangen einen Prozeß mit der Luft an und suchen sich so gut es gehen will zu neutralisiren. Ebenso wird das kaustische Kali linde, sie integriren sich an dem mit welchem sie in Beziehung kommen, neutralisiren sich stumpfen sich ab. Sie sind als Entgegengesetzte schlechthin reales in Beziehung auf Anderes, dieß ist ihre unmittel- (153)bar an ihrer Existenz vorhandene Thätigkeit.

Zu bemerken ist daß das Befeuernde der Basen, das der chemischen Abstraktion ist. Zu unterscheiden ist dann die Differenz. Dieß abstrakt Differente ist das Oxigen, dieß ist das befeuernde, begeisternde Differente, sowohl am Feuer, als an der Säure. Das Weitere ist dann, daß das was Säure und Kali gegen einander ist, für sich relativ ist, wie in der Arithmetik positiv und negativ, wo es gleichgültig ist was *plus* oder *minus* genannt wird, oder wie es bei vor und rückwärts nur auf den Standpunkt ankommt. So kann man sagen die Säure ist relativ an ihr selber, und so wird auch das Verhältniß relativ, was hier Säure ist, kann dort Kalisches sein. Hydrogenirter Schwefel, sonst Schwefelleber genannt zeigt sich als Säure, so ist es auch mit vielen Erden z.B. Thon und Alaunerde, gegen Alkalien reagiren sie als Säure, aber als Reagens gegen Schwefelsäure nehmen sie die basische Seite des Kalischen an.

Luft und Wasser sind auch hier das Vermittelnde. (154) Konzentrirte Säure wirkt schwächer als verdünnte, abgeschlossen hat sie gar keine Wirkung.

Das allgemeine abstrakte Resultat ist, daß durch solche Gegensätze von Säure und kalisch Basirten neutrale Produkte hervorgehen, es ist eine Neutralisation des Gegensatzes, Abstumpfen des brennenden, kaustischen Gegensatzes, das Ruhen in der Neutralität.

Die Körper verändern sich in diesem Prozeß nach allen Seiten, die specifische Schwere, die Kohäsion, Farbe alles geht verloren, wird geändert. Undurchsichtige Metalle werden durch eine Verbindung mit Säure ein neutrales Salz, welches durchsichtig ist. Alle Qualitäten, gehen im chemischen Prozeß unter, und werden verwandelt. Hier zeigt sich die Relativität, das Nichtfestsein derselben und wenn ein Körper beschrieben werden soll, was er ist, so kann man diese Bestimmungen nur erschöpfen, indem der ganze Kreis angegeben wird, den er zu durchlaufen fähig ist. So ist die Farbe, die Sprödigkeit, die Gediegenheit, der Geruch, Geschmack pp verschwindend, und der (155) Körper geht den Kreis der Möglichkeit solcher Bestimmungen durch.

So ist z.B. das Kupfer, seiner Farbe nach, höchst veränderlich, wir sehen es grün als kohlensaures Kupferoxid, schön blau als saures schwefelsaures

Kupferoxid oder blaues[a] Vitriol, blau, als Kupfersalpeter, halbblau als sauer klorsaures Kupferoxid, bergblau als Kupferoxidhydrat, braungelb als gallussaures Kupferoxid, bräunlichroth als regulinisches Metall, oraniengelb als salzsaures Kupferoxidul, rothbraun als blausaures Kupferoxid, schwarzbraun als Schwefelkupfer, schwarz als salpetriges Kupferoxid, weiß als salzsaures Kupferoxid. Dieß sind alles Momente der Veränderung des Kupfers.

Das Resultat des Prozesses ist ein neutrales Salz, zunächst prozeßloses Produkt, in welches das Entgegengesetzte übergeht. Salz kann der reale chemische Körper genannt werden, es ist nicht so abstrakt wie das Metall im galvanischen und (156) das Brennliche im Feuerprozeß, sondern es ist die Einheit des Gegensatzes. Die Salze sind formell, differente Körper, sie sind gleichgültig, fertig, unbedürftig, die Thätigkeit ist in ihnen erloschen, sie sind ein zur Ruhe Gekommenes. In so fern der Prozeß weiter geführt werden soll, so müssen die Salze äußerlich zu einander gebracht werden und brauchen ein Drittes wenn sie sich berühren, das Wasser. Aber sie sollen sich berühren, denn sie sind Beschränkte und dieß ist seiner Natur nach der Veränderung ausgesetzt, sie sind endlich und deshalb müssen sie in den Prozeß kommen. Dieser Prozeß ist real, weil die Extreme nicht mehr abstrakte, sondern totale sind, die jedoch Partikularität haben.

Die Salze sind wie gesagt gleichgültig, gegen einander, deshalb müssen sie ein Drittes haben, worin sie sich berühren, dieß Dritte ist das formell Neutrale das Wasser. Der Prozeß ist dann dieß, daß die Neutralität zwar aufgehoben wird, daß aber hieraus wieder Neutrales hervorgeht. Die Neutralität ist gegen sich selber. (157)

Hier treten nun besondere Neutralitäten in Konflikt, besondere Salze, Säuren pp. Es wird wie gesagt Neutrales hervorgebracht durch die Aufhebung von Neutralen. Die Affinität einer Säure zu einer Basis wird negirt und diese Negation ist selber wieder die Beziehung einer Säure zu einer Basis, ist selbst wieder Affinität. Diese Affinität ist ebensosehr die der Säure des 2ten Salzes zur Basis, wie die der des 1ten Salzes zur ersten Basis. Dieß ist die Wahlverwandschaft. Die Säure kann nicht für sich existiren, sie ist identisch mit ihrem Basischen, dieß ebenso mit seiner Säure. Die zweite Säure hebt das Verhältniß des ersten zur Basis auf, indem sie sich selbst eben mit dieser Basis verbindet, so ist das Resultat wieder Neutralität. Ein Grundgesetz hierbei hat *Richter*[43] und *Guyton de Morveau*[b44] gefunden, daß nämlich neutrale Verbindungen keine Veränderung in Ansehung des Zustandes der Sättigung erleiden, wenn sie durch die Auflösung vermischt werden und die Säuren ihre Basen gegeneinander vertauschen. Werden so zwei Neutralsalze aufgelöst und ihre Affinität (158) ist von der Art, daß die Verbindung aufgehoben wird, so daß aus ihnen durch Verbindung der ersten

---

a Ms. : blauer   a Ms. : *Guiton Morveau*

Säure und zweiten Basis, und der zweiten Säure und ersten Basis neue Neutrale entstehen, so sind diese vollkommen Neutrale, es ist kein Ueberschuß vorhanden. Die zweite Seite ist nun die Fortsetzung des allgemeinen Prozesses, die als Rückgang zum Anfang bestimmt werden muß. Der Anfang war das Unmittelbare, das indifferente Metall. Salz ist der Mittelpunkt die chemische Totalität, aus der immer wieder Partikularitäten hervorgehen, der Prozeß ist nicht mehr so abstrakt, alle früheren Prozesse kommen darin vor, wir finden Wärme, Oxigen pp.

4. Das Weitere ist also der Rückgang vom totalen Körper zum Abstrakten, der Anfang waren die Indifferenten und der Rückgang ist nun daß die unmittelbaren, indifferenten Metalle, Produkt werden. Dieser Rückgang, die Auflösung des Neutralen bestimmt sich auf verschiedene Weise, endigt aber nicht mit Neutralen, (**159**) sondern die Produkte sind Abstrakte. Diese Prozesse können die der Auflösung, Abscheidung genannt werden, das Geschiedene ist ihr Ziel. Bei diesem Rückgang ist, unterschieden vom Fortgang zum Neutralen, zu bemerken, daß das was aufgelöst wird reales ist, bisher war es eine formelle Mitte die vom indifferenten Anfang zum Neutralen fortging, hier sind die Mitte neutrale Salze überhaupt. Die Weise dieses Rückgangs, dieß Hervorbringen von abstrakten Produkten aus den konkreten neutralen Produkten sind verschieden. Eine Weise ist der Feuerproceß. Durch Glühen wird die im Neutralen vorher abgestumpfte Säure wieder hergestellt, das Band der Abstumpfung, der Befriedigung der Neutralität wird weggenommen, und so geht es zurück bis zur Reduktion der Metalle und dieß ist in sofern Produkt, als es das Basische in einem Salze ausmacht und hieraus regulinisch hergestellt wird.

Das Ende des ganzen Prozesses ist also so der Anfang, so daß das zuerst Unmittelbare, hier als Produkt erscheint. (**160**)

§. 258 « Der chemische Prozeß ist zwar im Allgemeinen das Leben, wodurch der individuelle Körper in seiner Unmittelbarkeit aufgehoben und hervorgebracht wird, somit der Begriff nicht mehr innere Nothwendigkeit bleibt, sondern zur Erscheinung kommt. Aber er kommt auch nur zu dieser, nicht zur Objektivität. Dieser Prozeß ist ein endliches und vorübergehendes, weil der einzelne Körper unmittelbare Individualität, damit eine beschränkte Besonderheit, und der Prozeß dadurch unmittelbare und zufällige Bedingungen hat. Im Neutralen ist die Differenz und das Feuer erloschen, es facht sich nicht in sich selbst zur Entzweiung an ; so wie das Differente zunächst in gleichgültiger Selbstständigkeit existirt, nicht für sich in Beziehung mit einander steht, noch sich selbst begeistet. »

Der chemische Prozeß überrascht durch seine Regsamkeit, man glaubt Leben in seiner Bewegung zu sehen, die nicht blos Veränderung in den räum(**161**)lichen Verhältnissen, sondern Veränderung in den specifischen Bestimmtheiten der Körper ist. Alle Eigenschaften zeigen sich als veränderlich.

Farbe, Kohäsion, Härte pp sind vorübergehend. Das Ganze des chemischen Prozesses stellt den individuellen Körper dar, dessen Unmittelbarkeit aufgehoben wird und der zugleich Produkt ist. Das ist nun zugleich auch das Leben, es ist unmittelbar und bringt sich hervor. Hier im Prozeß ist es aber nur der Begriff, es ist nur Erscheinung.

§. 259 « Im Prozeß zeigt der Körper sowohl in seinem Entstehen als Vergehen die Flüchtigkeit seiner unmittelbaren Individualität, und stellt sich als Moment der allgemeinen dar ; in dieser hat der Begriff seine ihm entsprechende Realität, eine aus der Besonderung gewordene, konkrete Allgemeinheit, welche somit die im unmittelbaren Prozesse des Chemismus auseinander fallenden Bedingungen und Momente des totalen Schlusses in sich enthält ; – der Organismus. »

Der Prozeß setzt sich nicht selbst fort. Der galvanische Prozeß endet mit der Oxidation (162) ebenso der Feuerprozeß, der der Säure und des Kali mit dem Salze, die Thätigkeit erlischt nachdem das Neutrale hervorgebracht ist. Das Neutrale ist tod, es differenzirt sich nicht selbst, wenn es das könnte, so wäre es ein Lebendiges. Das Differente existirt zunächst in differenter Gleichgültigkeit. Die Metalle haben keinen Trieb in sich, es muß ein Drittes sie zusammenbringen, ebenso die Salze, sie bedürfen einer Gewalt von außen, dieß ist das Vermittelnde, das Wasser. Es ist dieß das Mangelhafte des chemischen Prozesses.

Wenn wir näher betrachten wie der Begriff im chemischen Prozeß zur Erscheinung kommt und wie er seine Momente nun abgebrochen von einander darstellt, so daß das Vermittelnde eine äußere Gewalt ist, so bemerken wir folgende Bestimmungen.

1. Der Anfang sind Verschiedene, die nur für uns verschieden sind, nicht gegen einander, nur für ein Drittes, uns verschieden in der Vergleichung, verschieden nur an sich, nicht für einander.
2. Das Weitere ist dann daß seine Bestimmtheit zur Erscheinung kommt, an ihm zur Existenz kommt. (163) Die specifische Schwere pp sind zwar eigenthümliche Qualitäten aber noch nicht für sich als different existirend, sie existiren für uns, als Anderes anderer Metalle, das wahre Andere haben wir im begeisterten kaustichen Kali gesehen, es ist Trieb sich als different gegen Anderes zu setzen, dieser Trieb ist zugleich Widerspruch in sich. Er wird befriedigt, die Einheit wird hergestellt und dann ist es eine Totalität, auflösbar, rückgehend zur ersten Weise, der indifferenten Totalität, der Metallität.

Dieß ist der Kreislauf des chemischen Prozesses. Die Indifferenz ist eine Weise der Existenz in demselben, sie fällt aus der Existenz hinweg, indem es als Trieb ist, als Säure pp, hier ist es nicht mehr indifferent, sondern nur seiend indem es sich different setzt mit seinem Entgegengesetzten. Gesättigt ist dann die Thätigkeit verschwunden. Der chemische Prozeß enthält dieß, feste Indifferenz zu sein und anderer Seits Trieb sich zu differiren. Dieß erste Ruhige, Feste und das zweite die Thätigkeit, der Trieb sind verschieden von einander, existiren (**164**) nicht in eins. Das Ganze ist aber die Verbindung beider Momente. An sich, kann man sagen, ist die Totalität dieser beiden Bestimmungen gesetzt, sie sind im chemischen Prozeß enthalten, sie kommen auch zur Existenz, aber nicht existirend ist, daß beide in eins sind. Wo dieß geschieht ist dann die Bestimmung des Lebens.

Das Drängen der Natur geht dahin diesen Begriff, der nun als zerbrochene Kette sich zeigt, so daß beides durch äußerliche Bedingungen gesetzt wird, als in eins existirend darzustellen. An sich ist das Leben so im chemischen Körper vorhanden, die Momente sind ausgelegt, aber unterbrochen, es ist nur innere Einheit, nicht existirende Einheit, sie wird nur von außen gesetzt. Der chemische Körper ist so ein an sich Bestimmtes, die Bestimmtheit an sich tritt in die Existenz, er wird different, reagirt auf verschiedene Weise und er ist die Summe der verschiedenen Reaktionen. Die Totalität ist nur Summe, nicht unendliche Rückkehr in sich, der Körper erhält in allen Reaktionen (**165**) seine Bestimmtheit, aber nur an sich, nicht existirend. Einmal wird er aufgelöst von der Säure und ein anderes Mal schlägt er wieder. Er ist ein Kreis von Besonderheiten, seine besonderen Reaktionen sind nicht durch ihn veranlaßt, sondern nur zufällig von außen kommend. Dieser Kreis macht seine allgemeine Besonderheit aus, diese ist aber darin nur an sich, nicht allgemeine Existenz.

Dieß Allgemeine, diese Bestimmtheit ist nun auch in der Existenz vorhanden, erscheint an der Existenz, es ist die Selbsterhaltung des Organischen, dieß reagirt gegen die mannigfaltigsten, äußere[n] Potenzen, es wird in jeder anders bestimmt, aber es bleibt eine Einheit mit sich selbst. So ist es daß die ansichseiende Existenz der Art, Gattung, auch existirt, in der Existenz vorhanden ist als Bestimmtheit, sich erhält gegen das Andere, nicht neutrales Produkt wird, sondern das Andere von sich abhält und bleibt was es ist. Dieß ist der Uebergang zur Organik, es zeigt denselben Begriff in der Chemie, wie im Leben und die Bestimmung die hinzukommt zu dem was in der Chemie vorhanden ist.

Dritter Theil.

§. 260 « Die reelle Totalität des individuellen Körpers, indem sie ihre Besonderheit zum
Produkte gemacht und es eben so aufgehoben hat, hat sich damit in die erste Idealität der
Natur erhoben, so daß sie aber eine erfüllte und wesentlich selbstische und subjektive
geworden ist. Die Idee ist somit zur Existenz gekommen, zunächst zur unmittelbaren zum
Leben. Dieses ist a) als Gestalt, das allgemeine Bild des Lebens, der geologische Organismus ; b) als besondere oder formelle Subjektivität, die vegetabilische und c) als
einzelne konkrete Subjektivität, animalische Natur.»

In dem ersten Theil der Physik hatten wir die Materie die ein abstraktes
Außereinander ist, dieß Fürsichsein ist noch unbestimmt, obgleich es Widerstand
gegen Anderes leistet, deswegen ist die Materie noch das Unbestimmte, völlig
Vereinzelte, dieß drückt (**167**) auch das Athomistische aus. Sie ist abstraktes
Fürsichsein ist nur schwer, gediegen, ist das was in der vorhergehenden,
partikularisirten Sphäre Metallität genannt ist. In der Einheit der Schwere ist alle
Partikularität aufgehoben, sie ist ideell. Diese Idealität ist wiederhergestellt, ist
Licht ; der partikularisirte Körper ist wie wir gesehen haben im Prozeß, er hat
unterschiedene Weisen der Existenz zu durchlaufen, keine Eigenschaft bleibt
darin, die existirende Partikularität wird ideell gesetzt, alles zeigt sich als flüchtig,
relativ. Alle Seiten zeigen sich so relativ : Dieß ist diese Identität die Resultat ist,
die Seite des Aufgehobenseins der Besonderheit. Die Identität ist wiederhergestellt als Gleichheit mit sich selbst, wie das Licht ungetrübte Einheit mit sich
ist. Das Individuum was so ist, hat seinen eigenen Mittelpunkt, sein Licht so in
sich. Aber diese Gleichheit so wiederhergestellt ist nicht die abstrakte Einheit des
Lichts oder der Schwere, nicht so einfach, nicht abstrakt ist sie, sondern (**168**) sie
ist konkret, selbststisch, Subjekt. Es ist Einheit als Idealität, als Aufheben aller
dieser besonderen Weisen der Existenz, Negation der Negation. Dieß ist das
Selbsterhalten in der Besonderheit selbst, in der Besonderheit diese Bestimmtheit
als ideell zu setzen. Dieß ist die erfüllte Idealität. Diese Einheit welche jetzt
konkret ist, ist das Subjektive, Selbststische. Subjekt ist vom Individuum zu
unterscheiden. Das Subjekt enthält die Bestimmung des Individuums, aber es ist
noch ein weiteres, es ist der Prozeß, Einheit als Prozeß, die triumphirende
Individualität. Der unorganische Körper ist Individuum, hat diese Bestimmtheit
und unterscheidet sich so von allen Anderen, aber er ist nicht Subjekt. Subjekt ist
ebenso schlechthin bestimmtes Fürsichsein, das aber identisch mit sich ist, eins ist
und sich als eins immer hervorbringt, in seinen mannigfaltigen Beziehungen,
Prozessen mit anderen aufzuheben diese und sich zu sich zurückzuführen bemüht
ist. Negation dieses Negativen. (**169**)
Der organische Körper ist immer auf dem Sprunge zum chemischen
Prozeß. Dieser entsteht in ihm, aber nur sein Anfang, er bleibt nur Keim und wird

als solcher vernichtet. So bald es wahrer chemischer Prozeß wird, ist der organische Körper entweder krank oder tod und bildet nur in diesem Zustande Produkte mit einem Anderen. Das Organische erträgt den Widerspruch mit sich, ebenso wie der gebildete Mensch, der ungebildete leidet ihn nicht. Es ist das Leben den Widerspruch an sich zu haben und zu tragen und sich darin zu erhalten. Es ist das fortdauernde Idealisiren, dieser absolute Idealismus ist sein Thun, d.h. es ist bemüht das Andere in und an ihm zu idealisiren, aufzuheben, zu verändern. Wenn das Leben Realismus [wäre], so kämpfte es nicht gegen die Realität des Anderen, so aber bekämpft es sie, verwandelt sie und erhält sich dadurch.

Dieß ist der einfache, abstrakte Begriff des schlechthin Konkreten, des Lebens, die Idee ist so zur Existenz gekommen.

Im Leben ist Wahrheit, ist höhere Wahrheit (**170**) als in der Natur, in der Sonne und den Sternen, es ist Idee, Einheit der Existenz und des Begriffs. Daß der Begriff selbst Existenz hat, das ist das Wahre, das Leben.

Dieß ist der abstrakte Begriff des Lebens, der bestimmtere Begriff wird in der animalischen Natur vorkommen. Das nächste was wir hier zu betrachten haben sind die Stufen in die das Leben zerfällt und sich darstellt. Die erste ist der geologische Organismus, die zweite die vegetabilische und die dritte die animalische Natur. Diese drei Formen sind es in denen wir das Leben kennen zu lernen haben, näher anzuführen ist, wodurch sie konstituirt sind.

Sie sind nichts Anderes als die Momente des Lebens, dessen Hauptbestimmung die Subjektivität ist, die die Unterschiede realisirt, aber zugleich Identität der Unterschiedenheit ist. Zu allen Prozessen[a] des Lebens gehört daher, wenn wir vom Leben als subjektiv anfangen, daß dieß subjektive Leben dieß ist, sich zu unterscheiden, sich selbst zum Objekt zu machen. (**171**)

1. Das Leben gibt sich die Form als Objekt, als Gegenstand zu sein. Das Leben als Objekt ist es sich selbst zum Gegenwurf seiner selbst zu machen, zu seinem Anderen. Andere Bestimmungen finden sich wenn wir vom Unmittelbaren anfangen. Unmittelbares ist noch nicht wirkliches Leben, nur Leben überhaupt, allgemeines Leben ohne Subjektivität. Das Leben als Objekt, das Organische als Objekt, das sich noch nicht zur Einzelnheit bestimmt hat, ist die erste Weise des Lebens, das Leben als Gestalt, das erstarrte Leben, noch nicht existirend als idealisirtes existirendes Leben, so daß die Unterschiede noch die Weise selbstständigen Bestehens haben, noch nicht Glieder der Existenz sind. Dieß ist Leben als Grund und Boden als Voraussetzung, als Erde, ist die Erde als Organismus der erstarrt ist. (Spaeter wird noch bemerkt werden daß dieß auch ein Lebendiges ist, das Lebendige ist aber theils nur an sich, theils außer ihm.) Dieß Alles wo sich das Leben als äußerlich bestimmt, nennt man die unorganische Natur. Die

---

a Ms. : Prozesses

Wissenschaften sind so unorganisch für die (172) Natur des Menschen, indem sie relativ äusserlich sind dem einzelnen Geiste.

Hierher gehört dann auch das System der Kristallisationen, die Differenz der Idealität ist nicht an ihnen gesetzt, sie bestehen, aber die Glieder bestehen noch für sich.

2. Das Zweite ist die vegetabilische Natur oder die besondere, formelle Subjektivität. Gegen das nur objektive Leben steht das Leben in Form der Subjektivität. Oder es ist der unmittelbare todte Organismus der sich selbst zusammenfaßt zum Einheitspunkt der Subjektivität. Sie ist nun selbst wieder die nur erste formelle Subjektivität, noch nicht die die identisch an sich selbst mit der Objektivität ist, mit dem System der Gegliederung. Es ist nur abstrakte Subjektivität die aus dem ersten Unmittelbaren herkommt, gleichsam spröde, punktuelle Subjektivität, die sich erhält, sich als Subjekt bezieht auf Anderes und einer Seits bei sich bleibt, anderer Seits aber auch außer sich gerissen wird. Die Pflanze ist so Subjekt, das nicht Subjektivität ist, jedes Glied ist wieder (173) Pflanze. Es ist nur oberflächliche Einheit. Die Pflanze sich in sich gestaltend, ist diese Ohnmacht daß sie ihre Glieder nicht in ihrer Macht erhalten kann, sie entfliehen ihr, jedes ist für sich. Sie bezieht sich wesentlich auf die unorganische Natur, diese wird an ihr ein Anderes, und dieß ist wieder von solcher Ohnmacht, daß dieß Andere in der That ein Anderes wird.

3. Die animalische Natur, die vollkommene Lebendigkeit, individuelle Subjektivität, die eine Gestalt ist wie die erste, ein System von Formen und Theilen, die aber nicht Theile sind wie bei den Pflanzen. Es ist ein System das ideell gesetzt ist, das wesentlich Prozeß ist, Gegliederung, Ausbreitung, das Nothwendigkeit ist sich zu gestalten, so daß die Gestalt unmittelbar vorübergehend in dem Produkt ist, und dieß immer wieder zur Einheit der Subjektivität zurückgeführt wird. Das animalische Leben legt sich dem Begriff nach aus in Raum und Zeit, in ein System von Gliedern, von denen jedes die ganze Seele hat, aber nicht selbstständig (174) sein kann sondern nur verbunden mit dem Ganzen. Im Thier ist daher nur Empfindung, es findet sich in sich, die Pflanze findet sich nicht in sich, ist ohne Empfindung, denn das Glied ist hier selbstständiges Individuum. Der animalische Organismus ist dieß Subjektive, dieß daß[a] die Ausbreitung, Gegliederung ideell[b] gesetzt ist, so daß das Individuum an ihm diesen Einheitspunkt, dieß Selbstische hat, die Empfindung.

Das Ganze ist der große Prozeß des Lebens, diese drei machen das Leben aus, keine Stufe ist zu entbehren für die Lebendigkeit.

---

a Ms. : das   b Ms. : idelle

I. Die geologische Natur.

§. 261 « Als die von der subjektiven Totalität sich selbst vorausgesetzte, unmittelbare Totalität ist der Erdkörper nur die Gestalt des Organismus. »

Die allgemeine Seele des organischen Lebens, kann man sagen, setzt sich in die Erde, in dieß allgemeine Individuum, die beharrende Gestalt. (175)

Wir haben die Erde zu nehmen erstens als Objekt das von dem Leben vorausgesetzt ist, das gesetzt ist, als ob es nicht gesetzt werde, das Setzen wird verdeckt, es erscheint nicht, ist innerer Begriff, höhere Nothwendigkeit, nur das Voraus erscheint, für das individuell Lebendige ist sie dann der Boden auf dem es lebt. Dieß ist also der geologische Organismus der gesetzt ist.

Das Zweite ist dann daß^a dieß Vorausgesetzte sich selbst aufhebt.

1. Das Leben als Objekt vorausgesetzt. Wenn wir dieß festhalten, so liegt darin, daß das Leben in der Weise der Unmittelbarkeit gesetzt ist [,] die Bestimmung daß das was zur Idee des Lebens gehört, in der Weise des Außereinander ist. Es kann in diesem äusserlichen Leben dem Inhalte nach keine Bestimmung fehlen die zum Leben gehört, aber es fehlt die unendliche Form der Subjektivität. Hieraus folgt, daß hier im äusserlichen Organismus ein System ist, daß der (176) Prozeß vorhanden ist, aber in der Erscheinung außerhalb seines Produkts fallend, oder der Prozeß ist nur an sich.

§. 263 « Die Mächte dieses Prozesses, welche die Natur jenseits der Erde als Selbstständigkeiten zurückläßt, sind der Zusammenhang und die Stellung der Erde im Sonnensystem, ihr solarisches, lunarisches und kometarisches Leben, die Neigung ihrer Achse auf die Bahn und die magnetische Achse. Zu diesen Achsen und deren Polarisation steht in näherer Beziehung die Vertheilung des Meeres und des Landes, dessen zusammenhängende Ausbreitung im Norden, die Theilung und zugespitzte Verengerung der Theile gegen Süden, die weitere Absonderung in eine alte und in eine neue Welt, und die fernere Vertheilung von jener in die durch ihren physikalischen, organischen und anthropologischen Charakter untereinander und gegen die neue Welt verschiedenen (177) Welttheile, an welche sich ein noch jüngerer und unreiferer anschließt ; – die Gebirgszüge pp. »

Der Prozeß erhält die Erde und bringt sie schlechthin ewig hervor, die Mächte dieses Prozesses erscheinen als selbstständig gegen ihr Produkt. Im Animalischen erscheinen sie als eigenthümlich dem Subjekt, wenn dieß für sich betrachtet wird ; es hat innerhalb seiner selbst Mächte, die Glieder sind solche Mächte des Prozesses und zugleich Produkte.

---

a Ms. : das

Hier erscheinen sie also jenseits ihres Produkts, der Erde und es sind dann die, welche wir schon früher betrachtet haben, sie gehören zu dem Leben der Erde, sie konstituiren das Individuum die Erde, dieß allgemeine Kristall, das ein Resultat dieser Mächte ist.

Die Erde ist nur dieß daß sie diesen Ort im Sonnensystem hat, in der Reihe der Planeten. Wir müssen sie für den vortrefflichsten Himmelskörper halten. Sie ist das Individuelle gegen die Sonne, den Mond und die Kometen. Ihre Existenz ist aber nur in diesem (178) fortdauernden Zusammenhang begründet, wenn eins fehlt so hört sie auf das zu sein was sie ist. Am Individuum der Erde, als allgemeinem Individuum, sind solche Momente, wie der Chemismus im meteorologischen Prozeß, Magnetismus und Elektrizität auf eigenthümliche Weise frei ; am Thier fällt dieß weg, hier sind sie als Stufen besonderer Wirksamkeit frei.

Die Vertheilung des Landes und Meeres erscheint zunächst zufällig, die Zufälligkeit aber ist der Feind des Begriffs, und die Thätigkeit des Begriffs besteht darin das dem sinnlichen Bewußtsein als zufällig erscheinende zu fassen als nothwendig bestimmt. Die Zufälligkeit hat ihre Sphäre, aber im Unwesentlichen.

Die Ausbreitung im Norden, die Zuspitzung im Süden, die Theilung in alte und neue Welt ist nicht zufällig, sondern entspricht der höheren Nothwendigkeit des Begriffs. Ebensowenig sind die Welttheile zufällig mit Namen unterschieden, sondern sie sind wesentliche Unterschiede. Die Gebirgszüge haben ebenso den Charakter der (179) Nothwendigkeit.

Der Prozeß der Erde geht immer fort, sie erscheint als todtes Produkt, aber die fortdauernde Wirksamkeit wird durch alle diese Bedingungen erhalten, sie machen eine Kette, ein Ganzes aus. Dieß ist die Seite des allgemeinen absoluten Prozesses überhaupt.

2. **Das Zweite ist der Prozeß der Erde für sich** als Individuum bestimmt.

§. 262 « Die Glieder dieses Organismus enthalten daher nicht die Allgemeinheit des Prozesses in sich selbst, sie sind die besonderen Individuen, und machen ein System aus, dessen Gebilde sich als Glieder der Entfaltung einer zum Grunde liegenden Idee dar-stellen, dessen Bildungsprozeß ein vergangener ist. »

Die Thätigkeit der Lebendigkeit ist hier nur an sich, als innere Nothwendigkeit vorhanden, nicht existirend innerhalb der Glieder des Organismus selbst. Im animalischen Organismus ist es in jedem Gliede selbst, sie sind produ-zirend und Produkt. Sofern der Prozeß, als Prozeß (180) an dem Individuum betrachtet wird, ist er als ein vergangener anzusehen.

Die geologische Natur ist das Objekt, der Grund und Boden für das subjektive Leben. Das Objekt [,] die Erde hat der Thätigkeit, der Lebendigkeit gegenüber, als Gestalt die Form eines Erstarrten. Der geologische Organismus ist anzusehen als der Leichnam, aus dem die Lebendigkeit verschwunden ist. Andererseits aber hat die Erde als solche eine Geschichte und dieß ist die Weise des Prozesses von dem wir sprechen, nach der religiösen Vorstellung sagen wir sie sei erschaffen. Dieser Prozeß ist bei ihr als vergangen zu fassen und die Geschichte der Vergangenheit sind diese Hervorbringungen, Revolutionen der Erde. Sie ist ein Produkt an ihm selbst, das anderes gewesen ist.

Empirisch kann man diese Revolutionen auf die mannigfachste Weise darthun, besonders zeigen sie sich in den organischen Produkten. Man findet häufig Überbleibsel, Gerippe, Zähne, Abdrücke (**181**) ganz vergangener Thiergattungen oder Reste noch vorhandener aber unter Breitengraden unter denen sie jetzt nicht mehr existiren können, ebenso ist es mit den vegetabilischen Gebilden, man hat z.B. ganze Palmwälder in Deutschland gefunden.

Bei dem Fassen des Prozesses ist die Hauptsache das Aufeinander dieser Gebilde. Den geologischen Organismus erklären heißt daher gewöhnlich zeigen wie dieß und jenes nach und nach aufeinander folgend hervorgegangen sei. Diese Geschichte und die geologischen Hypothesen gehen aber die[a] Philosophie nichts an.

Das Wesentliche bei einem solchen Zusammenhang des geologischen Systems, ist die Unterschiedenheit der Gebilde nach ihrer Beziehung auf einander. Der geologische Organismus ist vorhanden in der Gestalt des Nebeneinander. Der Keim, das Höchste ist der Granit [,] auf ihn folgen die anderen Gebirgsarten, neben ihm stehend, doch auf ihm gelagert, eine Folge die sich aus ihrer Regelmäßigkeit als Gesetzmäßigkeit zeigt. Dieß Gesetz nun ist zu finden. (**182**)

Werner[45] hat das große Verdienst auf diese Folge aufmerksam gemacht zu haben. Die Erklärung dieser Folge nun ist die Geschichte, und ist weiter nichts, als daß man die Weise des Nebeneinander in die des Nacheinander verwandelt, eine Verwandelung die kein vernünftiges Interesse hat. Wenn ich bei der Betrachtung eines Hauses, mit vieler Weisheit beweise daß der Grund hat zuerst gelegt werden müssen so hat dieß natürlich kein Interesse. So auch hier wo der Granit, obgleich höher doch die Grundlage für die anderen Gebirgsarten ist. Der Unterschied in Ansehung der Zeit hat nichts Interessantes noch Wesentliches. Das Wesentliche ist der Zusammenhang der Massen, welche Verhältnisse sie in Ansehung der Bildung zu einander haben. Das Nacheinander thut hier nichts, es ist der Inhalt, die Beschaffenheit, die Formation, die in ihrem Zusammenhang gefaßt werden müssen. Der Grund muß nicht geschichtlich aufgefaßt werden, sondern als Zusammenhang ihres Inhalts. Dieß ist der Gesichts(**183**)punkt aus dem man Geologie pp ansehen muß.

---

a Ms. : der

§. 264 « Die phÿsikalische Organisirung zeigt einen Stufengang vom granitischen, eine Dreiheit der Bestimmungen in sich darstellenden Gebirgskern an, von welchem die anderen Gebilde theils Uebergänge und Modifikationen sind, in denen seine Totalität die existirende Grundlage, nur als in sich ungleicher und unförmlicher bleibt, theils ein Auseinandertreten seiner Momente in bestimmtere Differenz und in abstraktere mineralische Momente, die Metalle und die orÿktognostischen Gegenstände überhaupt, bis sie sich in mechanische Lagerungen und im[m]anenter Gestaltung entbehrenden Aufschwemmungen verlieren. »

Die früheren Mineralogen, auch noch *Werner* und jetzt noch die Bergleute halten einen bestimmten Unterschied fest, den die neueren Mineralogen[a] jedoch nicht anerkennen, aber es ist in Wahrheit ein wesentlicher Unterschied, (184) und zwar der von Gebirgsarten und Gangarten. Die Gebirgsarten sind Bergzüge von irgend einem bestimmten Gemenge, diese Berg-, Erd-Arten haben ein bestimmtes Streichen, eine bestimmte Richtung, einen gewissen Fall unter einem bestimmten Winkel mit dem Horizont. Diese Schichten werden durchschnitten, von dem was man Gänge nennt. In diesen brechen vorzüglich die Metalle und sie sind deshalb besonders interressant für den Bergbau. *Werner* hat sie sich gedacht als Spalten, die ausgefüllt sind durch ein anderes Mineral, als das woraus die Gebirge bestehen. Außerdem sind sie interressant wegen der Ausbildung anderer orÿktognosischen Gegenstände, Kristalle, die sich vornämlich in den Gängen finden.

Dieß sind die allgemeinen Unterschiede überhaupt, das Nähere ist dann, daß der Granit im Ganzen die Grundlage ist, ihm gegenüber ist vorhanden ein anderes Prinzip, der Urkalk. Granit ist nicht (185) abstrakt, einfach, sondern gemengt, jedoch so gemengt, so fest die einzelnen Theile so übergehend in einander, daß man sie nicht heraus präpariren kann. Diese Dreiheit ist nothwendig. Es ist Kiesel oder Quarz das Punktuelle, zweitens Glimmer, auf die Fläche gehende, schiefrige, und drittens Feldspath, im Ganzen auch dem Kiesel angehörige, seine Kristallisation nähert sich aber dem Kalk, es ist das Neutrale, man kann ihn ansehen als den Kalk im Kieselgeschlecht und wirklich zeigt der Feldspath chemisch zerlegt 3/100 Theile Kali.

Dem Granit gegenüber steht der Urkalk, das eigenthümlich Neutrale. Kieselreihe und Kalkreihe sind der wesentliche Gegensatz. Von da herunter sind die nächsten Gebirgsglieder leichte Modifikationen des Granitsgreis, Glimmerschiefer, Sÿenit, Hornblende, alle sind granitartig. Weiter heraus liegt das Thonigte, was dann übergeht ins Formlose. Auf der anderen Seite geht ebenso der Urkalk in unreineren Weisen, in mehr aufgeschlossenen Kalk über. (186)

Die Umbildung des Granits geht dann weiter fort bis zur Unscheinbarkeit seiner besonderen Bestandtheile. Porphyr ist eine Thonmasse die nicht rein thonig ist, sondern auch Quarztheile enthält, ein Gemenge mit Feldspat[h]kristallen. Der Granit geht wie eben gesagt fort bis zur Unscheinbarkeit des

---

a Ms. : Mineralogierer

Unterschieds seiner Theile, dahin gehört dann, was als eine Verkümmerung ein Herunterkommen desselben angesehen werden kann, Grauwacke besonders häufig im Harz, Grünstein, Mandelstein, und die Basaltformationen, welche alle nicht weit entfernt sind, von dem was die Formation des Granits bedingt.

Was so im Granit entschieden bestimmt ist zu einem Ganzen, tritt gleichzeitig hervor abstrakt als besondere Theile des Unterschieds, eines Theils ist also Vermischung der Formation [,] anderen Theils größere Abstraktion. Hier treten dann die Gänge ein. Sie sind aber solche Gebilde wo das einzelne Prinzip zu (187) einem reinen abstrakten Dasein kam, wo Quarzkristalle, Metalle zu seiner Ausbildung für sich hervor kommt.

Diese Gänge werden gewöhnlich angesehen als zufällig für die Gebirgsart, in der sie sich finden. Der Zufall hat freilich hier auch sein Spiel, aber zugleich ist auch ein wesentlicher Zusammenhang mit der Gebirgsart nicht zu verkennen. Die Bergleute haben hierüber vielerlei Erfahrungen. Bei *Andreasberg* im Harze ist z.B. die Gebirgsart abwechselnd Thonschiefer und Grauwacke oder Kieselschiefer und Grauwacke, die Gänge sind sogleich unedel so wie sie aus der Grauwacke in den Schiefer übergehen. Silberhaarerz kommt nur in den ebenen Gängen vor, tiefer hört es auf. Das Allgemeine ist daß die Gangart in Beziehung steht mit der durchschnittenen Gebirgsart. Bei diesem Unterschiede ist die Hauptsache, daß da wo das Gemenge, die Formlosigkeit in die Gebirgsart eintritt, die einzelnen Gebilde frei hervortreten.

Das Letzte ist der Uebergang von Flötzge(188)birge in aufgeschwemmtes Land, abstrakte Lagerungen von Sand, Thon, Mergel, Kies mit Kalk vermischt, Formloses überhaupt.

In diesem Fortgange ist nicht zu verkennen daß ein bestimmender Begriff zum Grunde liegt, eine innere Nothwendigkeit da ist. Das Nacheinander oder Nebeneinander ist hier also ganz gleichgültig.

Jener Gegensatz von Kiesel und Kalkreihe spielt dann an, an einen höheren Unterschied der den subjektiven, organischen Hauptunterschied ausmacht. *Steffens*[46] hat zuerst diese Seite geltend gemacht, wiewohl übertrieben.

Nämlich die vegetabilische Natur stellt sich auf die Seite welche Kieselreihe genannt ist, die animalische Natur dagegen näher an die Kalkreihe. In den Bildungen ist vornämlich nicht zu verkennen, daß das Thonigte, das Ende der Kieselreihe, Endungen hat, wo es bis zum Vegetabilischen, wie im Torf, den Steinkohlen pp, fortgeht und übergehen will. Ebenso zeigt die Kalkseite Neigung zur (189) animalischen Bildung. Die Muscheln bestehen daraus und es gibt Kalkformationen die allenthalben Anfänge von animalischer Bildung zeigen, ohne etwa Residuen einer untergegangenen Thierwelt zu sein. Die Versteinerungen sind eine Seite dieser Kalkformationen, aber die andere Seite ist daß ohne Versteinerung im Kalke die animalische Gestalt anfängt. Es finden sich häufig dergleichen Bildungen von denen man sogleich erkennt daß es nur Anfänge sind.

3. Das Dritte ist, daß dieß Individuum, dieser geologische Organismus fruchtbar ist. Er ist einerseits nach dem ersten Prozeß immerfort Produkt und strebt andererseits seine Unmittelbarkeit aufzuheben, sich zusammenzuziehen zur lebendigen Subjektivität, die er aber von sich ausschließt und die daher am Anderen ist.

Die Lebendigkeit ist hier nur an sich, ist daher ein Anderes als er, er setzt das Leben außer ihm. Dieß ist die Fruchtbarkeit der Erde überhaupt. Sie erscheint so, daß an der Erde Lebendigkeit **(190)** ausschlägt, aber abstrakt, kümmerlich, Lebendigkeit die nur auf unbestimmte allgemeine Weise ist, so daß die eigentliche Lebendigkeit auf der Erde sich verschieden von ihr befindet. Was die allgemeine Fruchtbarkeit betrifft, so zeigt das Meer und das Land an sich die erste Weise der Belebung. Die eigentliche Lebendigkeit setzt zur Existenz eines Gebildes voraus, daß es von seines Gleichen gezeugt werde, jene Lebendigkeit ist so ein Lebendigwerden, ohne gezeugt zu sein, der Gattungsprozeß gehört zum wirklichen Leben.

Das Meer zeigt sich allenthalben gebärend, das Meerwasser ist ein Anderes als Quell[-] oder Salzwasser, es ist eine konkrete Salzigkeit die immer auf dem Sprunge steht in Leben auszuschlagen. Wie Wasser an sich immer vergehen will und nur durch den Druck der Atmosphäre es in der Form des Wassers erhalten wird. Das Meer hat einen eigenthümlichen fauligten Geruch, von einer Lebendigkeit die immer zurück in das Wasser gezogen wird und gleichsam zur Verwesung kommt. Im Juli, August und Sept[ember] blüht, nach dem Sprachgebrauch der Schiffer, **(191)** das Meer, es wird unrein und enthält unendlich viel gleichsam vegetabilischer Fäden ; diese Vegetation erhöht sich und wird phosphorescirend. Das Leuchten kommt theils von Fischen und Weichtieren her die sich fortpflanzen und so der lebendigen Subjektivität angehören, indessen beobachtet man auch oft jene Lichterscheinung die herkommt von leuchtenden Punkten, gallertartigen Gebilden welche momentan bestehen, so daß das Meer so in Thierpunkten ausschlägt die wieder zerfliessen, eine Animalität die nur bis zum Gallert kommt, wo die Subjektivität nur bis zum Leuchten, bis zum äusserlichen Schein der Identität mit sich fortgeht.

Ebenso erzeugend ist das Land, überall entsteht Vegetabilisches, das der animalischen Seite zugekehrt ist. Alle Flächen bedecken sich mit Grün, mit Gräsern, Moosen. Ebenso wie die Rinde der Bäume wieder Schimmel und Pilze hervorbringt. Das Eigentliche ist dann das Setzten des organisch Lebendigen, was in seiner Gattung sich erhält und fortsetzt.

§. 265. « Dieser Kristall des Lebens, der **(192)** todtliegende Organismus der Erde, der seinen Begriff in dem siderischen Zusammenhange, seinen Prozeß aber als eine vorausgesetzte Vergangenheit hat, ist das unmittelbare Subjekt des meteorologischen Prozesses, das als dieses organisirte Ganze in seiner vollständigen Bestimmtheit ist. In diesem objektiven Subjekte ist der vorher elementarische Prozeß nun der objektive und individuelle, – das Aufheben jener Unmittelbarkeit, wodurch die allgemeine Individualität nun für sich und das Leben als Lebendiges d.h. als Wesentliches wird. Die erste wirkliche Lebendigkeit, welche die fruchtbare Erde hervorbringt, ist die vegetabilische Natur.»

---

(193) **II. Die vegetabilische Natur.**

Hierher gehört zunächst die nähere Bestimmung des Lebens.

Das Lebendige ist erstens Gestalt, wie im Kristall, substantielle Form, die Alles was als Theil erscheint durchdringt, ihm seinen Ort aus sich bestimmt, so daß die Stellung der einzelnen Theile sich nur begreifen läßt aus dem Ganzen der Form, es ist der innere Künstler der allem diesem Außereinander seinen Ort bestimmt. Der Kristall ist homogen Ruhendes.

Diese Gestalt ist dann zweitens nicht nur bestimmt in Hinsicht der räumlichen Verhältnisse sondern auch in Ansehung der physischen Bestimmungen, und diese sind in ihrer Realität hier gesetzt so daß sie ein Verhalten sind zu anderen. Im Kristall sind es nur Eigenschaften die als ruhende Bestimmungen bleiben, hier sind sie in ihrer Veränderlichkeit, Vergänglichkeit gesetzt, sind als Prozeß als Verhältnisse zu einander und zu anderen, aber die substantielle Form (**194**) ist dann das was sich diese Prozesse unterwirft. Wie die Form den Ort unterwarf, so unterwirft sie auch hier die Eigenschaften und ihre Prozesse und zwar aus sich, sie läßt die Eigenschaften nicht zu ihrem[a] blos chemischen Prozeß kommen, sondern unterjocht ihn, hält dieß Verhältniß zu Anderem auf und setzt den Prozeß, die Wirkungsweise ideell. Dieser Idealimus ist Grundbestimmung der Lebendigkeit, es ist eine Negativität, die alles Verhalten zum Anderen negativ setzt.

Diese Idealität, nicht ruhend wie in der kristallischen Gestalt, Unruhe der Unterschiede, ist einerseits Negativität nach außen gehend, ist aber andererseits auch Idealität die sich mit der Äußerlichkeit einläßt, deshalb an sich selbst mannigfaltig ist und Gebilde setzt die an ihr bleiben. Die abstrakte Idealität würde Reduktion zum Punkte sein, diese Idealität ist Verhalten zum Anderen, Ausdehnung ihrer selbst und damit ist sie zugleich Gestalten, das ein System ist, Hervorbringen von Gestalten die von (**195**) der Form beherrscht sind.

In dieser Idealität liegt die Subjektivität. Sie ist dann das was zur Lebendigkeit gehört, oder das Leben ist wesentlich Lebendiges, und in allen seinen Gliedern als Lebendiges, in höheren Bestimmungen [als] Seeliges, ist diese Idealität im[m]anent vorhanden, gegenwärtig. Man kann sagen, und oft soll es erhaben sein : Alles lebt in der Natur. Das ist dann aber nur Leben an sich, dem

---

a Ms. : ihren

Begriffe nach, aber eigentliches Leben ist nicht überall sondern nur als Lebendiges. An der Gestalt nun das System zu erkennen, ist schwierig.

§. 266 « Die Allgemeinheit des Lebens und seine Einzelnheit ist in der unmittelbaren Lebendigkeit unmittelbar identisch. Der Prozeß der Gegliederung und Selbsterhaltung des vegetabilischen Subjekts ist daher ein Außersichkommen, und Zerfallen in mehrere Individuen, für welche das Eine ganze Individuum mehr nur der Boden als ihre subjektive Einheit ist. Ferner ist deswegen die Differenz (196) der organischen Theile nur eine oberflächliche Metamorphose und der eine kann leicht in die Funktion des anderen übergehen. »

Die Pflanze ist Subjekt, aber erstens, das so eben erst erzeugt ist, ein schwaches Kind. Das Leben ist in ihr selbst noch nicht zum Unterschiede aufgegangen, der höchste Unterschied in ihr ist der daß sie ist als allgemeines Leben, was dann als Gattung erscheint und als Einzelnes. Jedes Leben ist Gattung und Einzelnes. Gattung ist sein Begriff und dann das Einzelne, Ausschließende, Punkt der Idealität, der Negation [,] nach innen in Beziehung auf sich selbst. Das vegetabilische Leben ist noch nicht zu diesem Unterschiede der Gattung und der Individualität gekommen, sie fallen zusammen wie der Prozeß.

§. 267 « Der Prozeß der Gestaltung und der Reproduktion des einzelnen Individuums fällt auf diese Weise mit dem Gattungsprozeß zusammen ; und weil sich die selbststische Allgemeinheit, (197) das subjektive Eins der Individualität nicht von der reellen Besonderung trennt, sondern in sie nur versenkt ist, hat die Pflanze keine Bewegung vom Platze, noch eine sich unterbrechende Intussusception, sondern eine continuirliche strömende Ernährung, sie verhält sich nicht zu individualisirtem Unorganischen, sondern zu den allgemeinen Elementen ; noch ist sie des Gefühls und animalischer Wärme fähig. »

Die Pflanze ist Subjekt, Individuum das sich für sich setzt, unterscheidet vom Anderen. Die Lebendigkeit besteht nun als Subjekt im Verhalten zu Anderen, wird nun dadurch erregt. Alle Kathegorien des Verstandes die eine bleibende Trennung hervorbringen, wie Ursache und Wirkung, gelten hier im Leben nicht mehr. Das Leben ist Ursache seiner selbst, so daß dieß zugleich ein Verhältniß nach Außen erhält, ein Anderes wirkt ein, aber das Leben vertilgt das Causa-litätsverhältnis[a] und verwandelt dieß, was ein Anderes in ihm gesetzt ist, assimilirt es. (198)

Es wird nun erregt nach Außen, bringt nun sich selbst hervor, ohne ein neutrales Produkt aufkommen zu lassen.

Das Wachsen ist doppelter Art. Erstens formell, wo sich die Gestalt nicht ändert, nur formelle Vermehrung der Form [ist], diese gehört dem animalischen Leben an, die andere Art ist Vermehrung seiner selbst, dieß ist die der Pflanzen. Ihre Selbsterhaltung ist Wachsthum, sie assimiliren das Andere, aber diese

---

a Ms. : causalitäts Verhältniß

Assimilation ist zugleich Vervielfältigung und Außersichkommen, Vervielfältigung seiner Individualität, so daß sie zwar eins ist, aber diese Einheit nur einen lockeren Zusammenhang hat.

Die Pflanzen haben ein Verhältniß zu Luft, Wasser und Licht. In diesem Verhalten zu allgemeinen Elementen erhalten sie sich, aber weniger durch neue Glieder als durch neue Individuen, das was Glied genannt wird, ist nur ein selbstständiges Individuum. Hieran schließt sich die Vorstellung (**199**) der Metamorphose der Pflanze an.

Die Vervielfältigung existirt reell. Die Pflanze ist organisches Individuum, substantielle Form, nicht nur als Kristall, sondern die ihre Unterschiede als Prozesse hat und sie durch Negation identisch mit sich erhält. Die Pflanze organisirt sich und die Lebendigkeit selbst Form, am Thier die Seele, ist in dieß prozessualische Außereinander versenkt. Unmittelbar ist im Begriff damit vorhanden ein Verhalten des Organischen zu sich selbst, worin dieß Subjekt für sich ist. Die Subjektivität ist in der Pflanze nur so vorhanden daß die Seele in der Form unmittelbar versenkt ist, ihr inne wohnt. In dieser Identität, diesem Fürsichsein liegt das höhere Fürsichsein, die höhere Subjektivität, daß die eine Beseelende auf doppelte Weise vorhanden ist, einmal als immer rührendes Lebendes des Prozesses, das andere Mal als die selbststische Einheit die einfach existirend ist. Das Organische ist überhaupt das sich in sich selbst Unterscheidende und das Unterschiedene in der Einheit zu erhalten. Es ist hier (**200**) ein Unterschied, ein Außereinander und da an sich der höher bestimmte Unterschied nicht nur blos Mannigfaltigkeit ist, so ist diese von der substantiellen Form durchdrungen nur die eine Seite [,] und diese Form selbst die im Organismus versenkt ist die andere Seite. Hierzu geht das animalische Leben fort, die Pflanze vernicht[et] dagegen nicht diesen Unterschied in sich, bei ihr ist noch immer der selbstische Punkt eine Seite und die andere Seite das organische Gebilde. Das Thier ist Einheit dieses Unterschiedes, bei der Pflanze ist dieß noch nicht, aber die Wahrheit dieses Unterschiedes, der Begriff desselben, ist, daß diese beiden Momente auch an der Pflanze sind, aber als unvollkommenes Leben, ist es ein Theil des Unterschiedes der außerhalb ihrer Existenz fällt. Die absolute Rückkehr in sich, ist das Selbstgefühl des Animalischen, das Verhalten zu sich selbst, dieß existirt nicht an der Pflanze, sie ist nur der erste leibliche Organismus in dem die Selbststigkeit dieses eine ideelle nicht reell[e] ist, es existirt, aber außer ihr. (**201**)

Wie wir von der Erde die verschiedenen Formen gesehen haben die außer dem Existirenden sind, wie der Prozeß pp so ist in der Pflanze die Form des selbststischen Eins als selbstständiges Eins noch außer ihr. Diese einfache Identität im Selbstgefühl ist außer ihr und dieß ist die höchste Macht der Pflanze, es ist das Licht, dieß ist ihr All, ihre reine Einheit, ihr Gott, ihre ganze Natur in einfache Einheit zusammengenommen. Ihr Selbst ist so phÿsisch zur unorganischen Natur gehörig, ihr höchstes Verhältniß ist das zum Lichte. So existirt der Wachsthum der Pflanze in seinen höchsten Momenten. Sie will sich sättigen, zum Selbstgefühl kommen, dieß ist außer ihr, daher strebt sie nach außen, ihr Streben nach dem Selbst ist so Richtung nach Außen, das Erreichen ist daher Außersichgerissenwerden. Beim Thier ist es Rückkehr in sich, Sättigung, bei der Pflanze ist die Selbsterhaltung, das zum Selbst Kommen, Vervielfältigung. Das Hauptmoment ist das Herausgehen aus sich, das dem Lichte Zukehren, das Herausranken, dem (202) Lichte entgegen gehen. Indem die Pflanze sich produzirt, so ist damit verbunden daß sie darin ein Anderes produzirt, das sie selbst ist.

Die Pflanzen haben einen Trieb zum Lichte, sie erhalten an ihm Farbe, Geschmack, Geruch [,] Aroma, außerhalb des Lichts, werden sie größer [,] saftiger, aber kraftlos, geschmacklos, geruchlos, das Wasser hat so in ihnen das Uebergewicht, am Lichte erst bekommen sie die kräftige Individualisirung, Partikularisirung.

Im ganzen Bestehen der Pflanze ist die Macht des Lichts das Erziehende, Belebende, und die Richtung auf das Licht ist eben dieß, daß das Selbst außer ihm ist.

Das Nähere an der Gestaltung der Pflanze ist, daß die Selbsterhaltung nur durch Vervielfältigung stattfindet. An den einfachsten Pflanzen sind es Fäden, die sich zu Knoten bilden welche wieder Fäden treiben. Jeder Knoten ist ein Umschließen der Individualität, das wieder herausgeht, sich wieder verknotet, so daß die ganze Erhaltung ein Hervorbringen von Glieder[n] (203) ist, die wieder ganze Pflanzen sind. Andere erhalten sich indem sie sich in Körner, Punkte dirimiren, Keime die wiederum ganze Pflanzen sind. Deswegen ist dann auch das was bei den höheren Pflanzen Wachsthum genannt wird, Vervielfältigung des Individuum[s]. Jede Knospe ist ganze Pflanze, die ihre Wurzel im Zweige hat, der seiner Seits wieder Pflanze ist und ebenso wurzelt. Ebenso die Blätter. Es gibt viele Pflanzen, deren Blätter wurzeln, wenn sie die Erde erreichen und ganze Pflanzen treiben. Das Okuliren, Pfropfen pp ist hierauf begründet, hier ist dann der Stamm blos der Boden für die fremde Knospe, die ihrer Art, Partikularität nach, selbstständig bleibt und ihre eigenthümlichen Früchte trägt. Zwiebelgewächse vervielfältigen sich so, daß sie sich in sich theilen oder kleine Zwiebeln treiben.

Die Eigenthümlichkeit ihres Begriffs ist also daß die Selbsterhaltung, Vermehrung der Individuen ist, so daß das was als eine Pflanze (204) erscheint, eine Menge von Individuen ist, die nur oberflächlicherweise als eins erscheinen, so daß die Theile ganz selbstständig sich zeigen. Dieß ist die Ohnmacht der Pflanze, beim Thier können die Glieder nur existiren in der Einheit mit dem Ganzen, so leidet sogar das ganze Leben bei der Verletzung der Eingeweide, bei der Pflanze kann jedes für sich bestehen.

Goethe[47] hat mit seinem großen Natursinn auf diesen Zusammenhang der Theile der Pflanze aufmerksam gemacht und sie die Metamorphose der Pflanze genannt. Er zeigt wie die als Theile unterschiedenen nur die Umbildung eins und desselben, identisch, sind, so daß es nicht zu einem gründlichen Unterschied kommt, wie bei den Eingeweiden des Thieres, und sie so dasselbe bleiben, und eins die Funktion des anderen leicht übernehmen kann. Man hat Bäume ausgegraben, umgekehrt, und wieder gepflanzt, die Äste wurden Wurzeln, die Wurzeln zu Äste[n] die in Blüthen und Blätter ausschlugen, die Gestalt der Verzweigung bleibt sichtbar, aber (205) der Wechsel der Funktionen ist vollkommen.

Goethe hat dieß verfolgt durch die anderen Theile der Pflanzen. Bei der gefüllten Blume, sind viele Filamente zu Blättern ausgebildet. Z.B. sind bei der Cratifolie das Blätter, was bei der wilden Rose Filamente sind. Bei vielen Blumen kann man sogar bemerken, daß diese Blätter noch die Form der Filamente haben, aber diese nur kontrahirte Blätter sind. Die Form des Blattes geht durch alle Theile der Pflanze. Das Peristyl z.B. bei der *Iris* besteht aus drei Blättchen. Die Natur des Blattes findet sich in der Blume, in der Saamenkapsel, auch an den Früchten, und in den Steinfrüchten am Kernhause. Der Dorn der wilden Pflanzen wird zum Blatt bei den veredelten.

Kurz der Gedanken der Metamorphose ist die Einartigkeit aller Theile, so daß leicht einer in den anderen übergeht und durch äußere Umstände eine Form in die Stelle der anderen gebracht werden kann.

So richtig an sich diese Metamorphose ist, so ist es eigentlich nur eine Seite welche wesentlich ist, (206) nämlich auf den Unterschied dieser Gebilde aufmerksam zu sein und ihn zu erkennen, womit der eigentliche Prozeß des Lebens hervorgeht.

In der Pflanze ist noch die unmittelbare Einheit, sie kommt noch nicht zu dem[a] höheren Gegensatz, wie er früher bestimmt ist. Sie hat keine Bewegung, verhält sich nur zu den allgemeinen Elementen, Licht, Luft und mehr oder weniger konkretem[b] Wasser und zwar continuirlich, nicht durch willkührliche Unterbrechungen. Die Pflanze hat keine willkührliche Bewegung weil ihr die empfindende Seele fehlt, diese ist das individuell Belebte, das selbststische Eins, dieß Eins existirt als die substantielle Form, die aber negative Einheit mit sich ist. Bei der Pflanze ist dieß Eins ausgegossen in die Gestalt, nicht in sich zurückgenommen. Es ist also darin noch das nicht, was zur subjektiven Einheit gehört, daß die Selbststigkeit der Pflanze sich zu sich selbst verhielte, d.h. daß das Selbst der Pflanze als ein schlechthin unsinnliches existirt. Indem aber diese Idealität in dem Außereinander der Gestalt versenkt ist, ist dieß Eins noch ein (207) sinnliches, kein immaterielles, ideelles Einssein. Die Einheit der Pflanze ist als unendliche Beziehung auf sich, aber eben weil sie dieß Selbst noch nicht für sich ist, die Form sich nicht zu sich selbst verhält, ist sie noch sinnliche Einheit. Die sinnliche Seite aber ist keine blos materielle Menge, sondern diese Menge ist von der idealisirten Form durchdrungen. Dadurch ist die Form nur selbst sinnlich,

---

a Ms. : den   b Ms. : konkreten

sie befreit sich nicht vom Sinnlichen, ist nicht reine Zeit in sich, sondern noch im Raume gefesselt. Daher hat die Pflanze nicht die Aufhebung des Orts, die Zeit, die Bewegung an sich.

Die Materie ist von der Pflanze assimilirt, aber der Prozeß ist ein blos sinnlicher und dieser Prozeß hebt diese ihre Sinnlichkeit und hiermit den Ort nicht auf, das Eins der Pflanze ist nicht die unsinnliche Seele. Erst die Seele als Aufhebung des Außereinander ist Aufhebung des Raums und somit Zeit.

Zweitens hat die Pflanze zu ihrem Anderen, das sie sich assimilirt nicht das Unorganische, als Individuelles, sondern die Elemente und zwar im steten Prozeß und zwar deshalb, weil die Pflanze (208) sich nicht als Selbst zu ihrem Selbst in sich verhält, also nicht abgeschlossen gegen außen ist, der negative Punkt gegen das Außereinander. Die Seele erst hat ihren eigenen inneren Kreis gegen das Verhalten zur unorganischen Natur, indem die Pflanze diese Seele nicht ist, hat sie keine Innerlichkeit, welche frei gegen das Verhalten nach Außen wäre. Ihr Verhalten daher zu ihrem Anderen ist ununterbrochen. Die Unterbrechung kommt nur von Außen her, nicht aus der Pflanze selbst. Die Pflanze kann sich auch nicht zu Individualisirtem verhalten, weil sie die Identität von Selbst zum Selbst ist, woher ihr Anderes ebenfalls nicht individualisirt ist, denn nur was Empfindung in sich hat, kann sich selbst als Anderes ertragen, kann es mit der Härte der Individualität aufnehmen, sich wagen an selbstisches Abgeschlossenes.

Drittens hat die Pflanze keine animalische Wärme, d.h. keine eigenthümliche, das Thier erst ist in sich selbst entzündet, das bestimmte Aufheben der Kohäsion.

Nach dieser Darstellung der allgemeinen Be(209)stimmtheit der vegetabilischen Natur ist zu zeigen, wie der Prozeß der Pflanze beschaffen ist, denn die Pflanze ist nun der Prozeß des Lebendigen. Als Individuum hat sie zunächst ein Verhalten zu sich selbst, das Verzehren seiner selbst und sein aus sich Hervorbringen. Es ist dieß der Prozeß der Gestaltung.

Das Andere ferner hat das Lebendige selbstständige außer sich als seine Voraussetzung. Aber diese Voraussetzung ist nur ein Gesetz[t]sein des Lebendigen und zwar als Prozeß.

Das Dritte ist die Einheit beider Prozesse, das Verhalten der Individualität zu sich als seinem Anderen, der Gattungsprozeß. Die unorganische Natur hat die Individualität sich assimilirt, so tritt es sich selbst gegenüber. Die eigene Natur des Individuums, seine Allgemeinheit, seine Gattung ist ihm sein Anderes.

Im Vegetabilischen sind die Prozesse aber noch nicht gesondert, der Gattungsprozeß und der Gestaltungsprozeß fallen zusammen und sind zugleich Ernährungsprozeß.

a. Der Gestaltungsprozeß. Der Keim ist (210) das Unmittelbare dieses Prozesses, aber dieß Unmittelbare ist als Voraussetzung nur Produkt, daß es

Produkt ist kommt erst im dritten Prozeß zum Vorschein. Der Gestaltungsprozeß ist Produktion aus sich selbst, als Verzehren seiner. Die Hervorbringung der vegetabilischen Natur ist das Hinausgehen seiner, so ist dann die Selbsterhaltung Hervorbringen eines anderen Individuums. Dieß Andere sind die Knospen, dieß berührt sogleich den Prozeß nach Außen, den Ernährungsprozeß. Die Pflanze hat keine Eingeweide, ist kein blosses Verhalten in sich, sondern sogleich nach Außen.

Das Erste in der Gestaltung ist der Keim, das Unenthüllte, das Unexplizirte, der Begriff. Der Keim ist der Begriff, seine Explikation ist die Realität des Begriffs, das Leben, das Ganze, das Leben [,] die Idee. Der Prozeß ist die Diremtion dieses Verhüllten, nach dem Boden als dem konkreten allgemeinen Individuum und nach der anderen Seite [,] nach dem abstrakten Ideellen, dem Licht. Die Pflanze dirimirt sich in Wurzel und in Blatt. Wir sprechen hier nämlich von entwickelten Pflanzen, die Schwämme pp gehören hier nicht her. (**211**)

Der große Unterschied ist im Pflanzenreich der der *Monocotyledonen*[a] wozu alle Zwiebeln, Palmen pp gehören und der der *Dicotyledonen*[b]. Dieser Unterschied kommt her von dem Blättchen, welches der Keim hervortreibt, ob nämlich dieß einfach oder gedoppelt ist. *Linné*[c][48] hat dagegen die Pflanzen in eine lange Reihe gestellt, aber jene großen Geschlechter sind wesentlich von einander zu unterscheiden. Wurzel und Blatt ist der erste Unterschied. Bei den *Monocotyledonen* ist das Gedrungene vorherrschend, es tritt kein Stamm zwischen Blatt und Wurzel, der Stamm der Palmen ist das Residuum der Blätter. – Die erste Differenz ist also das Treiben in den Boden und zum Licht, die weitere zweite Trennung ist, dieß was den allgemeinen Zusammenhalt das Zellgewebe ausmacht, wie es sich auch im Animalischen findet, als das Lymphatische. Die nähere Diremtion ist die in Holzfasern und andere Gefäße, welche der *Dr. Schultz*[d][49] Lebensgefäße nennt. In Rücksicht auf die Physiologie der Pflanzen ist auf ihn zu verweisen. Er hat ebenso gründlich experimentirt, als auch mit philosophischem[e] Sinn (**212**) das Ganze dargestellt.

Die Trennung innerhalb der Trennung von Wurzel und Blatt, ist die von Holzfasern und Lebensgefäße[n]. Hier ist nun der Prozeß der Pflanze so, daß die Wurzeln einsaugen und zwar Wasser, denn Erde ist nicht nöthig, man kann Pflanzen in gestossene Kieselsteine setzen, wenn man nur Wasser hinzu gießt, dieß Wasser muß konkret, wo möglich etwas öhligt sein. Dieß Einsaugen ist die Lebendigkeit der Pflanze, mechanische Vorstellungen können hier nicht mehr gelten. Die Pflanze hat Durst und zieht das Wasser an sich. Das Andere ist die Cirkulation der Pflanze in sich, die Cirkulation des Lebenssaftes in der Pflanze, dieser ist partikularisirt, das eingesogene Wasser noch nicht.

---

a Ms. : *Monokotilotonen*
b Ms. : *Dykotilotonen*. In beiden Fällen wird die unterschiedliche Rechtschreibung nicht mehr angemerkt.
c Ms. : *Linnée*   d Ms. : *Schulz*   e Ms. : philosophischen

Der Lebenssaft cirkulirt durch die ganze Pflanze. Die Umwandelung des Holzsaftes geschieht in den Extremitäten, in der Oberfläche des Blattes. Dieß Blatt bezieht sich sogleich schon auf die Luft. Der Lebenssaft macht sich zum Produkt, was die Botaniker nennen eine Flüssigkeit zwischen Holz und Rinde. Das (213) eigentliche Produkt ist die Diremtion dieses Neutralen in Rinde und Holz.

Die Lebendigkeit ist also zu fassen nach dieser doppelten Seite, als Thätigkeit der Holzfasern, Einsaugen und Thätigkeit des Blattes, der Assimilation in sich. Diese Thätigkeiten sind wegen der Homogenität der Theile nicht so wie im animalischen Leben festzuhalten, die hier angegebenen Thätigkeiten sind nur die Hauptthätigkeiten jener Theile, die anderen fehlen ihnen nicht, das Blatt saugt so gut ein wie die Wurzel, aber die Hauptthätigkeit ist jene Assimilation worin der Holzsaft der noch wenig organisch ist, eigentlich erst vegetabilisch gemacht wird. Dieß Einsaugen und die Cirkulation des vegetabilisch gemachten Saftes sind der wesentliche Begriff. Diese Produktionen des Belebenden der Pflanze, des vegetabilischen Saftes wird Produkt und ist die Theilung in Holz, Rinde, Bast pp.

An den *Dicotyledonen* scheint diese Trennung und Bildung plötzlich zu kommen, es setzt sich plötzlich ein neuer Holzring an. Diese Diremtion in das (214) was den ersten Gegensatz ausmacht in Holzfasern und Lebensgefäße, ist das Produkt. Bei den *Monocotyledonen* giebt es keine Holzringe, Jahresringe, das Zellgewebe ist mehr zerstreut anzutreffen.

Diese Diremtion in Holz und Rinde ist dann immer ein neues Erzeugniß, nicht wie bei dem Animalischen Selbsterhaltung, sondern die Pflanze erhält sich nur durch Erzeugung eines Neuen, und das was Holz wird ist mehr oder weniger ein todtes Gefäß, ein Setzen ihres unorganischen Bodens innerhalb ihrer selbst. Bei vielen Pflanzen geht dieß soweit, daß die Verholzung zum kieselartigen Versteinern fortgeht, wie z.B. beim Bambus, beim Buchenholz was oftmals Funken an der Drechselbank giebt.

Mit dieser Produktion ist dann auch verbunden die Resumtion ihrer Individualität in sich und als solche ist die Erzeugung der Pflanze anzusehen. Die Knospe ist eine neue Pflanze auf dem Holz der vorhergehenden, Resumtion zur Anlage einer neuen Pflanze. Damit ist der Prozeß der Pflanze geschlossen, sie erhält sich durch Reproduktion ihrer (215) selbst und dieß ist die Hervorbringung eines Anderen. Dieser Prozeß ist so ein vermittelter durch die Momente die angegeben worden sind. Der organische Prozeß überhaupt hat wesentlich auch die Seite, das ihm von außen Kommende, als Nahrungssaff[t] zu reduciren[a], zu vernichten, zu verwandeln, vergiften, infectiren, assimiliren in sich : Das Einsaugen ist dann schon solch ein Berühren des Außen durch die Kraft der Lebendigkeit, das Eingesogene wird gesetzt als ein von organischem[b] Leben

---

a Ms. : riediciren   b Ms. : organischen

Durchdrungenes, bei den höher ausgebildeten Pflanzen kann man diesem Prozeß nachgehen durch verschiedene Stufen, wie beim animalischen Prozeß die Verdauung, wo dann aber auch noch das unmittelbare Infiziren vorhanden ist, die unmittelbare Verwandelung in Lÿmphe. Bei den Pflanzen niederer Gattungen, die einfacher sind, ist allerdings keine solche Thätigkeit durch verschiedene Stufen vorhanden, da ist dann die Ernährung abstraktes, prozeßloses Verwandeln.

In Ansehung der Gestaltung der Pflanzen ist (**216**) noch zu bemerken, daß diese Gestalt einfach verständig ist. Die Pflanze ist nicht mehr Kristall, aber die Formen derselben stehen der Weise des Kristalls nahe, die gerade Linie ist sehr überwiegend vorhanden, z.B. bei den Stengeln, Stämmen, Fasern ; das Andere ist daß sie sich in Spiralen formt, Rundungen die zugleich noch in die Länge gehen. Im Blatt ist die Fläche vorherrschend, die verschiedenen Formen des Blattes sind sehr regelmäßig, sind aber noch nicht die Formen der Rundungen die das Animalische hat. Die Seiten des Blatts entsprechen sich, es ist mechanische Gleichförmigkeit vorhanden, aber doch sind sie verschieden, die eine Seite ist jedesmal mehr kontrahirt, die andere geht mehr auseinander, eine Hälfte ist nie der anderen ganz gleich. Im Ganzen sind die Vertheilungen, Eintheilungen noch verständig, die Zahlen 3, 4, 5 und 6 sind die Herrschenden, wie z.B. bei den Blumen die Antheren. Alle Bestimmungen sind verständig, der ganze Organismus läßt sich auf Zahl und Maaß zurückführen. Zahl, Maaß und Rundungen die kommensurable angesehen werden können sind das Herrschende. (**217**) Wenn z.B. 5 Antheren sind, so sind auch 5 Blumenblätter oder 10.

b. **Der Ernährungsprozeß**, dieß ist der nach außen gehende.

§. 269 « Dieser Prozeß ist die Entfaltung der Glieder als Organe der unterschiedenen elementarischen Verhältnisse ; die Entzweiung theils in das Verhältniß zur Erde und in das sie vermittelnde, den Luft[-] und Wasserprozeß. Da die Pflanze ihr Selbst nicht in innerer subjektiver Allgemeinheit gegen die äusserliche Einzelnheit zurückhält, so wird sie vom Lichte, an welchem sie sich die specifische Bekräftigung und Individualisirung nimmt, eben so sehr nach Außen gerissen, verknotet und verzweigt sich in eine Vielheit von individuellem[a] Sein. »

§. 270 « Weil aber die Reproduktion des vegetabilischen Individuums als Einzelnen nicht die subjektive Rückkehr in sich, ein Selbstgefühl, sondern nach Innen die Verholzung ist, so geht damit die Produktion (**218**) des Selbsts der Pflanze nach Außen. Sie gebiert ihr Licht in der Blüthe heraus, in welcher die neutrale, grüne Farbe zu einer specifischen Trübung bestimmt, oder auch das Licht rein vom Dunkeln als weiße Farbe produzirt wird. »

---

a Ms. : individuellen

Die Pflanze ist durchaus nur Keim, Pflanzensaamen, bleibt ruhig liegen, erst wenn Feuchtigkeit hinzu kommt so treibt die Pflanze, ein innerer Trieb ist nicht vorhanden, der Trieb des animalischen Keims ist ein ganz anderer.

Die näheren Momente des zweiten Prozesses, sind theils schon im ersten genannt, theils ist es aber auch das eigenthümliche Moment wie die Pflanze sich zum Lichte verhält, was das Besondere ist bei dem Verhältniß nach außen.

Mit dem Blüthenstande hemmt sich das Wachsen, das Selbst ist in der Bestimmung sich zu fassen, zurückzukehren in sich. Das Hinausgehen, Wachsen in so fern es fortgeschritten[a] ist wird gehemmt ; Die Blüthenknospe fällt ab, verschwindet, es (219) entsteht die Frucht, auch diese fällt ab. Ist es eine Blätterknospe, so bleiben die Blätter und treiben wieder Blätterknospen, die Blüthenknospe dagegen ist Hemmung des Wachsthums. Durch Okuliren wird die Fruchtbarkeit der Bäume vermehrt, der Zweig wird isolirt vom Leben der ganzen Gestalt, das Sprossen das immerfort treibt, dieß wird zurückgehalten, daher ist dann der Zweig fruchtbarer an Blüthenknospen. So geschieht auch durch Einschneiden von Ringen in die Rinde eine Hemmung des Wachsens.

Die allgemeine Bestimmung der Blüthe ist daß die Pflanze zu ihrem Selbst kommen soll, sie vermag dieß nicht im eigentlichen Sinn, und es ist daher nur Prozeß der Pflanze mit dem Lichte. Die Blume ist dieser Knoten der nicht Knospe ist die nur vermehrt, ein Verknoten das den Wachsthum hemmt, eine Versammlung von Blättern die feiner ausgebildet sind. Die Blume ist gefärbt, das neutrale Grün wird schon am Kelche, noch mehr an dem Blumenblatt gefärbt und zu einer bestimmten Farbe dirimirt, Geruch stellt sich ein, die Gestalt geht aus (220) dem[b] Flächenhafte[n] in Rundung über.

In der Blüthe tritt zugleich die Differenz ein in Theile, die man parallelisirt[c] hat mit den Geschlechtstheilen des Animalischen und die man deshalb sexualische Theile genannt hat.

Die Blume produzirt ihr Selbst am Selbst außer ihr und deshalb wird ihr Selbst nicht für sie. Sie bringt nur ein Bild des Verhältnisses des Selbst zum Selbst hervor. Dieß Verhältniß nur des Selbst der Pflanze zum Selbst als einem Anderen ist das Geschlechtsverhältniß. Die Differenz eines vegetabilischen Individuums zu einem Anderen, diese Bestimmung, welche das eigentliche Geschlechtsverhältniß ausmacht ist nur ein Analogon, denn nicht zwei andere Individuen welche durch ihr Geschlecht, ihrem ganzen Habitus nach entgegengesetzt sind, verhalten sich zu einander, denn erst dann ist die Geschlechtsdifferenz Trieb. Die Pflanze hat keinen Trieb, sie ist geschlechtslos,

---

a Ms. : vorgeschritten   b Ms. : das   c Ms. : paralisirt

die Geschlechtsunterschiede sind nur bei einzelnen Gebilden. Bei den *Monözisten*[a] (**221**) sind die Differenzen an einem Individuum, auch bei den *Diözisten*[b] beschränkt sich der Unterschied nur auf oberflächliche Gebilde und zeigt sich auch nicht im ganzen Habitus, auch ist der Unterschied sehr wechselnd. Eine weibliche Pflanze wird oft im Fortwachsen männlich und umgekehrt. Das Erste also ist daß der Unterschied nur partiell und wandelbar ist. Was das Weitere betrifft, so ist zweitens die Pflanze geschlechtslos, ihre Knospe, ihre Zweige, ja das Blatt als solches pflanzt fort. Man kann also Zweige für sich fruchtbar nennen d.h. jedes solche[c] Gebilde ist für sich das ganze Individuum. Es ist also die Pflanze, das Hervorgehen des Individuums aus der Vereinigung zweier Geschlechter [ist] ein Ueberfluß. Die Befruchtung durch Einheit verschiedener Geschlechter ist nicht nothwendig. Das Pflanzengebilde ist schon an sich befruchtet und braucht von keinem anderen Individuum befruchtet zu werden.

Näher haben wir gesehen daß die Pflanze fruchtbar sei, aus sich herausgerissen werde, (**222**) Knospen bilde, sich verknote, ein anderes Individuum hervorbringe um sich zu erhalten, dazu nöthig aber ist das Hemmen des Sprossens durch die Blüthe, durch diese Negation ist die substantielle Form isolirt ; nur dieß Isoliren ist nöthig, daß ein neues Individuum hervorgebracht werde. Von dieser Seite kann das befruchtet werden, was bei der Pflanze vorgeht, wenn man die [...][d] und Sexualtheile ansieht. Die Antheren mit den Pollen sind das Männliche, und die Filamente ebenso, außerdem finden wir die Fruchtknoten und die Pistille[e] als das Weibliche. Die Pistille sind Holzfasern die mehr in die Blüthen sich verlaufen. Was wir nun sehen ist, daß die Antheren welche den Saamenstaub enthalten, aufspringen und den Staub verfliegen lassen, er berührt die Narben der Pistille oder nicht. Mit diesem Verfliegen ist das Verwelken des Pistills und das Schwellen des Fruchtknotens verbunden. Dazu daß Individuen erzeugt werden, ist nach dem Begriff der Pflanze nur das Negativsetzen des Wachsens nöthig, aber dasselbe Hemmen finden wir auch bei den Geschlechtstheilen. Die (**223**) Antheren zerstäuben, die Pistille verwelken. Auch beim Animalischen ist ein solches Hemmen nöthig, das Aufheben der Selbstständigkeit des Individuums, aber es gehört hier das affirmativ Gesetztwerden der Identität beider hinzu, das Erzeugte, der befruchtet werdende Keim. Bei der Pflanze dagegen ist diese affirmative Identität nicht zu setzen, das Constituirende des Individuums existirt schon in der Pflanze für sich, sie ist die ursprüngliche Identität. Wenn also zur Begattung gehört, die Negation der Selbstständigkeit der Geschlechter und andererseits die Affirmation der Empfindung ihrer Einheit, so ist diese affirmative Seite schon in der Pflanze selbst vorhanden. Für die

---

a Ms. : *Monodisten*   b Ms. : *Duodisten*. In beiden Fällen wird die unterschiedliche Rechtschreibung nicht mehr angemerkt.
c Ms. : solcher   d Das Wort fehlt.
e Ms. : Pistillen. Von nun an wird die unterschiedliche Rechtschreibung nicht mehr angemerkt.

Fruchtbarkeit der Pflanze ist also die negative Seite allein nöthig. *Schelver*[a][50] ist diesem am meisten nachgegangen und hat die negative Seite näher darin gesehen, daß das Öhl des Pollens (denn die Pflanze hat Oehl, als das Fürsichseiende, wenn dieser Nektar auch nur im Blatt sich findet) indem es das Stigma berührt, es vergiftet und den Trieb des Wachsens tilgt, so daß die Befruchtung nur in einem Vernichten bestände, die[c] Geschlechtsdifferenz (**224**) das[b] Produkt des Vernichtungsprozesses ist.

c. Die Fruchtbildung.

Der Saame ist etwas Ueberflüssiges, die meisten Pflanzen machen keinen Samen, weil der Gattungsprozeß mit dem Gestaltungsprozeß zusammenfällt. Die Frucht bringt den Samen hervor, der Gattungsprozeß ist überflüssig. In der Frucht rundet sich die Pflanze. In dieser Rundung ist theils der Samen selbst, theils die Umhüllung, eine Schoote oder ein aufgeschwollener Fruchtknoten wie bei den eßbaren Früchten. Das Ganze der Pflanze ist hier zusammengerundet, was im Blatt und Stengel auseinandergeht, verbindet sich hier Hülle des Saamens zu sein. Die Reife der Früchte ist ihr Verderben, die Verletzung macht ihre Reife schneller zum Vorschein bringen. *Schelver*[c] hat aufgezeigt daß das Verletzen, das Hemmen der Frucht ist, welches sie und den Saamen zur Reife bringt. Ein Insekt bringt die Frucht zur Reife, indem es die Pistille verletzt, nicht weil es den Staub des Pollens in dieselben hineinbringt.

Das Schwierige bei den Pflanzen, ist das Ineinanderfallen ihrer Prozesse.
(**225**)

III. Der thierische Organismus.

Bei der Pflanze ist die Lebendigkeit nur unmittelbare Wirklichkeit, nicht Aufgehobenheit derselben. Die Selbstständigkeit aber muß als Ideelles sein, sonst ist sie nicht für sich, erst in dem Fürsichsein liegt die Empfindung. Die Empfindung ist die *Differentia specifica* des Thiers. Seine Eigenthümlichkeit ist aufgehoben in die Allgemeinheit seines Selbsts, das Selbst ist für das Selbst, die Allgemeinheit ist die Identität des Unterschiedenen, das Thier findet sich in sich selbst, das ist seine Allgemeinheit. Die Pflanze dagegen existirt als Individuum, ihr Fortgehen zum Fürsichsein ist ein Außersichkommen in eine Vielheit selbstständiger Individuen, die nicht als ideell sind, sondern vielmehr als

---

a Ms. : *Schelfer*   b Ms. : Das   c Ms. : S. Fußnote a.

selbstständig existiren. Erst die Idealität ihres Selbstgefühls ist die Empfindung der Thiere, die höchste konkrete Einfachheit zu welcher die Natur es zu bringen vermag.

Im Thiere ist die Sonne innerlich geworden, das[a] (226) Licht, die Idealität hat sich gefunden, das Thier ist in sich selbst reflektirt, ein Unterscheiden in sich und die für sich gewordene Einheit der Existirenden. Erst hier ist die Schwere überwunden, das Centrum ist für das Centrum, die Sonne erfüllt mit der Totalität der phÿsischen Unterschiede ist darin bei sich. Im Sonnensÿstem haben wir die Sonne und ihre Glieder die selbstständig sind und sich nur nach Raum und Zeit verhalten, im Animalischen ist die Sonne, welche ihre Gestirne physisch sich verhalten läßt, so daß diese in die Sonne zurückgenommen und die Glieder in Einheit gefaßt sind. Begriff und Realität sind in Einem, das Thier ist die existirende Idee. Der Begriff ist die Seele, sie wirft sich in Glieder auseinander, diese aber sind nur Momente der Form und ihr Prozeß ist die Idealität als Aufheben ihrer Selbstständigkeit und Rückführen zur Einheit, welche jetzt eine für sich selbst in ihrem Unterschied Seiende ist. Sie wird immer durch sich selbst negirt, setzt ihre Glieder, diese (227) aber sind nur Setzen der Einheit. Diese die zunächst an sich war, ist jetzt für sich, das sich Findende, Empfindende. Das Thier ist also wie der Keim, substantielle Form, aber [das] in sich durch sich selbst sich Reflektierende.

§. 274 « Das Thier hat zufällige Selbstbewegung weil seine Subjektivität, wie das Licht und Feuer, der Schwere entrissene Idealität, – eine freie Zeit ist, die als zugleich der reellen Aeusserlichkeit entnommen, sich nach innerem Zufall, selbst zum Orte bestimmt. Damit verbunden ist, daß das Thier Stimme hat, indem seine Subjektivität als an und für sich seiende, die Herrschaft der abstrakten Idealität von Zeit und Raum ist, und seine Selbstbewegung als die ideelle, innere Individualität eines freien Erzitterns in sich selbst darstellt ; animalische Wärme, als fortdauernder Auflösungsproceß der Cohäsion in der fortdauernden Erhaltung der Gestalt ; – unterbrochene Intussuscep(228)tion, – vornehmlich aber Gefühl, als die in der Bestimmtheit sich unmittelbar allgemeine und sich von ihr als wirklicher unterscheidende Individualität.»

Indem das Thier Empfindung hat, so ist ein theoretisches Verhalten vom Subjekt zum Anderen begründet. Die Pflanze verhält sich entweder ganz gleichgültig zum Anderen, oder sie ist in einem praktischen Verhältniß dazu, sie hat entweder gar keine Beziehung darauf oder läßt das Andere nicht bestehen, sondern assimilirt sich dasselbe, läßt es nicht in seiner Existenz ruhig gegenüberstehen. Beim Thier dagegen ist ein theoretisches Verhalten, mit der Empfindung gesetzt, es verhält sich zum Äusseren ideell. Beim chemischen Prozeß werden beide Seiten in dem neutralen Produkt ideell gesetzt, die Pflanze erhält sich und das Andere wird aufgehoben. Hier wird es auch aufgehoben, zugleich aber auch frei bestehend gelassen, (229) hierin aber hat es zugleich noch ein Verhältniß zum

a Ms. : das (226) das

Subjekt, und dieß ein begierdeloses Verhalten. Dieß Empfinden ist nur die Befriedigung in sich selbst, eine Modifikation die durch Anderes gesetzt ist, und dieß ist das theoretische Verhalten. Was sich praktisch verhält ist nicht in sich befriedigt, sobald eine Modifikation vom Anderen in ihm gesetzt wird, so muß reagirt werden, sie muß aufgehoben, erst identisch mit dem Subjekt gesetzt werden. Das Thier, das ein solches theoretisches Verhalten hat, ist in dieser Störung vom Anderen doch identisch mit sich, es kann die Modifikationen vom Anderen gesetzt ertragen.

Das Thier ist schwer überhaupt als sinnliches Dasein, es bleibt dem Centrum verwandt, aber die Einzelnheit des Orts, ist nicht mehr durch die Schwere bestimmt, da doch sonst jedem eigentlich Materiellen die Schwere den Ort bestimmt. Das Thier als sich auf sich beziehende Einzelnheit, hat diese Vereinzelung nicht mehr als eine (230) ihm bestimmte, sie ist in sich zurückgekehrt, sie ist in ihrer eigenen Macht, das Thier setzt sich den Ort selbst. Bei allem Anderen ist die Vereinzelung fest, weil es nicht fürsichseiendes Selbst ist, so ist die Einzelnheit durch Anderes gesetzt, aufgelegt, hingegen das Thier als fürsichseiendes Selbst bestimmt sich die Einzelnheit. Das Thier kommt jedoch nicht aus der Schwere heraus, nicht aus der allgemeinen Bestimmung des einzelnen Orts, eben weil es schwer ist.

Das Thier hat Stimme, es ist Äußerung der Empfindung seines Selbstgefühls, wodurch es seine Subjektivität als an und für sich seiende zeigt. Es ist in sich, für sich selbst, daß es dieß ist macht es darstellend, dieß Fürsichselbstsein ist Empfinden und die Darstellung die Stimme, nur das Empfindende kann Stimme haben, kann darstellen, daß es empfindet.

Die animalische Wärme ist fortdauerndes Aufheben der Kohäsion, ein Prozeß der für sich ist, das Sichverzehren und Sichhervorbringen (231) ist der Quell der Wärme.

Das Thier hat ferner unterbrochene Intussusception, nicht mehr elementarisch continuirliche, wie die Pflanzen. Es ist fürsichseiendes Selbst, schließt sich ab in dem Verhältniß nach Außen und setzt sich, indem es für sich seiend ist, verschieden von dem Verhältniß mit unorganischer Natur zu sein, ist satt, befriedigt, und dieß ist Unterbrechung des Prozesses nach Außen. Dieß kann das Thier nur weil es sich empfindet.

Die Empfindung macht also das aus was die wesentlich unterschiedene Bestimmung des thierischen Lebens ist.

§. 275 « Der thierische Organismus ist als lebendige Allgemeinheit der Begriff, welcher sich durch seine drei Bestimmungen verläuft, deren jede dieselbe totale Identität der substantiellen Einheit und zugleich für sich als Formbestimmung das Uebergehen in die andere ist, so daß aus demselben sich die Totalität resultirt ; nur als dieses sich reprodu-zirende, nicht als seiendes, ist das Lebendige. » (232)

Das Leben ist lebendig, bringt sich hervor, ist sein eigenes Produkt. Die Verhältnisse von Ursache und Wirkung fallen hier fort, das Leben setzt sich voraus und bringt sich hervor, es ist Selbstzweck, es will nur sich, es selbst ist sich der Zweck und auch das Mittel, es bringt sich hervor und nichts als was schon da war. Der lebendige Organismus ist sich so selber Zweck, er bringt es mit aller seiner Thätigkeit nicht weiter, als zu dem was schon ist. Es ist sich selbst Mittel, was Zweck ist ist auch Mittel, seine Organisation ist nicht bestehend, seine Glieder werden aufgehoben, ideell gesetzt, jedes vernichtet das Andere auf dessen Kosten es sich hervorbringt, jedes ist Mittel und existirt nur durch den Prozeß, d.h. sofern es aufgehoben und zum Mittel gemacht wird. Sein Bestehen ist Prozeß, Bestehen vermittelst seines Negirtwerdens, was so zum Mittel herabgesetzt wird ist zugleich der Zweck, das Produkt das herauskommt.

Näher ist der thierische Organismus, das den Begriff entwickelnde, und indem der Organismus (**233**) das ist wovon der Begriff zur Existenz kommt, so sind seine Mannigfaltigkeiten seine Unterschiede. Der Begriff ist an demselben zu erkennen, ist hier offenbar, in dieser Offenbarung sind dann die Momente des Begriffs ein Ganzes und diese Totalität in sich, welche aus dem Verschiedenen als Eins, als Subjekt hervorgeht.

§. 276 « Er ist daher (der thierische Organismus) α) sein einfaches, allgemeines Insichsein in seiner Äusserlichkeit, wodurch die wirkliche Bestimmtheit unmittelbar als Besonderheit in das Allgemeine aufgenommen und dieß dadurch ungetrennte Identität des Subjekts mit sich selbst in jener ist ; *Sensibilität* ; – β) Besonderheit, als Reizbarkeit von Aussen und aus dem aufnehmenden Subjekte kommende Rückwirkung dagegen nach Aussen ; *Irritabilität* [;] – γ) die Einheit dieser Momente, die negative Rückkehr durch das Verhältniß der Äusserlichkeit zu sich, und dadurch Erzeugung und Setzen seiner als eines Ein(**234**)zelnen ; – *Reproduction* ; nach innen die Realität und Grundlage der ersteren Momente und Gliederung und Bewaffnung nach Aussen.»

Das erste Moment ist die ungetrennte Identität des Subjekts mit sich selbst, das Ich, Selbst im Geiste, es ist im Thiere die Empfindung überhaupt, das was wir Sensibilität nennen. Das zweite ist die Besonderheit als solche, die erst unmittelbar ideell ist [,] muß zu ihrem Recht kommen nach Aussen, es ist die *Irritabilität*, dieselbe Empfindung aber in der Form der Besonderheit. Das dritte ist die Einheit dieser Momente, die negative Rückkehr durch die Äusserlichkeit. Das Empfinden ist erst die unendliche Negation der Negation, dieß ist die reale Allgemeinheit, jedoch nicht abstrakt, sondern die konkrete reale Allgemeinheit, die durch Negation des Anderssein[s] ist.

Dadurch ist dann die konkrete Einzelnheit die unmittelbare Allgemeinheit ist, Reproduktion, erst das Ganze. (**235**)

Jedes animalische Produkt ist reproduktiv und die höheren Naturen unter den Lebendigen sind die an denen die lebendigen Momente, Sensibilität und Irritabilität hervortreten, die niedrigsten Naturen sind blos Reproduktion. Die höhere Natur hat tiefere Unterschiede an sich, ist schärfer dirimirt und erhält sich darin. Dieß sind nur die drei Momente des lebendigen Begriffs überhaupt.

Das Thier ist der Begriff, die Einheit dieser drei Momente, er ist jetzt realisirt, ist offenbar, das Thier ist das Deutlichste in der ganzen Natur, aber es ist auch am schwierigsten zu fassen, weil seine Natur Idealismus ist, es einen Begriff darstellt, und seine Äusserlichkeit durchaus nur im Begriff gefaßt, spekulativ verstanden werden kann.

Das Lebendige, weil es den Begriff offenbar an ihm hat, hat die größte Einfachheit welche Empfindung ist, alles Uebrige ist ein Außereinander ohne Empfindung. Das Leben (**236**) ist zugleich das Konkreteste weil es den Momenten des Begriffs erlauben kann sich an ihm zu enthüllen und ist zugleich das Reichste weil sich an jedem Subjekt alle diese Momente des Begriffs entwickeln. Im Sonnensystem liegen die Momente des Begriffs, das Planetarische, Lunarische, Cometarische, selbstständig außer einander, hier liegen diese Selbstständigen gehalten von Einem.

In der Empfindung ist das Thier reiner Idealismus, dieser und die Realität des Begriffs sind so an einem Subjekt ; in der ganzen Natur ist der Begriff real aber nicht an einem Subjekt, sondern die Individuen entsprechen immer nur einem Moment des Begriffs. Hier hingegen haben die Momente des Begriffs ihre Realität, ein Außereinander welches von einem Subjekt gehalten wird.

Dieser Begriff des Lebendigen ist als Realität und ist der Begriff, es ist philosophische Erkenntnis den Begriff in der Realität zu erkennen. Vom Begriff muß man aus(**237**)gehen. Die Natur ist unendlich reich an mannigfaltigen Gestaltungen, es giebt unendlich viel Mannigfaltigkeit und Zufälligkeit, denn auch der Zufall hat seine untergeordnete Sphäre, mit der[a] der Begriff nicht fertig ist, man muß daher an dem[b] Begriff festhalten, wenn er sich auch noch nicht an alle Besonderheiten hält, noch nicht alles durch ihn erklärt ist. Dieß ist eine Forderung die gemacht werden kann, aber man muß wissen, daß die Erklärung möglich ist wenn sie auch jetzt noch nicht geschehen kann. Theorie, Hypothese muß alles erklären, weil sie nur auf Empirischem[c] beruht, auf alle einzelnen Fälle, daß sie alles erklärt ist ihre Bewährung, aber der Begriff beruht nicht darauf, er ist für sich wahr, gilt für sich.

Das was wir Sensibilität genannt haben, das Empfinden als solches existirt als Nervensystem, die Irritabilität existirt als Blutsystem und die Reproduktion als Verdauungssystem überhaupt. Es ist hier zu bemerken (**238**) daß die besonderen Momente des Begriffs existiren als Realität, und jedes Moment ist in der Existenz als System, als Totalität, nicht existirend nach abstrakter Einzelheit, Besonderheit, sondern jedes ist dem Begriff gemäß, und dieß sind sie nur, in sofern die Totalität des Begriffs wieder in ihrer Bestimmtheit da ist. Sie sind so Systeme auf

---

a Ms. : dem   b Ms. : den   c Ms. : Empirisches

doppelte Weise, in der abstrakten Bestimmung als Sensibilität pp und zugleich auch so daß sie die Totalität, das Ganze sind ; jedes Moment existirt so als Totalität aller Systeme d.h. die anderen Systeme sind in der Existenz an ihm vorhanden.

Die drei Formen des Begriffs gehören einer Form an, diese Bestimmung bleibt die Herrschende, jedes Moment ist aber auch Totalität in dem Sinne, daß es in sich das entwickelte Ganze ist, welches die Momente des ganzen Systems an sich hat.

Wenn man nun jedes Moment so betrachtet, daß seine Bestimmtheit die Grundlage bleibt, so **(239)** sind in jedem, wieder die drei Formen der Sensibilität, Irritabilität und Reproduktion auffallend.

a. Das erste, die Sensibilität, ist Empfindung identisch Sein des fürsichseienden Selbst, diese Identität zur abstrakten Idealität gebracht, ist das Selbst, was sich zum Tode entschließt, das Knochensystem ; das zweite ist der Nerv überhaupt die Beziehung der Sensibilität nach Aussen ; das dritte, das eigentliche Gehirn, die in sich gegangene Sensibilität, das dumpfe Empfinden in sich, hierhin gehören dann auch die Nervenknoten, das Gangliensystem, der sympathetische Nerv. Dieß Dreies gehört der Sensibilität. Die Knochen sind die abstrakte Sensibilität, die Nerven die irritabile Seite, der Reproduktion entpricht die in sich zurückgekehrte Sensibilität, das Gehirn, die Ganglien, der sympathetische Nerv, eine Reihe von Nervenknoten.

b. Die Irritabilität als solche, 1. das Lungensystem, hat überhaupt den Prozeß nach Aussen, 2. Muskelsystem, 3. das Herz mit den Adern, das Blutsystem überhaupt. Auch hier ist also **(240)** die Bestimmung der Dreiheit. Die Sensibilität ist der Prozeß nach Aussen, der abstrakte Prozeß mit der Luft ; die Muskeln mit ihrer Thätigkeit, Bewegung sind das reale materielle Verhalten, das immer reproduktive System ist das des Herzens, der Adern pp.

c. Die Reproduktion. 1. Die dumpfe unmittelbare Reproduktion, das Zellgewebe, die Drüsen, die Haut, 2. das System des Gegensatzes [,] die Irritabilität im Reproduktionssystem, die Galle einerseits und der Pankreas, 3. die in sich zurückgekehrte Reproduktion, der Magen und Darmkanal. Die Thiere auf der niedrigsten Stufe haben nur einen Darmkanal, da ist dann die höchste Einfachheit. Das sind also die Systeme, ein jedes für sich unterschieden, ist in der Form des Begriffs.

§. 277 « Das Thier ist hierdurch für sich in die Centra von drei Systemen abgetheilt, (*insectum*). Kopf, Brust und Unterleib, wogegen die Extremitäten zur mechanischen Bewegung **(241)** und Ergreiffung das Moment der sich nach Aussen unterschieden setzenden Einzelnheit ausmachen.»

Das Thier hat drei Centra, das der Sensibilität, der Irritabilität und der Reproduktion, diese Centra sind auch Totalitäten, so daß jedes in sich auch die Form der anderen Momente an sich entwickelt, gesetzt hat, so daß die Unterschiede nicht blos Form sind, sondern auch an ihm selbst entwickelt sind. Jedes Centrum hat Knochen, Nerven, Blut, Adern, Drüsen, Haut pp [,] kurz Theile die zu einer entwickelten Totalität gehören. Der Kopf ist es, wo das Gehirn, die fürsichseinde Sensibilität, ihren Sitz hat, zu diesem Centrum gehören aber auch Knochen, Blut, Drüse pp [,] Theile die anderen Systemen angehören. Die Brust ist der Sitz der Irritabilität, das Herz ist hier Hauptorgan, aber die Brust ist auch eine Totalität von Nerven, Knochen pp. Das Dritte ist der Unterleib, das Centrum der Reproduktion. Diese drei Centra enthalten das was man edle Theile, Eingeweide, nennt und ver(**242**)schieden sind davon die Extremitäten, Füße, Flügel, Arme, Flossen, die nach Aussen wirkend bestimmt sind. Dieß sind also die beiden unterschiedenen Formen der Totalität, indem jedes System nach der zweiten Bestimmung entwickelte Totalität ist, so erhalten sich jene abstrakten Systeme durch alle hindurch und dieß ist die Verschränkung des Organischen.

Zu bemerken ist auch eine dritte Form der Totalität, welche der Empfindung als solcher angehört, es ist eine Vereinigung von an sich seienden Bestimmungen[a] der Empfindung, wo das Seelenhafte die Vereinigung ausmacht ; diese Totalitäten die ihren Grund, ihren Vereinigungspunkt in dem empfindenden Subjekt haben sind die höheren, die für uns noch große Schwierigkeiten haben. Es sind Zusammenhänge besonderer Theile, von denen jeder einem besonderen System angehört, die aber in Ansehung ihrer Funktion zusammenhängen, ein Zusammenhang der seinen Grund in der Empfindung hat. So ist z.B. der Mund. Die Zunge [ist] in ihm der Sinn des Geschmacks, gehört der Sensibilität an, ferner sind darin die Zähne die zu den Extremitäten gehören, die bestimmt sind zur Ergreifung nach Aussen, außerdem ist darin (**243**) die Stimme und die Rede das Organ der Vernunft, ferner Empfindung des Durstes pp. Ein anderes Beispiel ist das Auge, das Organ des Sehens und zugleich der Quell der Thränen, auch Thiere weinen, und so ist Sehen und Weinen in einem Organ, es ist ein Vereinigungspunkt von Bestimmungen die zunächst weit auseinander zu liegen scheinen. So nun finden sich solche Vereinigungen die nur in der empfindenden Natur ihren Zusammenhang haben, von denen man nicht sagen kann daß er in dem Organismus liegt. Noch giebt es Zusammenhänge anderer Art, wo Erscheinungen am Organischen, an entfernten Theilen hervortreten die nicht physisch zusammenhängen, man nennt dieß Sympathie der Theile und erklärt es durch den Zusammenhang der Nerven, diesen Zusammenhang haben aber alle Theile des Organischen, diese Erklärung ist daher ungenügend. Stimme und Pubertät haben z.B. solch einen Zusammenhang der im Inneren der empfindenden Natur begründet ist. – Auf dieselbe Weise wie es hier Zusammenhänge bildet, isolirt das Emp-

---

a Ms. : Bestimmungen Bestimmungen

findende das Zusammenhängende. Man empfindet an einem Theile, will mit ihm thätig sein, dieß **(244)** ist vermittelt durch die Nerven, aber diese sind selbst Nervenäste, hängen mit vielen anderen zusammen, vereinigen sich mit ihnen in einem Stamm, der dann mit dem Gehirn in Verbindung steht, hier ist dann allerdings das Empfinden wirksam, im Nerv aber wird sie isolirt, so daß die Empfindung dieses Punkts, die Thätigkeit jenes erfolgt vermittelst dieses Nerven, ohne daß der übrige phÿsische Zusammenhang beteiligt ist, ungeachtet dieser Nerv mit so vielen anderen im Zusammenhang ist.

Ueber die Wirksamkeit des organischen Zusammenhanges steht also das Empfinden, welches Zusammenhänge macht die nicht phÿsisch sind, oder solche unterbricht die es sind.

In Rücksicht der äusseren Gestalt ist noch zu bemerken, daß sich die unterschiedenen Momente theils nach Aussen beziehen, theils Prozeß nach innen haben. Die Organe, Theile eines Sÿstems die sich nach Aussen beziehen sind sÿmmetrisch gedoppelt, die anderen die sich nur nach innen beziehen sind dagegen nicht gedoppelt. So z.B. sind die Muskeln, Adern, Knochen, Extremitäten **(245)** sÿmmetrisch gespalten, hingegen das Gehirn, Herz [,] Darmkanal, Magen pp nur eins. Die Lunge ist gedoppelt da sie Beziehung nach Aussen hat. Dieß nach Aussen gehende gehört der Differenz an, ist daher auch in der Gestalt verschieden, different, gedoppelt. Im Ganzen sind diese gedoppelten Seiten gleichförmig, aber nicht absolut. Beim Menschen sind die rechte und linke Seite wesentlich verschieden, ebenso die Augen, Ohren pp. Beim Thier ist es nicht so, die Sÿmmetrie bleibt viel bestimmter, sie können auf dem schnellsten Stande laufen, die Gemse springt von einem Punkt, auf dem kaum ihre zwei Füße ruhen können, auf einen anderen ebenso kleinen, weil die Sÿmmetrie bei ihnen noch viel strenger gehalten ist, als beim Menschen, der durch seinen Willen und sonstige Thätigkeiten, Unregelmäßigkeit hineinbringt.

§. 278 « Die Idee des Lebendigen ist die aufgezeigte Einheit des Begriffs mit seiner Realität ; sie ist aber als Entgegensetzung jener Subjektivität und Objektivität wesentlich nur als Prozeß, – als Bewegung der abstrakten Beziehung des Lebendigen auf sich, welche in Besonderheit **(246)** sich dirimirt, und als Rückkehr in sich selbst die negative Einheit der Subjektivität und Totalität ist. Jedes dieser Momente ist aber als konkretes Moment der Lebendigkeit selbst Prozeß, und das Ganze die Einheit dreier Prozesse.»

Der erste Prozeß ist der des auf sich beziehenden Organismus, der zweite der gegen die unorganische Natur, gegen sein Ansich als ein Anderes, der dritte der höhere der der Einzelnheit und der Allgemeinheit, des Individuums gegen sich als Gattung, Differenz gegen ein Individuum als Anderes.

Der erste Prozeß.

§. 279 « Der abstrakte Prozeß der lebendigen Einzelnheit ist der Gestaltungsprozeß innerhalb ihrer selbst, in welchem der Organismus seine eigenen Glieder zu seiner unorganischen Natur, zu Mitteln macht, aus sich zehrt und sich d.h. eben diese Totalität der Gegliederung selbst produzirt, so daß jedes Glied wechselseitig Zweck und Mittel, aus den anderen und gegen sie sich erhält ; – der Prozeß (**247**) der das einfache Selbstgefühl zum Resultate hat. »

Der Begriff des Prozesses überhaupt ist, daß er der Prozeß des sich Selbstgestaltens ist. Das lebendige Thier bringt sich in sich selbst hervor und macht sich zum Mittel, durch das es sich produzirt. Es macht sich zum Objekt [,] hebt seine Glieder wieder auf, idealisirt diese Realität und produzirt sich so wieder. Jedes Glied ist feindlich gegen das Andere, jedes nährt sich vom Anderen, indem es sich selbst aufgiebt. In der Krankheit ist dieß sichtbar der Fall, wo beim Mangel des Appetit[s] der Zusammenhang mit Aussen unterbrochen ist und sich das Subjekt aus sich zehrend erhält. Bei verhungerten Hunden hat man den Magen angefressen und theilweise verzehrt gefunden, so daß der Organismus sich selbst aufzehrt. Kein materieller Theil des Organischen ist beharrend, sie verzehren sich alle und werden nur ersetzt, nur die lebendige Form bleibt, das Materielle wird verzehrt. Nach 10 oder 15 Jahren haben wir selbst keinen Theil unseres jetzigen Materials mehr an uns.

Der zweite Prozeß [ist], der des Organischen nach Aussen (**248**), realer Prozeß, der den Prozeß nach Innen vermittelt.

§. 280 « Das Selbstgefühl der Einzelnheit ist in seiner negativen Rückkehr in sich, unmittelbar ausschliessend und sich gegen eine unorganische Natur als gegen eine reale und äusserliche spannend. Indem die thierische Organisation in dieser äusserlichen Beziehung unmittelbar in sich reflektirt ist, so ist dieß ideelle Verhalten der theoretische Prozeß und zwar das bestimmte Gefühl, – welches sich in die Vielsinnigkeit der unorganischen Natur unterscheidet. »

Die innere Beziehung ist in dem Lebendigen eine Spannung des Subjekts, gegen das Äussere, Trieb es sich identisch zu setzen. Zuerst ist es theoretischer Prozeß, dann eigentlich realer Prozeß und endlich eine dritte Form, Prozeß der das Praktische und Theoretische gleichsam verbindet, das Sichhineinbilden des Subjekts in die Äusserlichkeit : Dieß ist der Instinkt, es ist der Bildungstrieb, das Organische sich reproduzirend. (**249**)

Das erste Verhalten, der theoretische Prozeß[a].

§. **281** «Die Sinne und die theoretischen Prozesse sind daher 1) der Sinn der mechanischen Sphäre – der Schwere, der Kohäsion und ihrer Veränderung, der Wärme, das Gefühl als solches. 2) Die Sinne des Gegensatzes, der besonderten Luftigkeit und der gleichfalls realisirten Neutralität, des Wassers und der Gegensätze ihrer Auflösung ; – Geruch und Geschmack. 3) Der Sinn der reinen wesenhaften, aber äusserlichen Identität, der dem schweren Materiellen nicht zugehörigen Seite des Feuers, des Lichts und der Farbe ; – und 4) der Sinn für die Darstellung der subjektiven Realität, oder der selbstständigen inneren Idealität des gegenüberstehenden Körpers, der Sinn des Gehörs.»

Was theoretisches Verhalten ist wissen wir. Das Empfindende ist das Selbst das für sich selbst ist. Dieß Selbst, das bestimmt wird, (**250**) ist in[b] dieser seiner Bestimmung zugleich für sich und empfindet so. Es empfindet etwas, darin empfindet das Empfindende nur sich selbst auf bestimmte Weise modifizirt, findet eine Partikularität seiner selbst und diese ist dann ein Verhältniß nach Aussen. Daß dieß Äussere Partikularität des Subjekts wird und daß es so sich empfindet, dieß ist es was das Empfindende vom Nichtempfindenden unterscheidet ; es ist wie mit dem Bewußtsein und Selbstbewußtsein, ohne Bewußtsein ist kein Selbstbewußtsein, ich bin für mich und indem ich Beziehung auf Äusserliches, Selbstbewußtsein habe, weiß ich in diesem Verhältniß auf mich begegnen und das Äusserliche ist so für mich ein Anderes aber ein ideelles Anderes. Dieser Prozeß ist dann begierdeloses Verhalten, theoretischer Prozeß, die Begierde kann Anderes nicht ertragen, will es aufheben, das theoretische Bewußtsein läßt das Gegen-ständliche bestehen und erhält sich in der Beziehung auf das Andere. Es empfindet im Anderen sich selbst, d.h. es empfindet das Andere als Modifikation seiner selbst. (**251**)

Dieß theoretische Verhalten ist nun das Verhalten der Sinne, und es ist fünffach nach den fünf Sinnen. Wir haben die Bestimmungen an der unorganischen Natur gesehen, welche ein Verhalten zur Empfindung sind und diese Bestimmungen, Grundlagen sind es die die Modifikationen der Empfindung ausmachen. 1. Der Sinn der mechanischen Sphäre, das Gefühl, der Sinn der Materie überhaupt, des Widerstandleistenden ; ich unmittelbar als Einzelnes existirend und ich das Andere als Einzelnes empfindend d.h. eine Materialität empfinden die für sich ist, sich erhält. Die Bestimmungen die in das Gefühl fallen sind die vorhergehenden des Materiellen, dem Anderen Widerstand leistende [,] Schwere überhaupt, daß die Materie nach einem Centrum getrieben wird, das sie nicht erreicht. Erst in dem Thiere ist dieser Trieb gestillt, es hat sein Centrum in sich, sein Selbst. Als schwer leistet die Materie Widerstand, durch die Schwere als ihre substantielle Natur. Die Selbstlosigkeit in sich, das Getriebenwerden nach

---

einem Anderen, dieß empfinde ich, ein Fürsichsein [,] (252) ein Repelliren und jenen Trieb empfinde ich. Eine besondere Weise ist hier die Kohäsion, Weiche, Härte, Elastizität des Körpers ist Widerstand durch seine Kohäsion, durch das Gefühl ferner empfinde ich ob die Oberfläche des Körpers glatt, rauh pp ist, dann wie dieser Widerstand in Ansehung des Raums begrenzt ist, die Figur, Gestalt des Körpers, ferner empfinde ich die Wärme, die Art und Weise wie sich diese Kohäsion auflöst. Im Gefühl sind so die Bestimmungen zusammengebunden wie in einem Strauß, die wir in verschiedenen Sphären gesehen haben. Es ist der Sinn der Schwere überhaupt.

2. Das Zweite sind dann die Sinne des Geruchs und Geschmacks, zwei Sinne die eine nahe Verwandschaft mit einander haben und auch in Ansehung der Organe, Nase und Mund, auf das Innigste zusammenhängen, es sind die Sinne der specificirten phÿsischen Natur und zwar nach dem Verhalten nach Aussen, wie der Körper durstet im Prozeß mit der Luft und hierin im äusseren Geruch seine Natur conzentrirt ist, dann Sinn der Neutralität, des Wassers, der specificirten Neutralität, Salzigkeit pp, (253) verschieden modificirt nach den Seiten die zum Salz gehören, das Säure, Bittere, Kalische pp. Diese Sinne können die Sinne des Praktischen genannt werden, indem nur das was nicht bleibt was es ist riecht und schmeckt, es wird verzehrt, aufgelöst. Das reale Sein der Körper für Anderes, das Auflösen der Körper ist der Gegenstand dieser Sinne.

3. Der dritte Sinn ist der der Idealität, theils Sinn des Lichts, theils Sinn des Klanges. Das Licht ist die reine abstrakte Manifestation für Anderes, jedoch phÿsisch. Der Klang ist auch Manifestation aber nicht so, im Licht manifestirt sich nur unmittelbar etwas, unmittelbares Dasein, im Klang ist auch reine, abstrakte Manifestation, jedoch nur als Erzittern in sich, es ist abstrakte Manifestation der Innerlichkeit, hervorgebrachte Manifestation, Manifestation der Innerlichkeit als Innerlichkeit.

Dieß sind nur die fünf Sinne. Die Vierheit findet sich besonders in der Natur. Erstens das Unmittelbare, zweitens die Differenz, die als real ein Unterschiedenes an sich haben muß, also gedoppelt ist, und das Vierte die Rückkehr in sich. (254) Die Natur geht auch zu Fünfheit fort, so daß das Moment der Besonderheit selbst Dreiheit wird. Die Dreiheit der Begriffsmomente geht hier darum in eine Fünfheit der Zahl nach fort, weil das Moment der Besonderheit oder des Gegensatzes in seiner Totalität selbst Dreiheit ist und der thierische Organismus die Reduktion der aussereinander gefallenen unorganischen Natur, in die unendliche Einheit der Subjektivität [ist], aber in dieser zugleich ihre entwickelte Totalität ist, deren Momente, weil sie noch natürliche Subjektivität ist, besonders existiren.

In dem theoretischen Prozeß ist also die Empfindung auf diese Weise enthalten, sie machen eine Totalität aus ; es kann keinen Sinn weiter geben, der Kreis der Sinne ist durch den Begriff bestimmt und geschlossen, es ist daher lächerlich wenn man sagt, es könne Wesen geben die mit noch anderen Sinnen ausgestattet seien.

Der zweite Prozeß.

Der eigentlich reale praktische Prozeß, der Verdauungssprozeß, der Prozeß der Unfreiheit, die es nicht ertragen kann daß ich selbstständig bin (**255**) und das Andere auch, in dem ich mich nur erhalten kann durch die Negation des Anderen.

§. 282 « Der reelle Prozeß mit der unorganischen Natur beginnt gleichfalls mit dem Gefühl, nemlich dem Gefühle realer Äusserlichkeit, und hiemit der Negation, des Subjekts, welches zugleich die positive Beziehung auf sich selbst und deren Gewißheit gegen diese seine Negation ist, – mit dem Gefühl des Mangels und dem Trieb ihn aufzuheben, – der die Bedingung eines Erregtwerdens von Aussen ist. »

Der praktische Prozeß ist zu vergleichen im Geistigen dem Prozeß des Willens, als Willen verhalten sich die Menschen, stehen zur realen Äusserlichkeit im Verhältniß, frei ist er nur als denkender, theoretischer Willen. Das Thier im praktischen Prozeß ist furchtsam für sich, unruhig, seine Existenz ist in Gefahr in sofern es das Andere nicht auflösen kann. Das Praktische liegt in dem Gefühl der realen Äusserlichkeit und seiner Abhängigkeit. Ihm nothwendig ist ein Anderes, (**256**) es ist nicht für sich, kann nicht für sich bestehen, es hat einen Mangel in ihm, dieser Mangel, diese Negation ist das unangenehme Gefühl des Bedürfnisses. Diesen Mangel, diese Negation empfinde ich, behalte mich darin gewiß ; nur das Lebendige fühlt Mangel, denn nur es ist in der Natur der Begriff, der die Einheit seiner selbst und seines bestimmten Entgegengesetzten ist ; dadurch ist es Subjekt. Wo eine Schranke ist, ist sie eine Negation nur für ein Drittes, eine äusserliche Reflexion ; Mangel aber ist sie, in sofern in Einem ebenso das Darüberhinaussein vorhanden, der Widerspruch als solcher gesetzt ist. Ein solches, das den Widerspruch seiner selbst in sich zu haben und zu ertragen fähig ist, ist das Subjekt ; dieß macht seine Unendlichkeit aus. Nur das Lebendige empfindet seine Schranke, damit ist es aber auch darüber hinaus. Schmerz, Unglück sind deshalb keine Nachtheile, der bedürfnißlose Mensch ist der Schwache, der große Mensch hat große Bedürfnisse, und seine großen Handlungen gehen aus dem großen Schmerz seines Gemüths (**257**) hervor, er hat die Macht seinen Schmerz aufzuheben.

Das Subjekt kann den Widerspruch seiner selbst ertragen, dieß ist der Trieb den Mangel, die Schranke zu empfinden und gegen dieß Negative doch positiv bei sich zu bleiben, es bleibt Beziehung auf sich. Dieß ist dann das Vorrecht höherer Naturen, den Trieb aufzuheben im Anderen, das Negative zu vernichten, sein einfaches Selbstgefühl, den Frieden in sich, sein einfaches Empfinden wieder herzustellen.

Die Triebe in besonderen Thieren, sind die besonderen Triebe. Das ist seine unorganische Natur gegen das dieß Thier seinen Trieb hat, das Uebrige ist für dasselbe nicht da. Der Mensch als allgemeines Thier, kann alles zu seiner unorganischen Natur machen, zum Interesse seines Wissens. Die Wasserthiere haben nur dieß Element zu ihrer unorganischen Natur. Viele Pflanzen haben eigene Insekten, z.b. Weiden, Lilien pp die nur darauf leben können, ihre ganze Welt ist darauf, ihr Trieb ist daher so ganz bestimmter Trieb. Das Thier kann (258) nur erregt werden durch das was sein Trieb, seine unorganische Natur ist. Dieß Entgegengesetzte[a] heißt immer sein Entgegengesetztes, nicht ein Anderes überhaupt, und es ist richtig was das Andere eines Jeden ist zu erkennen, dieß ist das wesentliche Moment der Natur eines Gegenstandes überhaupt. Was den Menschen interessirt[b] ist sein Anderes.

§. 283 «Das Bedürfniß und die Erregung geht auf das Verhältniß des allgemeinen und besonderen Mechanismus, (Schlafen und Wachen) auf den Prozeß mit der Luft, (Athmen und Hautprozeß), mit dem Wasser, (Durst) und mit der individualisirten Erde, nehmlich besonderen Gebilden derselben (Hunger § 275). Das Leben, das Subjekt dieser Momente der Totalität, spannt sich in sich als Begriff und in die Momente als ihm äusserliche Realität und ist der fortdauernde Conflict, in welchem es diese Äusserlichkeit überwindet. Weil das Thier als wesentlich Einzelnes, dieß nur im Einzelnen vermag, ist diese Objektivirung seiner, seinem Begriffe (259) nicht angemessen und geht daher aus der Befriedigung fortdauernd in den Zustand des Bedürfnisses zurück.»

Oken[51] hat indem er diesen Prozeß erklärt zur Art und Weise *Schellings* seine Zuflucht genommen, so daß er den späteren Prozeß mit einem früheren parallelisirt, das Gehirn sei die Sonne des Menschen, pp : das ist leerer Formalismus, es werden mit Anschauungen einer Sphäre die Anschauungen einer anderen erklärt, statt durch Gedankenbestimmungen begriffen.

Die Erregung nun geht zunächst auf den allgemeinen Mechanismus, auf die Partikularitäten welche durch den Standpunkt der Erde im Sonnensystem folgen, z.B. Tag und Nacht pp [,] die Partikularitäten die daraus folgen sind Schlaf und Wachen pp. Es ist jedoch kein Erregtwerden, sondern noch ein sympathetisches Mitleben, mit der Erde, ein substantielles Einssein mit der Allgemeinheit der Natur, ein Durchgehen der Veränderungen auf substantielle Weise. Die ganz allgemeinen Bestimmungen sind so auch (260) im Thier vorhanden.

Die Thiere leben so mit der Natur und die allgemeinen Mächte die in den Thieren ruhen, äussern sich so, ohne daß sie erregt werden von Aussen. Je

---

a Ms. : Entgegengesetztes   b Ms. : interressirt

niedriger der Organismus ist, je mehr ist er im Naturleben befangen ; je höher, je freier ist er davon. Natürliche Völker sind dem Gange der Natur mehr getreu, leben ihn mit, empfinden ihn mit. Der Geist dagegen macht aus der Nacht Tag. Die Stimmung die an die Tageszeit gebunden ist, ist um so mächtiger, je niedriger die Natur ist, in den höheren ist sie schwächer. Thiere haben eine Vorempfindung des Wetters, sie leben ganz darin wie z.B. die Spinnen und Frösche. Der Mensch hat dieß nicht, nur an kranken Gliedern, wo sein Organismus eine Schwäche hat, ist diese Vorempfindung, die Thiere dagegen sind in ihrem ganzen Organismus schwach und daran gebunden. So findet man in gewissen Jahreszeiten in den Hasen, Rehen, Hirschen pp Eingeweidewürmer die sie sonst nicht haben ; sie werden so in gewissen Zeiten schwach, so daß (**261**) was sonst dem Organismus unterworfen war sich selbstständig, lebendig zeigen kann.

Der eigentliche Prozeß ist das Verhalten zur unorganischen Natur als äußeres Existirendes, der Prozeß mit der Luft, dem Wasser und den individuellen Körpern.

Der Prozeß mit der Luft ist theils in der Form der Allgemeinheit als Hautprozeß, theils individualisirt im Prozeß des Athmens.

Der Prozeß mit dem Licht ist nur als allgemeiner elementarischer Prozeß einwirkend auf den thierischen Organismus, aber das Licht ist nicht diese Macht, welche es für die vegetabile Natur ist, sondern der Mensch, das Thier sieht, hat das Licht, dieß Sichmanifestieren der objektiven äusserlichen Form, äusserlich und es erhält sich darin ideell nach dem theoretischen Sinn. Das Licht hat vorne[h]mlich nur auf die Farbe des Gefieders der Haare Einfluß. So hängen die schwarzen Haare der Neger offenbar mit dem Klima zusammen. Die Farbe der Vogelfeder ist ebenfall[s] anders als unten, wohin das Licht nicht kommt. (**262**) Der Luftprozeß und Wasserprozeß ist es was wir als Durst kennen.

Das Thier ist nur einzelnes Subjekt, befriedigt sich daher so nur im Einzelnen, der Mangel und die Begierde erwachen immer wieder, der Geist dagegen befriedigt sich durch ewige Wahrheiten.

§. 284 « Die mechanische Bemächtigung des äusseren Objekt[s] ist nur der Anfang der Einung desselben mit dem thierisch Lebendigen. Da dieses ein Subjekt, hiemit, die einfache Negativität des punktuellen Eins ist, so kann die Assimilation weder mechanischer eben so wenig als chemischer Natur sein, da in diesen Prozessen sowohl die Stoffe als die Bedingungen und die Thätigkeit äusserliche gegeneinander bleiben, und der lebendigen Einheit, der absoluten entbehren. »

Wenn die Befriedigung mechanischer Art, so wäre vorausgesetzt ein immer äusserliches Verhältniß zu einander, das Thier ist Subjekt, unendliche Negativität, mit sich Eins, nicht zusammengesetzt. Mechanische Befriedigung die nur Zusammensetzung wäre kann daher hier nicht sein ; ebensowenig (**263**) kann die Befriedigung chemischer Natur sein. Das Thier erhält sich als Subjekt, im chemischen Verhalten wird ein Drittes gebildet, ein Neutrales, die Gegensätze verschwinden in diesem, die Thätigkeit ist erloschen, im Subjekt dagegen, das sich in dem Prozeß erhält ist immer Unruhe in der Ruhe in sich selbst. Man kann finden, daß im Gehirn viel Stickstoff enthalten, daß die eingeathmete Luft andere Bestandtheile hat, als die ausgeathmete, man kann so dem chemischen Prozeß nachgehen, aber die Veränderungen des Prozesses müssen nicht chemisch genommen werden, chemisch kommen sie nur den Todten zu, hier im Leben giebt der Prozeß gerade die Natur des Prozesses auf.

Die Natur der Assimilation zerfällt in 1) allgemeine Assimilation, Infektion, einfache Verwandlung, 2) vermittelte Verwandlung.

Dieß ist nämlich so zu fassen. Die thierische Natur verhält sich zur unorganischen Natur, dem Wasser, der Luft pp, das Thier ist im Verhältniß zu ihnen, die thierische Natur ist so die allgemeine Natur, gegen diese beson(264)-deren Naturen, es ist die absolute Macht gegen die Besonderheiten, diese haben in dem thierischen Organismus ihre Wahrheit, werden in ihrer Idealität gesetzt. Das Lebende ist die allgemeine Macht dieser Gebilde der unorganischen Natur, es ist das was diese an sich sind, es ist dieß wirklich d.h. das Verhältniß der Macht zu der gegen dasselbe Ohnmächtigen. Hieraus folgt daß jedes Verhältniß, in dem die thierische Individualität etwas berührt unmittelbar sich als Macht desselben beweist, es inficirt. Diese Infektion ist Verwandelung des Unorganischen in Animalität. Ähnlich diesem ist das Verhältniß der Vernunft, alle Menschen sind an sich vernünftig, der Mensch welcher Macht hat über die Anderen, appellirt an den Instinkt der Vernunft in ihnen und was er ihnen klar macht hat ein entsprechendes in den Menschen, so erscheint die Vernunft in den Völkern als widerstandslose Verbreitung, nur ein Schein, eine Rinde trennt beide und diese verschwindet.

Diese Macht der Animalität über die unorganischen Elemente, dieß substantielle Verhältniß, ist die (265) Hauptsache. Das Unorganische ist nur Accidenz, berührt von seiner Substanz, läßt es seine Form fallen und wird identisch mit dem, was seine substantielle Natur ist.

In dieser Rücksicht ist zu bemerken. Niedrige Naturen haben nur einen Darmkanal, in dem geht die Verdauung ohne Vemittelung vor, sie haben kein Organ der Verdauung, es ist keine besondere Thätigkeit vorhanden. Die nie-drigsten Thierorganisationen, gallertartige Punkte, Röhren leben nur vom Wasser, ohne irgend einen Ap[p]arat, ohne Organ, Sekrete für den Magensaft, sie infiziren das Wasser, machen es unmittelbar zum Animalischen. So die Polypen, man kann sie umkehren wie einen Handschuh, seine äussere Haut wird zur inneren, womit er dann ebensogut verdaut. So findet sich auch weiter hinauf das Unmittelbare der Verdauung, die Drossel wird in einer neblichter Nacht fett, sie verwandelt so unmittelbar diese Feuchtigkeit in animalische Stoffe. Ferner hat man hierüber vielfache Versuche gemacht, man hat Thiere, z.B. Hunden und Katzen, Fleisch und Knochen (266) in die Bauchhöle ausserhalb des Magens gelegt, dieß ist verdaut worden wie im Magen. In vielen Thieren niedriger Natur hat man ausserhalb des Magens, in den Gedärmen, Thierchen gefunden die halb in ihnen steckten, innerhalb waren sie verdaut, ohne im Magen zu sein.

Auch im höheren Organismus, selbst im Menschen findet sich die unmittelbare Verdauung. Es findet z.b. unmittelbare Verdauung der Getränke statt, durch Schwitzung durch die Magenwände, die Drüsen und Absonderung durch die Blase als Urin. So riecht der Urin wenige Minuten nach dem Essen von Spargel, schon nach demselben, obgleich erst nach 8-10 Stunden die vermittelte Verdauung eintritt.

Diese Macht ist um so grösser, je mehr das Zuverdauende schon homogen dem Lebenden ist, fleischspeisen sind daher um so leichter zu assimiliren. Die animalische Lÿmphe ist das Allgemeine der Animalität in das dergleichen Unorganisches unmittelbar verwandelt wird.

Das zweite ist die vermittelte Verdauung, indem (**267**) die Macht des Lebendigen die Beziehung auf sich selbst durch Vermittelung ist, so ist die Assimilation Verdauung. Das Verhältniß des Organismus zu derselben, ist aber kein allgemeines Wirken mehr, sondern partikulaires Wirken an animalischem[a] Gebilde. Diese gehören der Differenz an ; sie können nur von zweierlei Art sein, animalisches Wasser und Feuer, Mächte des Gegensatzes. Es ist indessen beim Verdauen, kein Kochen der Nahrungsmittel im Spiel, es dürfen keine Agentien dabei einwirken, wie bei einem Ragout, es ist kein Ausziehen des Nahrhaften und von sich Stossen des Unbrauchbaren, das wäre dann ein Abziehen des Homogenen und ein mechanisches Verhalten. Hier ist es partikulare Animalität welche wirkt, die nur sein kann ein Verhalten des animalischen Wassers und animalischen Feuers. Das animalische Wasser ist die Lÿmphe, der Magensaft, der pankreatische Safft. Man hat in der Lÿmphe chemisch nichts weiter finden können, so viel man auch darin gesucht hat ; ebenso im pankreatischen Safft.

Dieser entgegengesetzt ist das animalische Feuer [,] die Galle, das Herzige, auf der Seite des (**268**) Brennbaren stehend. Von ihr wissen wir, daß wenn der Mensch in Zorn ist, Galle erregt wird, sich in den Zwölffingerdarm ergießt. Dieser Zusammenhang der Gemüthsbewegung mit dem Körper, wie z.B. auch das Erröthen bei der Scham, Erblassen bei der Furcht, ist eine eigenthümlich interressante Sphäre. Zorn ist das Gefühl des Fürsichseins, auf eine Verletzung, Beleidigung, der Zornige hat die Empfindung davon und entbrennt in sich. Die Galle kehrt der animalische Organismus, gegen die äusserliche Potenz die ihm gesetzt wird. In der Milz hat das träge Insichsein seinen Sitz, wenn dieß befeuert, kräftig, thätig nach aussen gekehrt wird, so entsteht Galle. Alle Thiere, die nicht blos auf dem lümphatischen Standpunkt stehen haben Milz und Galle.

Die Verdauung ist nichts anderes als daß der Organismus sich auf verschiedene Weise gegen die unorganischen Naturgebilde wendet, gegen die er sich different setzt, diese Weisen sind nur die angegebenen neutrale und feurige.

---

a Ms. : animalisches

§. 286 « Diese thierische Erregung ist zunächst gegen die äussere Potenz gekehrt, welche aber durch (269) die Infektion unmittelbar auf die Seite des Organismus gestellt ist. Aber jene Erregung hat als der Gegensatz und das Fürsichsein des Prozesses gegen die Allgemeinheit und einfache Beziehung des Lebendigen auf sich gleichfalls die Bestimmung der Äusserlichkeit. Beides zusammen zunächst auf der Seite des Subjekts als Mittel erscheinend, macht also eigentlich das Objekt und das Negative gegen den Organismus aus, das er zu überwinden und zu verdauen hat. »

§. 287 « Diese Verkehrung der Ansicht ist die Reflexion des Organismus in sich, die Negation seiner eigenen Negativität oder nach Aussen gerichteten Thätigkeit. Als natürliches Sein schließt sich die Einzelheit, die er hierin erreicht, mit seiner Allgemeinheit als disjungirend so zusammen, daß er die erste Negation, die Äusserlichkeit des Objekts und seine eigene Thätigkeit, von sich einerseits excernirt, andererseits als unmittelbar identisch mit dieser seine[n] Negation in diesem Mittel sich reproduzirt (270) hat ; indem so der nach aussen gehende Prozeß in den ersten Formellen der Reproduktion aus sich selbst sich verwandelt und übergegangen ist. »

Das Thier ist als lebend die Macht gegen die unorganische Natur, läßt sich mit ihr ein, setzt sich different gegen dieselbe, sieht sie an als wenn sie etwas selbstständiges wäre, und so erhält es sich auf verschiedene Weisen, die angegeben sind und ist so verwickelt in einen Kampf, in eine Beziehung mit dem Äusserlichen. Aber dieß Verhältniß ist falsch, unwahr, die Umbildung geschieht durch die animalische Kraft und liegt in seiner Animalität überhaupt, in der animalischen Lymphe. Das Thier verkennt, indem es sich in dieser differenten Weise gegen das Äusserliche kehrt, seine Macht und das nächste Resultat ist, daß es zu sich selbst kommt, sich faßt als diese Macht und sich so zu sagen selbst Feind wird, sich eingelassen zu haben mit dieser äusserlichen Potenz, ekelt sich an gegen sein überflüssiges Einlassen. Die Wirksamkeit der animalischen Natur ist es vielmehr diesen Prozeß mit dem Unorganischen, (271) dieß Gekehrtsein nach Aussen von sich abzuwerfen und zu sich selbst zurückzukehren. Die Ueberwindung der unorganischen Potenz, ist nicht Ueberwindung derselben als solcher, sondern es ist der thierische Organismus der sich selbst überwindet, sich darüber bekämpft daß er diese falsche Richtung nach Aussen genommen [hat]. Die wahrhafte Äusserlichkeit des Animalischen ist die die es sich selbst giebt nach Aussen, so daß es Zorn bekommt gegen die äussere Natur, daß die Erregung selbst das Einlassen des Prozesses eine Äusserlichkeit ist gegen die einfache Beziehung des Lebendigen auf sich. Die Bekämpfung erscheint als Thun des Subjekts, es ist ein Falsches [,] ein Mistrauen seiner Kräfte, es muß vielmehr davon ablassen. An sich ist das Unorganische überwunden durch die Lymphe. *Spallanzani*[a52] hat Fleisch in Röhrchen mit ganz feinen Löchern eingeschlossen und Thieren in den Magen gethan, die Wandlung des Magens konnte so keine

a Ms. : Spalanzani

Wirksamkeit haben, der durch die Löcher eindringende (272) animalische Dunst verdaute das Fleisch. Es ist ein Ueberfluß von Mächten.

Die Thätigkeit des Organismus ekelt sich selber an, und was er entfernt von sich, ist dann sein Kampf, seine Galle die Flüssigkeit die er dagegen hinausgeschickt hat, und sein Zweck ist, daß er zu sich selbst kommt. Dieß ist der Begriff der Verdauung. Diese Ansicht ist im Begriff begründet. Die Nahrungsmittel sind an sich überwunden, so bald sie in den Dunstkreis des Animalischen gesetzt werden. Der Prozeß ist dann weiter nichts als daß das Ansichseiende jetzt gesetzt wird, der Schluß ist aus dem Gegensatze zu sich selbst zu kommen, was an sich ist zu fassen. Dieser Begriff ist an und für sich. Die Erscheinungen sind theils schon angegeben, theils ist noch zu bemerken folgendes.

Eine gewöhnliche Ansicht ist die daß aus den Nahrungsmitteln nur das Brauchbare gezogen werde. Unverdauliche Dinge gehen freilich unverändert wieder ab, aber in der That ist die Sache diese, bei der Verdauung findet keine Trennung statt (273) und nicht das Unbrauchbare wird fortgeschafft. Was sich in den Excrementen findet ist vornämlich Galle, dann anderes Animalisches, Phosphorsäure, Phosphorsäuren-Kalk, Schwefel, Salzsaures Natrium[a], Eiweißstoff, eine eigenthümliche thierische Substanz, die Nahrungsmittel sind ganz und gar verschwunden, sind in Lÿmphe verwandelt, die von den dazu bestimmten Gefässen eingesaugt ist. Was fortgeschafft wird sind nicht Theile der Nahrungsmittel, sondern thierische Stoffe, Galle hat darin die Hauptrolle, die diese doch spielen sollte bei der sogenannten Verdauung. Auch in dem[b] Urin der Menschen, wie der Thiere hat man nur thierische Stoffe gefunden, besonders Phosphorsäure, und im Allgemeinen solche Stoff[e] die sich bei der chemischen Analÿse der Knochen ergeben. Was der Organismus excernirt ist er in der That selbst, er excernit seine Verwickelung, sein Thun, seine Waffen die er gegen die Nahrungsmittel gebraucht hat, diese stößt er von sich.

Die *Faeces* zeigen, besonders bei Kindern, bei denen die Vermehrung der Materie doch am meisten (274) hervorsticht, häufig den größten Theil der Nahrungsmittel unverändert, vornehmlich mit thierischen Stoffen, Galle, Phosphor pp vermischt, und als die Hauptwirkung des Organismus seine eigenen Produktionen zu überwinden und wegzuschaffen.

Der Schluß des Organismus ist darum nicht der Schluß der äusseren Zweckmässigkeit, weil er nicht dabei stehen bleibt, seine Thätigkeit und Form gegen das äussere Objekt zu richten, sondern diesen Prozeß, der wegen seiner Äusserlichkeit auf dem Sprunge steht, mechanisch und chemisch zu werden, selbst zum Objekt macht und da er Natur ist, im Zusammengehen seiner darin mit sich selbst, disjunktive Thätigkeit ist, welche diesen Prozeß von sich wegschafft,

---

a Ms. : Natrum   b Ms. : der

von seinem Zorne gegen das Objekt, dieser einseitigen Subjektivität abstrahirt und dadurch das für sich wird, was er an sich ist, – Identität seines Begriffs und seiner Realität, – so das Ende und Produkt seiner Thätigkeit als das findet, was er schon von Anfang und ursprünglich ist.

Hierdurch ist die Befriedigung vernünftig; (275) der in die äussere Differenz gehende Prozeß schlägt in den Prozeß des Organismus mit sich selbst um, und das Resultat ist nicht die bloße Hervorbringung eines Mittels, sondern des Zwecks.

Das dritte, der Instinkt.

Das Erste war der rein theoretische Prozeß des Organismus, das Verhalten durch die Sinne, das Zweite ist der reelle Prozeß der Verdauung [,] der Dritte ist der Instinkt, das Bilden dessen was man Instinkt nennt. Der § 288 ist eigentlich schon der Uebergang zum Gattungsprozeß.

Dieser Bildungstrieb, auch Kunsttrieb ist zu fassen als Einheit des reellen und theoretischen Prozesses, er ist so zu verstehen, daß ein Äusserliches verdaut, assimilirt wird aber so assimilirt wird, daß es zugleich gelassen wird als äusser Gegenstand, ihm nur eine Form gegeben wird. Eine Form auf äussere Weise, in der er in Beziehung auf das Bedürfniß des Thieres steht, und in welcher er dieß befördern kann. Hier sind also beide Weisen, die theoretische und praktische vereinigt. (276) Er wird gelassen, nicht aufgezehrt, aber verändert. Dieß ist der Kunsttrieb überhaupt.

Jedoch ist dieß nur eine Seite, die zweite ist die, daß das Thier aus sich Gebilde hervorbringt, aus sich excernirt, aber nicht so daß es den Ekel an sich selbst hat, sie nur von sich schafft. Solche Gebilde, welche Excremente sind, werden zugleich geformt, so daß sie eine Beziehung auf das Bedürfniß des Thiers haben, dieß befriedigen.

Dieser Kunsttrieb erscheint vornämlich unter dem Gesichtpunkt des zweckmässigen Thuns, der Weisheit der Natur. Im Auffassen desselben macht die Bestimmung der Zweckmässigkeit die Schwierigkeit aus. Der Kunsttrieb und das Hervorgebrachte ist dem Verstande analog als er sich selbst bewußt ist, beim zweckmässigen Thun ist aber nicht blos zu denken an das Thun des selbstbewußten Verstandes. Man kann keinen Schritt thun, ohne von Hause aus aufgefaßt zu haben, was Zweckmässigkeit ist. Zweck ist Vorherbestimmung die thätig ist, sich (277) zum anderen verhält und sich selbst darin erhält, dieß Andere ausser diesem Begriff macht die Momente dieser Thätigkeit nach Aussen aus, ist Bildung von solchen äusserlichen Dingen.

Der Begriff ist nun in den Thieren ein Inneres, erst im Denker ist dieser Künstler das Innere für sich. Der Begriff ist thätig im Thiere, er ist aüsserlich thätig im Thiere, und ein von ihm Vorbereitetes, Geformtes heißt dann Mittel. Alle Glieder des Organismus sind Mittel, wie im Sonnensÿstem die Sonne Mittel der Planeten und diese Mittel der Sonne sind.

Im Lebendigen ist dieß so vorhanden, daß es thätig ist, äusserliche Dinge formt, sie jedoch in ihrer Äusserlichkeit läßt, und sie aber an sich ihre Beziehung auf den Begriff haben, wodurch sie dann als zweckmässige Mittel für das Lebendige erscheinen. Hierher gehört, daß die Thiere sich Nester bauen, Lager zubereiten, Vorrath sammeln. Die andere Seite ist, daß indem sie dieß thun sie ein Verhältniß zum Boden haben, dieß ist ihr Bedürfniß, das Zubereiten (**278**) eines Lagers pp ist Bedürfniß, welches befriedigt wird. Es wird befriedigt und so daß das Ding nicht aufgezehrt wird, sondern nun Form erhält, bei der es äusserlich[a] bleibt als besonderes Ding ; die Begierde, die nur auf Verzehren geht, ist darin gehemmt, dieß ist die theoretische Seite. Die Pflanze hemmt ihren Trieb nicht, das Thier hemmt ihn, weil es empfindend ist, theoretisches Verhalten hat. Es bildet sich in seine Objekte hinein, so daß es die Gegenstände existiren läßt.

Die andere Seite ist, daß viele Thiere sich ihre Waffen erst bereiten. Der Spinne ist das Netz, was anderen Thieren die Klauen sind. Dieß ist der Punkt wo der Bildungstrieb hingehört. Für diese zweite Seite ist noch zu bemerken daß solche Thiere, die sich die Waffen aus sich bereiten, sie aus sich excerniren. So sind dieß Produkte ihrer selbst, Produkte die zugleich von ihnen abgetrennt sind durch sich selbst. Auf dieser Bestimmung erhellt (**279**) daß diese Produktion ihrer selbst mit der Begattung nahe verwandt ist. Die produzirenden Thiere sind vornämlich geschlechtslos, alle geschlechtslosen Thiere aber haben statt der Geschlechtstheile Organe, die diese Produktion leisten. Das Umgekehrte, daß nämlich alle produzirenden Thiere geschlechtslos sind, kann man nicht sagen, die Spinnen sind nicht geschlechtslos. Die höhere Selbstproduktion ist der Zeugungstrieb. Bei den Insekten hängen der Zeugungstrieb und der Kunsttrieb aufs innigste zusammen. Besonders ist dieß in Rücksicht der Organe der Fall.

Der dritte Prozeß.

Der dritte Prozeß ist der Gattungsprozeß. Das Thier bringt sich zuerst als Individuum hervor, dann erhält es sich existirend auf Kosten der unorganischen Natur, das Dritte ist endlich sein Verhältniß im Gattungsprozeß, ein Verhältniß in dem es sich auf sich bezieht, auf gleiches seiner Art. Es verhält sich zum Lebendigen, wie im (**280**) ersten Prozeß und zugleich auch nach der Bestimmung des zweiten zu einem Anderen was selbstständig ist, ein Vorgefundenes.

---

a Ms. : Äusserlich

§. 290 « Der Gattungsprozeß hat, wie im unorganischen der Chemismus, den allgemeinen Begriff, als Wesen der Individuen zum allgemeinen Extreme ; die Spannung desselben gegen die Unangemessenheit ihrer einzelnen Wirklichkeit treibt sie, jedes nur im Anderen seiner Gattung sein Selbstgefühl zu haben und sich durch die Einung mit ihm zu integreriren ; durch diese Vermittelung wird das concrete Allgemeine mit sich zusammengeschlossen und giebt sich einzelne Wirklichkeit. »

Der Gedanke des Uebergangs ist der, daß durch den Prozeß mit der unorganischen Natur, die Subjektivirte sich bewährt und am Thiere selbst sich objektivirt hat. Es ist Herr über die unorganische Natur und somit das existirende Selbstgefühl. Die Trennung des Lebendigen (281) ist also jetzt solche, worin die Unterschiede Totalitäten des Selbstgefühls sind. Der Trieb des Thieres ist jetzt Produktion seiner als Selbstgefühl, als Totalität. Alles frühere Objektive war nicht das Selbstgefühl. Das letzte Verhältniß aber ist solches, daß beide Seiten selbstständig, aber beide dieselbe Totalität sind. Das Thier ist daher mit seinem Objekt unmittelbar identisch. Die Identität ist die Bestimmung des ersten Prozesses und ein Moment des letzten.

Aber ebenso hat das Thier sich ein Anderes gegenüber, wie im zweiten Prozeß. Das Individuum hat ein Anderes gegenüber, was dasselbe ist als es aber ihm selbstständig gegenüber. Die substantielle Identität geht durch beide Seiten und dieß ist ihre ansichseiende Einheit, ihre substantielle Allgemeinheit, welche sie zunächst nur erst an sich und zu setzen haben, deshalb also prozessiren. Sie sind damit als Trieb gegenüber. Denn der Trieb ist der Widerspruch, der reale Widerspruch thätig zu sein in der Identität mit einem Anderen. Diese Allgemeinheit ist aber von (282) seiner Besonderheit unterschieden. Jedes Thier existirt als Eins, mit dem Gefühl der Einheit, sein Gefühl und seine Existenz widersprechen sich daher. Das Thier ist mit dem Anderen an sich identisch, in der Existenz ihm entgegengesetzt. Das Thier ist selbst in sich die allgemeine Individualität und Einzelnheit. Diese Unangemessenheit ist die eigene Reflexion des Thieres, und somit hat es das Gefühl des Mangels als das Gefühl der Geschlechtsdifferenz. Die Gattung liegt als substantielle Einheit zum Grunde, sie ist das Extrem des Schlusses. Es ist die Lebendigkeit die treibende Thätigkeit, wie im Chemismus auch an sich Kali und Basis, das Neutrale sind, so daß sie in ihrer entgegengesetzten Existenz Begierde nach einander haben. Die Vermittelung, die Mitte des Schlusses ist im Lebendigen die Spannung der substantiellen Einheit und die Unangemessenheit ihrer Existenz. Diese Spannung ist der Trieb sich am Anderen zu integriren, durch diese Vermittelung wird (283) das konkrete Allgemeine mit sich selbst zusammengeschlossen. Die Gattung giebt sich durch die Spannung und die Aufhebung derselben Wirklichkeit. Die Gattung ist gegen die Einzelnheit gespannt. Die Aufhebung dieser Spannung ist die Existenz der Gattung selbst, sie giebt sich als Einzelnheit Dasein. Sie erhält sich als sich hervorbringend, aber ihre Existenz ist Einzelnheit, konkrete Einzelnheit, denn die abstrakte Einzelnheit hat sich aufgehoben.

Viele Insekten sterben durch den Prozeß und heben so unmittelbar ihre Einzelnheit auf. Das Produkt ist die negative Identität, welche gewordene Gattung ist, ein geschlechtsloses Leben. Aber die Gattung ist als existirend eine natürliche ein lebendig Seiendes. Die Existenz ist vermittelt, die Individuen sind nicht unmittelbar sondern erzeugt. In der Erzeugung bringen es die Thiere zu ihrem Höchsten, zum Gefühl ihrer substantiellen Einheit, doch von der Allgemeinheit haben sie keine Anschauung, denn die Allgemeinheit ist nur für den Geist. Das Thier hat nur das Gefühl der Gattung, nicht aber so, daß dieß allgemeines Gefühl (**284**) den Thieren zum theoretischen Gegenstand wird, dieß wäre Bewußtsein. Die Gattung kommt daher nicht zur freien Existenz, es kommt hier nicht zum Fürsichsein der Gattung die daher ein Ansich bleibt und auf ihre Spitze zur Einzelnheit wieder herabsinkt. Dieß ist der Prozeß der Gattung, ein Gefühl des Mangels, Prozeß derselben in Realisation der Gattung ; worin die Einzelnheit aufgehoben, die Gattung aber selbst der Rückfall zur Einzelnheit ist. Die Gattung existirt nicht, als sich selbst gegenwärtig, nur der Geist ist ewig, hat die Allgemeinheit für sich. Die Gattung in der Natur existirt als Einzelnes, erhält sich in einer Reihe Lebendiger, nur das Absolute in seiner Allgemeinheit existirende ist ewig. Diese Wahrheit hat das Thier nicht, denn sein Höchstes ist das Gattungsgefühl, es fällt immer in das Gefühl der Einzelnheit wieder zurück, denn die einzelne Subjektivität ist das Produkt des Gattungsprozesses.

In der Idee nun aber geschieht der Ueber(**285**)gang, daß die Gattung als solche zur Existenz kommt, aber in diesem Uebergang beschließt sich die Natur.

Die Zoologie.

§. 292 « Die unterschiedenen Gebilde und Ordnungen der Thiere haben den allgemeinen, durch den Begriff bestimmten Typus des Thieres zu Grunde liegen, welchen die Natur theils in den verschiedenen Stufen seiner Entwickelung von der einfachsten Organisation an bis zur vollendetsten, in welcher sie Werkzeug des Geistes ist, theils unter den verschiedenen Umständen und Bedingungen der elementarischen Natur darstellt. »

Es ist eine Unschicklichkeit zu sagen der Mensch sei nicht die vollendetste Organisation, er ist in der That die entwickeltste[a] Organisation. – Der allgemeine Typus liegt der Thierwelt zum Grunde, aber er kann nicht als allgemeiner Typus existiren, sondern weil er existirt, existirt er auf partikulaire Weise, denn die Allgemeinheit hat nur im Bewußtsein als unpartikulaires allge(**286**)meines[b] Dasein.

Die Partikularität ist es nun auf deren Erkenntniß es näher ankommt. In Ansehung dieser Partikularisation ist zu bemerken, daß der Organismus zunächst lebendiger ist, durch den Begriff also bestimmter. Ferner thut er sich in die

---

a Ms. : entwickelte   b Ms. : Allgemeines

Partikularität, so daß der allgemeine Organismus die besondere Bestimmung durchdringt und alle Theile nach sich bestimmt. Diese Bestimmung zeigt sich daher in den Gliedern, welche nicht Eingeweide sind, weil die Partikularität unmittelbar Richtung gegen Anderes ist. Um so bermerkbarer ist die Duchgängigkeit der Partikularität, je höher das Thier steht.

Diese Seite hat besonders *Cuvier*[53] aufgefaßt. Er war durch seine Beschäftigung mit den fossilen Knochen pp, auf die Erkenntniß gekommen, denn er mußte darauf studiren, wie diese und jene Knochen zusammen paßten. Er sagt : sind die Eingeweide so organisirt, daß sie nur frisches Fleisch verdauen, so müssen die Freßwerkzeuge und Klauen danach gebaut sein, ebenso wie die Zähne, und das ganze Sÿstem der Bewegungs(287)werkzeuge dazu geschikt sein muß die Beute zu verfolgen, und die Sinne die Beute zu bemerken. Die Kinnlade muß so sein, daß das was sie bewegt eigens gebaut ist, die Muskeln müssen hier stärker sein, als bei den Thieren, die sich von Vegetabilien nähren. Die stärkeren Muskeln erfordern wieder eine grössere Vertiefung in den Knochen, wo sie durchgehen. So geht es nun weiter. Die Muskeln die den Kopf erheben müssen ebenfalls stärker sein, woran wieder die Stärke der Rückenwirbel abhängt. Die Zähne müssen eigens gestaltet sein, die Füsse stark und beweglich, die Muskeln und Knochen daher ausgebildet. *Cuvier* behauptet so von sich, aus einem Knochen, das ganze Knochensystem bestimmen zu können.

Diese Harmonie übrigens führt dann auch auf Punkte einer Zusammenstimmung, welche einen sonstigen inneren Zusammenhang haben müssen. Die Thiere die Hufe haben müssen wohl Vegetabilien fressen, da ihnen die Klauen zum Ergreifen anderer Beute fehlen. Ein zu(288)sammengesetztes Verdauungssystem gehört sich für die wiederkauenden Thiere, zumal da das vegetabilische Futter schwerer zu verdauen [ist]. Die wiederkauenden Thiere haben alle gespaltene Hufe, die Ausbildung der Zähne bringt zugleich eine grössere Ausbildung in der *Osteologie* der Füsse hervor. Bei Kamelen, die Schneidezähne haben, zeigen sich mehrere Knochen, welche andere nicht haben deren Zahnsystem unvollkomen ist. Das Fußsystem der Nichtwiederkauenden ist ausgebildeter als das der Wiederkauenden. Die Partikularität der Bestimmung bringt also eine Harmonie in alle Gebilde der Thiere.

Eine zweite Bemerkung ist, daß ein allgemeiner Typus zum Grunde liegt. Dieser Typus führt die Natur der Partikularität des Thieres gemäß aus. Doch muß man nicht alles beim Thiere für zweckmässig halten, denn bei vielen Thieren zeigen sich Organe, die nicht zur Entwickelung kommen, und nur da sind weil der allgemeine Typus sie mit sich bringt. Bei Schlangen und Fischen sieht man Anfänge von Füssen, bei jungen Wallfischen (289) Anfänge von Zähnen. Bei höheren Thieren ist ebenso vieles nicht ausgebildet, was niedrigere Organisationen sehr ausgebildet haben. Die allgemeine Unterscheidung ist nun also die, daß das Thier das Leben in sich selbst, in seinen Eingeweiden ist, dann Verwirklichung seiner durch die unorganische Natur.

Weiter muß nun hier die Rede davon sein, wie die Thierwelt sich selbst eintheilt. Diese Eintheilung ist keine andere, als daß das Thier in seinem Organismus die Gestaltung seiner ist, unvermitteltes einfaches Produkt seiner selbst und Erhaltung seiner vermittelst Beziehung auf die unorganische Natur, dieß sind die beiden wesentlichen Seiten. Die unterschiedene Bildung der Thierwelt ist daher nur diese, daß das Thier im Gleichgewicht beider Seiten ist oder daß es existirt mehr nach der einen oder mehr nach der anderen Seite, daß eine Seite mehr ausgebildet ist und die andere mehr zurücksteht. Damit daß das Gleichgewicht in ihm nicht vorhanden [ist], steht das Thier tiefer, auf einer niedrigeren Stufe. Dieß ist das Allgemeine, das Bestimmtere ist folgendes. (290)

Die erste Eintheilung der Thiere kommt dem *Aristoteles*[54] zu, er theilte sie in zwei Hauptgruppen in Bluthabende und solche ohne Blut, er sagt ferner die ersteren haben knöcherne oder grätige Rückgrate. Gegen diese Eintheilung hat man viel eingewendet, im Allgemeinen kommt es zuletzt beim Unterschied des Bluts auf die rothe Farbe an, diese Eintheilung ist daher als unbestimmt verlassen worden. *Buffon*[a][55] theilte die Thierwelt in sechs Klassen, Säugthiere, Vögel, Fische, Amphibien, Insekten, Würmer.

In neuerer Zeit ist man, besonders die Franzosen und vorzugsweise *Lamarck*[b][56], wieder zurückgekehrt auf die zwei Hauptgruppen. Er unterscheidet Thiere mit Rückgrad und ohne Rückgrad, *des animaux avec et sans échine*[c]. Es ist die aristotelische Eintheilung.

Zur ersten Gruppe gehören Säugthiere, Vögel, Fische Amphibien pp. Der Unterschied ist von dem[d] Rückenwirbel hergenommen, und ist der wahre, er theilt wirklich die ganze Thierwelt. In den Thieren ohne Rückenwirbel findet sich die Rückenwirbelsäule nicht, diese Grundlage des (291) ausgebildeten Sceletts, es findet sich keine Lungen die aus Zellen bestehen, keine eigentlichen Lungen und wie Aristoteles eingetheilt hat, bestätigt sich im Ganzen auch, die Thiere ohne Rückenwirbel haben kein wahrhaftes Blut, es ist in ihrer weissen Flüssigkeit kein fester Unterschied zu finden, Blut das ein Resultat der intensiven thierischen Lebendigkeit ist fehlt ihnen, ebenso wahrhafte Cirkulation, sie haben keine Iris im Auge, keine Nieren, kein Rückenmark, keinen sympathetischen Nerv, der Organismus geht nicht in diesen Unterschied in sich auseinander. Das Knochensystem diese eine Seite, früher als Extrem der Sensomasie angesehen, wird hier nicht ausgebildet. Die Molusken haben Gehirn auch Nerven aber keine Ganglien, das System ist nicht fertig, bei anderen Thieren dieser niederen Stufe findet sich nur ein verknoteter Nerv, statt Gehirn.

Bei den Thieren mit Rückenwirbeln ist die größte Ausbildung vorhanden und die größte äussere Artikulation, bei den Thieren ohne Rückenwirbel ist dieß

---

a Ms. : *Büffon*   b Ms. : *Lamarc*   c Ms. : *des animaux aucè et sans èchines*   d Ms. : den

nicht, da ist eins auf Kosten des (292) Anderen ausgebildet. Es sind dann in diesem letzten Reiche zwei große Klassen, die der Molusken und Insekten.

Das ganze Reich der Molusken zeigt ausgebildete Eingeweide ; so unscheinbar sie auch von aussen sind, so sind sie doch in sich bestimmter ausgebildet als die Insekten, die äusserlich viel zierlicher gebildet sind ; sie haben Gehirn, Nerven, ein Adersystem von Venen und Arterien, nach innen haben sie so eine große Ausbildung und Unterschiede der Organe.

Auf der anderen Seite sind die Insekten, bei ihnen ist das Sÿstem der äusseren Partikularitäten sehr ausgebildet, was den Molusken fehlt. Bei den Molusken z.B. ist der Unterschied von Kopf, Brust und Unterleib verschwindend, sie haben wenig äussere Glieder, bei den Insekten dagegen ist dieser Unterschied vorhanden, sie haben Kopf, Leib, Brust, Füsse, Flügel pp, ihre äusseren Funktionen sind sehr bestimmt. Im Inneren sind sie dagegen um so unentwickelter, das Sÿstem des Athmens geht durch den ganzen Körper und fällt mit dem Verdauungssystem zusammen, wie (293) auch bei den Fischen, das Blutsÿstem fällt ebenso mit dem Verdauungssÿstem zusammen.

Weiter ist zu unterscheiden, daß die Eintheilung der Thiere mit Rückenwirbel sich bestimmter nach den Elementen der unorganischen Natur richtet. Es sind Landthiere, Vögel und Fische und ihre Elemente sind das Land, die Luft, das Wasser. Dieser Unterschied ist schlagend. Bei den Insekten wird dieser Unterschied weniger bemerkbar, es giebt Käfer die im Wasser, auf dem Lande und in der Luft leben. Bei höheren Thieren ist der Unterschied wesentlich.

Man muß jedoch bemerken, daß es Uebergänge aus einer Klasse in die andere giebt, welche in verschiedenen Elementen leben. Dieß ist eine Hauptbestimmung die man gewöhnlich empirisch aufsucht. Man hat eine allgemeine Vorstellung, eine Bestimmtheit, die einen einfachen sinnlichen Charakter eines Thieres ausmacht, an diese hält man sich und findet dann Uebergänge, dieß kann nicht gelingen. Nur der Gedanke macht feste Unterschiede, es ist nur dem Geist gegeben Werke zu produziren die diesen gemäß sind, das sind (294) wahrhaft individualisirte Werke, bei welchen sich nicht wesentlich Geschiedenes einmengt, ist dieß so sind sie unvollkommen.

In der Natur ist dieß nicht der Fall, die Unterschiede vermischen sich, Gebilde können nach verschiedenen Seiten gehen. In den Amphibien und Schlangen sehen wir, daß der Fisch aufs Land steigt, aber sie zeigen sich sogleich als unvollständige Gebilde. Die bestimmten Unterschiede sind zuerst festzuhalten und die Uebergänge dann hineinzuschieben, indem sich die für sich bestehenden Unterschiede vermischen.

Den Landthieren folgen die ausgebildeten Vögel, diese sind schon unvollkommener, in ihrer Haut ist das das vegetabilische Leben viel wichtiger, die Haut hat bei den Landthieren zwar auch eine vegetative Richtung, bei den Vögeln aber ist diese Macht bedeutend größer, die Federn spalten sich so und zeigen sich dem Vegetativen angehörig. Der Mensch ist hiervon frei, der starke Haarwuchs gehört dem schwachen Geschlecht an, dem weiblichen Körper, bei Männern, ist das was oft für ein Zeichen von Kraft genommen wird, eine relative Schwäche der Hautorgane. Die Stimme ist in den Vögeln (295) besonders wichtig, die Säugthiere haben sie zwar auch, aber jene singen[a], es ist ein fortgesetzter Gruß ihrer selbst, eine fortdauernde Fröhlichkeit in der sie leben. Dem Vogel fehlt die träge Ruhe in sich, das Brüten in sich, weil er der Luft angehört, er stemmt sich nur in die Luft, kommt in ihr zu seinem Selbstgefühl und so ist das Erzittern in sich selbst, was die Luft zu seinem Elemente hat und sich ausbildet.

Die Fische gehören dem Wasser an, ihr Bau zeigt schon daß sie darauf angewiesen sind, ihr Blut hat wenig Wärme.

Dieß sind die Hauptbestimmungen, ihnen schliessen sich Mittelglieder an, die sie verbinden, das ist die Ohnmacht der Natur.

Der weitere Unterschied ist nun nach den Klauen, Zähnen, Schnabeln pp und daß man hierzu diese Theile genommen hat, ist durch einen ganz richtigen Instinct geschehen. Die Thiere unterscheiden sich nicht blos in unserem Vergleich durch Merkmale, sondern sie unterscheiden sich selbst. Das wodurch sie sich individuell für sich setzen, sind ihre Waffen gegen die unorganische Natur. In diesem (296) Kampfe beweist sich das Thier als unterschiedenes, für sich gesetztes, seiendes Subjekt und die Zähne, Klauen pp sind es wodurch es sich als Unterschiedenes für sich setzt. In Rücksicht auf die Säugthiere ist dieser Unterschied sehr deutlich. Sie haben Füsse gebildet wie Hände, die Affen, dann Krallen, die reissenden Thiere, dann flossenartige Gliedmassen, Hufe pp.

Was dann die weiteren Unterabtheilungen anbetrifft, so muß in der Natur auch dem Zufalle das Spiel gelassen werden, da hier oft äussere Umstände bestimmen.

Dieß sind die Hauptmomente welche bei der Partikularisation des allgemeinen Typus der Thiere vorkommen. In Ansehung der Klimaten ist noch zu bemerken, daß in den südlich spitz getheilten Welttheilen die Thiere einer Art sich besonders unterscheiden, so ist z.B. der Tiger und Elephant in Afrika und Asien wesentlich unterschieden. Der klimatische Unterschied und der der Welttheile ist hier einwirkend. (297)

Die Krankheit.

§. 293 « Der einzelne Organismus kann wegen der Äusserlichkeit seines Daseins seiner Bestimmung auch nichtentsprechend werden. Er befindet sich im Zustande der Krankheit, insofern eines seiner Systeme oder Organe im Conflict mit einer unorganischen Potenz erregt, sich für sich festsetzt und in seiner besonderen Thätigkeit gegen die Thätigkeit des Ganzen beharrt, dessen Flüssigkeit und durch alle Momente hindurch gehender Prozeß hiemit gehemmt ist. »

---

a Ms. : Singen

Die Eintheilung der Thierwelt ist seine Idee, aber das lebendige Individuum wird partikularisirt auf eine Weise die ihm unangemessen ist, es ist die weitere Partikularisation der particulirten Natur, es ist der Zustand der Krankheit. Da der Organismus Körper ist so kann er äusserlich auf irgend eine Seite ergriffen, festgehalten werden, in etwas Besonderem sein Maaß zu überschreiten und die Krankheit (298) bestimmt sich hieraus sogleich als dieß, daß eine Seite, eine Thätigkeit, ein organisches Verhalten des Körpers festgehalten wird, von der Wirksamkeit des Ganzen abgesondert gehalten wird, sich für sich isolirt hält.

§. 294 « Die eigenthümliche Erscheinung der Krankheit ist daher, daß die Identität des ganzen organischen Begriffs sich als successiver Verlauf der Lebensbewegung durch seine unterschiedenen Momente, die Sensibilität, Irritabilität und Reproduktion, als Fieber darstellt, welches gegen die vereinzelte Thätigkeit als Verlauf der Totalität ebensosehr der Versuch und Beginn der Heilung ist. »

Der Organismus ist gesund überhaupt insofern alle seine Organe, Thätigkeiten flüssig sind, d.h. in dieser Identität gehalten werden, welche das Sein des Subjekts ausmacht. Ist dagegen ein Organ in diesem Sinne nicht flüssig, so findet eine Störung des Subjekts statt. (299) Die Arten wie diese Störung eintreten kann, sind nun verschiedene, näher können genannt werden im Allgemeinen folgende.

Die erste Schädlichkeit, Art der Störung ist eine allgemeine Bestimmtheit die in der unorganischen Natur überhaupt liegt und die deshalb als von Aussen kommend angesehen werden kann, die aber ebenso als am Organismus selbst entstehend vorhanden ist. Diese Art von Krankheiten sind die welche als Epidemien[a], Seuchen im eigentlichen Sinn vorhanden sind, Gifte nicht in der Form der Besonderheit, sondern einfache Bestimmtheit der Natur, zu der der Organismus selber auch gehört, so daß es angesehen werden kann von aussen kommend und in ihm gesetzt zugleich mit dem Setzen in den Kreis der äusserlichen Natur. Es ist Infektion des Organismus die in ihm unmittelbar gesetzt ist. Zum Entstehen dieser Schädlichkeiten gehören verschiedene Umstände, sie sind elementarischer Natur und gehören besonders der klimatischen Natur an, ihr erster Sitz ist vornämlich (300) in der Haut, der Lymphe, den Knochen, in diesen einfachen, allgemeinen, dunkelen des organischen Systems, in diesen allgemeinen Weisen, Grundbestimmungen des Organismus, wo er sich noch nicht als ausgebildetes System zeigt. Sie sind elementarisch und als solche in den Elementen des Organismus. Sie sind klimatisch und geschichtlich, so daß diese Krankheiten besonderen Perioden der Geschichte angehören und wieder verschwinden. Sie entstehen auch dadurch daß ein an ein Klima gewöhnter Organismus in ein anderes Klima kommt. Man hat über den Ursprung dieser

---

a Ms. : Epidemiene

Krankheiten vielfach historische Untersuchungen angestellt, jedoch kein bestimmtes Resultat gefunden. Bei der *Syphillis* findet man, daß ein Zusammenkommen des europäischen und amerikanischen Organismus bei der Entstehung gewesen [ist], daß sie aus Amerika gebracht worden [ist], ist nicht erwiesen, und es ist leicht möglich, daß sie blos durch das Zusammenkommen entstanden ist. (**301**) Bei den Franzosen heißt sie *Mal de Naples*[a] weil sie sie in Neapel zuerst bekamen.

Herodot erzählt bei dem Zuge der Scythen nach Medien daß eine bösartige Krankheit unter den ersteren entstanden [ist], und es scheint daß der Umstand daß eine nördliche Nation in ein südliches Klima versetzt wurde die Krankheit entstehen ließ. Anderes der Art ist auch in unseren Zeiten bemerkt worden, in den Kriegen mit Frankreich ist oft den oestereichschen Heeren Rindvieh aus der Ukraine, Krimm pp nach Süddeutschland nachgeführt worden, es ist dann eine Rindviehpest entstanden, blos durch das Ankommen des fremden Viehes, welches davon frei blieb. Das Nervenfieber ist blos dadurch entstanden daß der deutsche Organismus mit einer russischen Athmenssphäre in Berührung gekommen [ist]. So ist an vielen Orten wo russische Gefangene aufbewahrt wurden, das Nervenfieber unter den Einwohnern ausgebrochen, obleich die Russen für sich ganz gesund waren. Das gelbe Fieber wird so von Amerika in die Seeplätze einge(**302**)schwingt, ohne sich tiefer ins Land zu verbreiten. Es sind dabei wirkend, eigenthümliche Disposition, Bestimmtheit der umgebunden elementarischen Natur, an ihnen nim[m]t dann der menschliche Organismus auf seine Weise theil. Man kann sagen er wird nicht angesteckt, aber es ist auch äusserliche Ansteckung vorhanden, wenn die Krankheit schon entstanden ist, durch die Disposition besonders der Haut und des lymphatischen Systems. Solche Dispositionen sind allgemeine, nicht besondere Schädlichkeiten, die dem Organismus als der Natur angehörig zugehören.

Die zweite allgemeine Art ist die, in der die Schädlichkeiten besondere äussere Thätigkeiten sind, mit denen sich der Organismus einläßt, so daß durch sie eine besondere Thätigkeit des Organismus verwickelt wird, so daß sie diese Seite des Organismus besonders beschäftigt und so beschäftigt, daß sie sich für sich isolirt. Solche Krankheit ist nach der Sprache der Ärzte anfangs in dem ersten Wege, irgend eine Thätigkeit ist in (**303**) Anspruch genommen, besonders erregt oder deprimirt, und die Krankheit ist dann noch auf diese Verwickelung beschränkt. Sie ist dann leicht zu heben und dieß besteht in einem Herausreissen aus dieser besonderen Erregung. Aber die Krankheit geht dann aus diesem ersten Wege in den allgemeinen Organismus über, sie geht über in das Ganze. Die Thätigkeit ist gestört indem sich ein Organ zum Mittelpunkt macht, es entsteht ein doppeltes Leben im Organismus. In sofern der ganze Organismus betheiligt ist, ist Fieber vorhanden, erst dann erkannt man die eigentliche Krankheit. Das Fieber

---

a Ms. : *Naple*

wird als förmliche Krankheit angesehen, es ist einerseits krankhaft, andererseits aber die Art und Weise wie der Organismus sich selber kurirt, ein tüchtiges Fieber ist die beginnende Kur, wogegen ein Schleichendes gefährlich ist. Die Lebendigkeit des Organismus stellt sich beim Fieber in einer Succession dar, wo beim gesunden Organismus diese Momente in eins sind. Es fängt damit an daß das Leben gleichsam in dem Nervensystem (304) ist, es stellt sich Kopfweh, Nervenreiz ein, dann folgt Hitze, die Thätigkeit des Blutsystems und endlich Reproduktion, der Schweiß ; er kann für sich die Kur sein, der Organismus kommt in ihm zur Excretion seiner selbst, wodurch er seine abnorme Thätigkeit aus sich herausbringt als Produkt. Das Krankhafte des Fiebers ist die Succession dieser Momente, die Kur die darin liegt ist, daß in ihm es der ganze Organismus ist der thätig ist, er erhebt sich so über seine Verwickelung, über sein Versenktsein in eine Partikularität, seine partikulare Thätigkeit läßt er unter sich liegen und excernirt sie oft.

§. 295 « Das Mittel erregt den Organismus dazu, die unorganische Potenz wegzuschaffen, mit welcher die Thätigkeit des einzelnen Organs oder Systems verwickelt und hiedurch vereinzelt ist, – wesentlich aber die Erregung, in der die formelle Thätigkeit des Ganzen fixirt ist, aufzuheben, und die Flüssigkeit in das Ganze herzustellen. Dieß bewirkt das (305) Mittel dadurch, daß es ein Reiz aber ein noch schwerer zu assimilirender und überwindender ist, gegen welchen der Organismus seine ganze Kraft aufzubieten genöthigt ist. Indem er sich so gegen ein Äusserliches richtet, ist er aus der mit ihm identisch gewordenen Beschränktheit, in welcher er befangen war, getreten. »

Die Heilung muß man sich so vorstellen. Der Organismus hat nichts Äusserliches zu überwinden, die Heilung geht darauf hinaus, daß er sich von seinen partikulairen Beschäftigungen frei macht, zu sich selbst kommt, er seinen Zorn von sich entfernt, seine Verwickelung mit dem Partikulairen. Die Heilung ist das Zusichselbstkommen des Organismus, so daß er seine krankhafte Thätigkeit liegen läßt, als seiner unwürdig. Die eine Weise der Heilung ist im § 295 angegeben, daß nämlich dem Organismus eine innere Anregung zur Beschäftigung nach Aussen gegeben wird ; eine fernere Weise ist, daß ihm[a], seinem Kranksein eine äussere Sache angeboten wird, deren Wirkung ist ihn herauszubringen aus sich selbst, damit er sich mit Aussen beschäftigt.

Beim Mangel des Appetits mag sich der Organismus nicht einlassen mit der unorganischen (306) Natur, er ist in sich beschlossen in Befangenheit, das Heilmittel wird ihm von Aussen angeboten. Die Krankheit ist eine Art von Hypochondrie des Organismus, er hat es nur mit sich zu thun, er ist in sich versenkt, das Herausreissen ist die Heilung. Hier wird der Organismus durch das Einlassen mit Äusserem über sich und seine Befangenheit gesetzt. Es kann solch äusseren negativen Reiz, Salz, Saures pp sein, diese Thätigkeit ist so wirkend, daß

---

a Ms. : ihn

sie die Thätigkeit des Organismus lähmt, es ist das Gegentheil vom positiven Reiz, dem Organismus wird so die Thätigkeit genommen welche er krankhaft hat. Man kann so seine Thätigkeit spornen oder umgekehrt lähmen. Bei der ersten Weise wird er aus der Hypochondrie herausgerissen, auf die zweite Weise wird ihm die krankhafte Thätigkeit genommen. Die eine Weise ist der anderen gerade entgegengesetzt, die eine wirkt stärkend, die andere schwächend. *Brown*[57] kurirte mit Naphta, Spiritus pp was früher durch Brechmittel, Purgiren, Aderlassen pp geheilt wurde. Wenn es noch die Thätigkeit des ganzen Organismus ist, die frei werden kann, so sind es (**307**) acute Krankheiten, chronische Krankheiten sind es, wenn die Krankheit sich in einem besonderen Organ festgesetzt hat, das sich zu einem festen Mittelpunkt geworden ist, z.B. Lungenschwindsucht, Leberkrankheiten pp es kommt dann kein echtes Fieber mehr zu Stande sondern nur ein schleichendes. Die Krankheit ist nicht mehr Krankheit des Ganzen, sondern nur des Theils.

Die dritte Weise der Heilart im Allgemeinen, und auch die dritte Weise der Krankheit, ist die von dem Allgemeinen ausgehend, vom Subjekt, beim Menschen von der Seele ausgehend. Kummer, Schreck können den Organismus deprimiren, so daß er in die heftigste Krankheit verfallen kann. Die Heilart ist eine solche die auf das Allgemeine des Organismus wirkt, hierher gehört der Magnetismus. Der Organismus soll zu sich selbst gebracht werden, zum Gefühl daß er als in sich erhaben über diese Partikularität steht. Der Schlaf schon kann der Krankheit einen Umschlag geben, indem sich der Organismus darin in sich gesam[m]let hat, dieß erhebt ihn darüber, so verwickelt zu sein. Der Magnetismus bringt (**308**) diesen Schlaf hervor, nur Kranke sind fähig so von Aussen in äusserliche Abhängigkeit zu kommen, die Wirkung des Magnetismus ist es dann jene Sammlung hervorzubringen, zu sich selbst, zu seiner Einfachheit.

§. 296 « Die Ueberwindung aber und das Vorübergehen einzelner Unangemessenheit des thierischen Individuums gegen seinen Begriff hebt die allgemeine Unangemessenheit nicht auf, welche dadurch es hat, daß seine Idee die unmittelbare ist, oder daß das Thier innerhalb der Natur steht, seine Subjektivität an sich der Begriff aber nicht für sich selbst ist, und nur als unmittelbare Einzelnheit existirt. Jene innere Allgemeinheit ist daher gegen diese Wirklichkeit eine negative Macht, von welcher es Gefahr leidet und untergeht, weil sein Dasein nicht selbst dieselbe in sich hat. »

§. 297 « Dieß negativ Allgemeine als das Abstrakte ist eine äussere Wirklichkeit, die gegen das Thier mechanische Gewalt ausübt und es zerstört. Als seine eigene con(**309**)krete Allgemeinheit ist sie die Gattung, in deren Prozeß theils, der Begattung, das Lebendige seine differente Einzelnheit versenkt ; theils aber unmittelbar seine Unangemessenheit mit derselben, die seine ursprüngliche Krankheit und der angeborne Keim des Todes ist, aufhebt, indem es seine Einzelnheit demselben einbildet, aber weil diese unmittelbar ist, hiermit nur eine abstrakte Objektivität erreicht, die Thätigkeit abstumpft, verknöchert, und sich so aus sich selbst tödtet. »

Das Thier stirbt. Der Keim des Todes bringt es schon mit, das Thier ist Gattung an sich, existirt aber nur als Einzelnes : diese Unangemessenheit der Existenz und des Ansichseins bringt ihm den Uebergang. Im Leben erhält es sich gegen die unorganische Natur und gegen die Gattung, aber das Allgemeine, die Gattung trägt die Oberhand daran. Das Lebendige als Einzelnes stirbt an der Gewohnheit des Lebens, es als Einzelnes lebt sich in seinen Körper hinein, in seine Realität, macht sich auf seiner Seite zum **(310)** Allgemeinen, seine Thätigkeiten werden allgemeine. Aber gerade in dieser Allgemeinheit stirbt das Lebendige, das nur als Partikulares ist und das des Gegensatzes bedarf.

Das Lebendige ist der höchste Punkt den die Natur erreicht, daß der Begriff für sich existirt, die Existenz dem Begriffe angemessen ist, ist nur im Geiste, der Geist nun denkt sich, hier ist nun der Geist sich Gegenstand, und dieß ist die Existenz des Begriffs als Begriff.

Hiermit ist die Betrachtung über die Natur geschlossen, das Bild davon habe ich ihnen vorzuführen gesucht. Ueberall ist es hier darum zu thun, daß der Geist der sich gefaßt hat, auch in der Natur erkannt werde, daß erkannt werde daß die verschiedenen Formen in denen der Begriff äusserlich ist, an sich nur Ausdrücke des Begriffs sind, aber in den Elementen der Äusserlichkeit.

NAMENREGISTER

ANMERKUNGEN

1 Christian Wolff (1679-1754) : *Vernünftige Gedanken von den Wirkungen der Natur*, Halle, 1723 und *Vernünftige Gedanken von den Teilen der Menschen, Tiere und Pflanzen*, Frankfurt, 1725.

2 Baruch Spinoza (1632-1677) : *Ethik*, Pars Quinta, Propositio XXII.

3 Jakob Böhme (1575-1624) : *Sämtliche Werke*, 11 Bde., hrsg. v. W.E. Peuckert, Stuttgart 1955-1961.

4 Friedrich Wilhelm von Schelling (1775-1854) : *Ideen zur einer Philosophie der Natur*, 1797 ; *Von der Weltseele*, 1798 ; *Erster Entwurf des Systems der Naturphilosophie*, 1799 ; *Darstellung meines Systems der Philosophie*, 1801 ; *Fernere Darstellung aus dem System der Philosophie*, 1802 ; *System der gesamten Philosophie und der Naturphilosophie insbesondere*, 1804.

5 Aristoteles (384-322 v. Chr.) : *Physik*, II, 9, 200 a 15-b 4.

6 Johann Wolfgang von Goethe (1749-1832) : *Versuch die Metamorphose der Pflanzen zu erklären*, Gotha, 1790, neu herausgegeben in *Zur Morphologie*, Bd. 1, Stuttgart und Tübingen, 1817.

7 Gottfried Wilhelm Leibniz (1646-1716) : *Nouveaux Essais sur l'entendement humain*, 1765 ; *Mathematische Schriften*, ed. Gerhardt, 7 Bde., Berlin und Halle, 1849-1863 ; *Hauptschriften zur Grundlegung der Philosophie*, 5 Bde., Leipzig, 1904-1906.

8 Immanuel Kant (1724-1804) : *Kritik der reinen Vernunft*, Riga, 1781.

9 Pythagoras, griechischer Philosoph und Mathematiker des 6. Jahrh. v. Chr.

10 Euklid (306-283 v. Chr.) : *Die Elemente*.

11 Kant : *Metaphysische Anfangsgründe der Naturwissenschaft*, Riga, 1786.

12 Galileo Galilei (1564-1642) : *Discorsi e dimostrazioni matematiche intorno a due nuove scienze*, Leiden, 1638.

13 Johannes Kepler (1571-1630) : *Astronomia nova*, Prag, 1609 und *Harmonia mundi*, Linz, 1619.

14 Isaac Newton (1642-1727) : *Philosophiae Naturalis Principia Mathematica*, London, 1687.

15 Pierre Simon de Laplace (1749-1827) : *Exposition du Système du* monde, 2 Bde., Paris, 1796.

16 Nicolaus Kopernicus (1473-1543) : *De revolutionibus orbium coelestium*, Nürnberg, 1543.

17 Tycho Brahe (1546-1601) : *Astronomiae Instauratae Progymnasta*, 2 Bde., Prag, 1602-1603.

18 Carl von Linné (1707-1778) : *Systema naturae*, Leiden, 1735 ; *Philosophia Botanica*, Stockholm, 1751.

19 Nicolas Joseph, baron Jacquin (1727-1817) : *Selectarum stirpium americanorum historia*, Wien, 1763 ; *Plantarum rarorium horti Cæsari Schœnbrunnensis descriptiones et icones*, 14 Bde., Wien, 1784-1794.

20 Newton : *Opticks : or, a Treatise of the Reflections, Refractions, Inflections and Colours of Light*, London, 1704.

21 Goethe : *Zur Farbenlehre*, 2 Bde., Tübingen, 1810, und *Zur Naturwissenschaft über-haupt*, Bd. 1, Stuttgart und Tübingen, 1817.

22 Johann Ludwig Heim (1741-1819) : *Ueber die Aehnlichkeit der ehemaligen Erd-Oberfläche mit der gegenwärtigen des Mondes*, Gotha, 1802.

23 Paracelsus (Theophrastus Bombast von Hohenheim) (1493-1541) : *De tribus primis Essentiis* in: *Opera Omnia Medico-Chemico Chirurgica*, 3 Bde., Genf, 1658.

24 Georg Christoph Lichtenberg (1742-1799) : *Anfangsgründe der Naturlehre*, 6. Ausgabe, Göttingen, 1794 und *Vertheidigung des Hygrometers und der Luc'schen Theorie vom Regen*, Göttingen, 1800.

25 Jean André de Luc (1727-1817) : *Lettres physiques et morales sur les montagnes*, Den Haag, 1778, und *Traité élémentaire de géologie*, Paris, 1809.

26 Johann Wilhelm Ritter (1776-1810) : *Beyträge zur nähern Kenntnis des Galvanismus*, 4 Bde., Jena, 1800-1805 und *Das Elektrische System der Körper*, Leipzig, 1805.

27 S. Alexander von Humboldt (1769-1859) und Louis Joseph Gay-Lussac (1778-1850). *Expériences sur les moyens eudiométriques et sur la proportion des principes constituants de l'atmosphère*, Halle, 1805.

28 Jacques Alexandre François Allix (1776-1836) : *Théorie de l'univers ou de la cause primitive du mouvement et de ses principaux effets*, Paris, 1818.

29 Sir William Edward Parry (1790-1855) : *Journal of a voyage for the disco-very of the north-west passage*, London, 1821-1828.

30 Goethe : *Zur Naturwissenschaft überhaupt*, Bd. 2, Stuttgart und Tübingen, 1823.

31 S. *idem.*

32 Schelling : *System der gesammten Philososophie und der Naturphilosophie insbeson-dere*, 1804.

33 Benjamin Thompson, count Rumford (1753-1814) : « An Inquiry concerning the source of the heat which is excited by friction », in *Philosophical Transactions of the Royal Society of London*, 1798 und *Historical Review of the various experiments of the author on the subject of heat*, 1805.

34 S. Anmerkung 26

35 Anton Brugmans (1732-1789) : *Tentamina philosophica de materia magnetica ejusque actione in ferrum et magnetem*, Franecker, 1765 und *Magne-tismus seu de affinitibus magneticis observationes academicae*, Leyden, 1778.

36 Jan Hendrick van Swinden (1746-1823) : *Tentamina Theoriae mathematicae de phaenomenis magneticis*, 1772, Leipzig ; *De analogia electricitatis et magne-tismi*, Nürnberg, 1780 *und Beschrijving van een... volledig bewegelijk Hemelsgestel*, Franeker, 1780.

37 S. Anmerkung 30.

38 S. Anmerkung 30.

39 René Just Haüy (1743-1822) : *Traité de minéralogie*, 4 Bde., Paris, 1801 ; *Traité élémentaire de physique*, Paris, 1803 und *Traité de crystallographie*, Paris, 1822.

40 Jacob Joseph Winterl (1732-1809) : *Systema artis pharmaceuticae*, Tyrnaviae, 1772 ; *Prolusiones ad chemiam saeculi decimi noni*, Budae, 1800 und *Accessiones novae ad prolusionem suam primam et secundam*, Budae, 1803. Seine Theorie wurde in Deutschland von Johann Schuster (1777-1839) verbreitet (S. *System der dualistischen Chemie des Prof. Winterl*, 2 Bde., Berlin, 1807).

41 Luigi Galvani (1737-1798) : *De Viribus Electricitatis in Motu Musculari Commentarius*, Mutinae, 1792.

42 Alessandro Volta (1745-1827) : *Sopra l'elettricità animale*, 1792.

43 Jeremias Benjamin Richter (1762-1807) : *Anfangsgründe der Stöchyometrie oder Messkunst chymischer Elemente*, 3 Bde., Breslau und Hirschberg, 1792-1794.

44 Louis Bernard Guyton de Morveau (1737-1816) : *Méthode de nomenclature chimique*, Paris, 1787 und *Essai sur l'analyse et la recomposition des deux alcalis fixes, et de quelques-unes des terres réputées simples*, Paris, 1802.

45 Abraham Gottlob Werner (1749-1817) : *Von den äusserlichen Kennzeichen der Fossilien*, Leipzig, 1774 ; *Classification der Gebirgsarten*, Dresden, 1787 ; *Neue Theorie von der Entstehung der Gänge*, Freiberg, 1791 ; *Oryktognosie, oder Handbuch für die Liebhaber der Mineralogie*, Leipzig, 1792.

46 Henrik Steffens (1773-1845) : *Grundzüge der philosophischen Wissenschaft*, Berlin, 1806 ; *Geognotische-geologische Aufsätze*, Hamburg, 1810 ; *Handbuch der Oryktognosie*, 4 Bde., Halle, 1811-1824.

47 S. Anmerkung 6.

48 S. Anmerkung 18.

49 Carl Heinrich Schultz (1798-1871) : *Ueber den Kreislauf des Saftes im Schöllkraut und in mehreren andern Pflanzen*, Berlin, 1822 ; *Die Natur der lebendigen Pflanze. Erweiterung und Bereichung der Entdeckungen des Kreislaufs im Zusammenhange mit dem ganzen Pflanzenleben*, Berlin, 1823.

50 Franz Joseph Schelver (1778-1832). S. *Kritik der Lehre von den Geschlechtern der Pflanze,* 3 Bde., Heidelberg, 1812, Karlsruhe, 1814 und 1823.

51 Lorenz Oken (1779-1851). S. *Lehrbuch der Naturphilosophie,* 3 Bde., Iena, 1809-1811.

52 Lazzaro Spallanzani (1729-1799). S. *Dissertazioni de fisica animale e vegetabile,* Modena, 1780 ; *Expériences sur la digestion de l'homme et de différentes espèces d'animaux,* Genf, 1783.

53 Georges Cuvier (1769-1832). S. *Recherches sur les ossements fossiles,* Paris, 1812-1813 ; *Le Règne animal distribué d'après son organisation,* 4 Bde., Paris, 1816-1817.

54 S. *Historia animalium, De generatione animalium, De partibus animalium.*

55 Georges-Louis Leclerc, comte de Buffon (1707-1788). S. *Histoire naturelle,* 44 Bde., Paris, 1749-1784.

56 Jean-Baptiste Antoine Pierre de Monnet, Chevalier de Lamarck (1744-1829). S. *Système des animaux sans vertèbres* Paris, 1801 ; *Philosophie zoologique, ou Exposition des Considérations relatives à l'histoire naturelle des animaux,* 2 Bde., Paris, 1809 ; *Histoire naturelle des animaux sans vertèbres,* Paris, 1815-1822.

57 John Brown (1735-1788). S. *Elementa medicinae,* Edinburgh, 1780.

HEGELIANA

Studien und Quellen zu Hegel und zum Hegelianismus

Herausgegeben von Helmut Schneider

Band 1 Norbert Waszek: Eduard Gans (1797-1839). Hegelianer – Jude – Europäer. Texte und Dokumente. 1991.

Band 2 John Walker: History, Spirit and Experience. Hegels conception of the historical task of philosophy in his age. 1995.

Band 3 G.W.F. Hegel: Vorlesung über Ästhetik. Berlin 1820/21. Eine Nachschrift. I. Textband. Herausgegeben von Helmut Schneider. 1995.

Band 4 Marco de Angelis: Die Rolle des Einflusses von J.J. Rousseau auf die Herausbildung von Hegels Jugendideal. Ein Versuch, die "dunklen Jahre" (1789-1792) der Jugendentwicklung Hegels zu erhellen. 1995.

Band 5 Justus Hartnack: Hegels Logik. Eine Einführung. 1995.

Band 6 Joji Yorikawa: Hegels Weg zum System. Die Entwicklung der Philosophie Hegels 1797-1803. 1996.

Band 7 Renate Wahsner: Zur Kritik der Hegelschen Naturphilosophie. Über ihren Sinn im Lichte der heutigen Naturerkenntnis. 1996.

Band 8 Helmut Schneider / Norbert Waszek (Hrsg.): Hegel in der Schweiz (1793-1796). 1997.

Band 9 Helmut Schneider: Geist und Geschichte. Studien zur Philosophie Hegels. 1998.

Band 10 Kunio Kozu: Bewußtsein und Wissenschaft. Zu Hegels Nürnberger Systemkonzeption. 1999.

Band 11 G. W. F. Hegel: Philosophie des Rechts. Nachschrift der Vorlesung von 1822/23 von Karl Wilhelm Ludwig Heyse. Herausgegeben und eingeleitet von Erich Schilbach. 1999.

Band 12 G. W. F. Hegel: Vorlesung über Naturphilosophie. Berlin 1823/24. Nachschrift von K.G.J. v. Griesheim. Herausgegeben und eingeleitet von Gilles Marmasse. 2000.

Roberto Finelli

Mythos und Kritik der Formen.
Die Jugend Hegels (1770-1803)

Frankfurt/M., Berlin, Bern, Bruxelles, New York, Wien, 2000. 338 S.
Philosophie und Geschichte der Wissenschaften.
Herausgegeben von Hans Jörg Sandkühler und
Pirmin Stekeler-Weithofer. Bd. 41
ISBN 3-631-34469-4 · br. DM 89.–*

Der Zweck dieses Buches ist es, einen möglichst einfachen und klaren
Überblick über Hegels Jugend anzubieten bzw. über sein Leben in Stuttgart,
Tübingen, Bern, Frankfurt und Jena (bis 1803). Durch eine Synthese vor
allem der deutschen Hegelforschung der letzten dreißig Jahre untersucht
der Autor, wie und warum die eher anthropologische als theologische
Radikalisierung des Denkens des jungen Hegel in ein durch die Selbstbe-
wußtheit begründetes, spekulatives Ergebnis mündet, aber diese zugleich
eine eigene Auffassung und Vertiefung des Begriffes des „Geistes" erwirbt,
die noch heute fruchtbar für die Geisteswissenschaften sein kann.
Besonders die *falsche Verunendlichung des Endlichen* erscheint als ein
Leitfaden, der die verschiedenen Phasen von Hegels Jugend vereinigt: ein
Thema, das sich bis auf den Bereich und die Fragen der Psychoanalyse
ausdehnt.

Aus dem Inhalt: Eine Gesamtübersicht über Hegels Jugend · Die *falsche
Verunendlichung des Endlichen* als grundlegender und vereinigender Begriff
des Denkens des frühen Hegel · Die Formen der falschen Subjektivität als
Ursache der Dialektik · Die Vergöttlichung des Menschen als Idealtyp der
individuellen und gesellschaftlichen Harmonie · Von der Philosophie bis zur
Psychoanalyse

Peter Lang · Europäischer Verlag der Wissenschaften

Frankfurt/M · Berlin · Bern · Bruxelles · New York · Oxford · Wien
Auslieferung: Verlag Peter Lang AG
Jupiterstr. 15, CH-3000 Bern 15
Telefax (004131) 9402131
*inklusive Mehrwertsteuer
Preisänderungen vorbehalten